パーソナリティ障害　治る人，治らない人

マイケル H. ストーン

監　訳
井上果子

訳
井上果子
田村和子
黒澤麻美

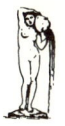

星和書店

Seiwa Shoten Publishers

2-5 Kamitakaido 1-Chome
Suginamiku Tokyo 168-0074, Japan

PERSONALITY-DISORDERED PATIENTS
Treatable and Untreatable

by
Michael H. Stone, M.D.

translated by
Kako Inoue, Prof.
Kazuko Tamura, M.Ed.
Asami Kurosawa

English Edition Copyright © 2006 by American Psychiatric Publishing, Inc.
All rights reserved. First published in the United States by
American Psychiatric Publishing, Inc., Washington D.C. and London, UK.
Japanese Edition Copyright © 2010 by Seiwa Shoten Publishers, Tokyo

注：著者は，出版の時点で本書におけるすべての情報が正確であるように，また一般的な精神医学的基準および医療基準と確実に一致するよう尽力した。しかし医学研究および実際の医療技術が日々進歩しているように，精神療法の基準も変化する可能性がある。さらに特定の状況によっては，本書に含まれていない特定の精神療法的対応が必要になるだろう。以上の理由にあわせて，人為的ミス(ヒューマン・エラー)や機械的ミスが生じる場合もあるため，私たちは読者の皆さんに，ご自身あるいはご家族の医療に直接関与している医師の助言(アドバイス)に従うことを勧める。

序　文

　Otto Kernberg博士は自身の専門職(キャリア)を通じて多数の課題に取り組まれたが，中でも最重要課題の1つとされたのは，境界性パーソナリティ障害（BPD）を有する患者の精神分析や精神分析的精神療法に科学的手法を応用することであった。あらゆる形態の精神療法は芸術(アート)と科学(サイエンス)が渾然一体となったものではあるが，精神分析療法とその作用機序は，あまりにも長きにわたり霞と謎(ミステリー)とに取り巻かれたテーマであった。近年，Kernberg博士が，ビデオテープに録画したBPD患者との転移(てんい)焦点型精神療法のセッションの精密な分析を成し遂げたことで，霞の大部分は晴れ，謎の大半は取り除かれた。博士とパーソナリティ障害研究所（Personality Disorder Institute）の共同研究者たちが，この枠組みのセラピーを実行するための手引きを開発し，この達成により，BPDおよび他の重篤(じゅうとく)なパーソナリティ障害を有する患者に対する治療技法は洗練されることとなった。初めてお会いした際にKernberg博士に影響されたことで，私自身のパーソナリティ障害への興味，特にBPDへの興味に拍車がかかり，以来私はBPDに半生を捧げるに至ったのである。
　この本は，最も軽症で治療が成功するパーソナリティ障害から，治療の成功が実現可能な賭けですらなく，儚(はかな)い望みでしかないような最も悪性のパーソナリティ障害に至るまで，全幅のパーソナリティ障害をとりあげる。本書は治療の"手引書"(how-to)的側面ではなく，どの精神療法の技法があらゆるパーソナリティ障害の適応可能性に改善をもたらすことができるのか，ということを強調している。どのような患者にはセラピーが

成功する可能性が高いのか？ どのような患者には失敗がほぼ確実なのであろうか？

　パーソナリティ障害の治療における成功とは，うまくいったところで，ほんのささやかな変化をもたらすにすぎない，長く苦痛を伴う方法(プロセス)である。症状はしばしば，劇的(ドラマティック)に緩和される。しかしながらパーソナリティは，当然のことながら，変化に強く抵抗する。パーソナリティは，私たちを外界から隔てる皮膚なのである。精神療法家(サイコセラピスト)の仕事は，患者のパーソナリティに過激な変化を起こすことではなく，肌理(きめ)細かい紙やすりで，でこぼこした角を丸く滑らかにしようとするようなものだ。他人の神経を逆なでするような人を礼儀正しく，衝動的な人をより抑制的に，といったように。

　私は臨床に関する仕事に従事するうちに，パーソナリティ障害という広範な分野において，どの患者が精神療法的介入によく反応しそうか，どの患者がひどく抵抗的になりそうかを決定するのに，多くの因子が役立つと認識するに至った。これらの因子，およびそれらと関連する臨床例は，前半の章で論じられる。この仕事でセラピストが使う主な道具はセラピスト自身のパーソナリティであるため，セラピストの仕事の進め方と一番良い結果を出せる患者層とに，多くの主観性が存在することはやむをえない。これは，精神療法という科学と必然的に渾然一体となっている「芸術」なのだ。この現象の具体的説明は，本書の半ばで述べられている。後半の章では，最も重篤なパーソナリティの逸脱(いつだつ)と，このような病態がセラピストの効力に課す限界とを取り上げる。この議論を絶望勧告ととる人もいようが，現実性と誠実性があれば，私たちは，こういった限界を認めざるをえないであろう。そのため私は，この点を明確にしてくれることを期待し，やや極端な例を最終章で述べる。

　私は Glen O. Gabbard 博士に感謝の念を捧げたい。博士は私の書きかけの原稿に目を通し，内容を改善するための多数の有用な助言や示唆を与えてくださった。妻 Beth の穏やかで落ち着いたパーソナリティが，

著作という長期作業を完遂(かんすい)するのに最適な雰囲気を創りだしてくれたことにも同様の感謝を。

Michael H. Stone

目　次

序　文 …………………………………………………………………… IV

第 1 章　パーソナリティ障害領域における治療適応性 ……… 1
　　自分自身と他者について考え，感情を同定する能力　7
　　性　格　13
　　　　症例 1-1　20／症例 1-2　20／症例 1-3　25／症例 1-4　27／
　　　　症例 1-5　28
　　スピリチュアリティ　31
　　　　症例 1-6　36／症例 1-7　37
　　廉直性　38
　　　　症例 1-8　41／症例 1-9　42
　　動機づけ　43
　　根気強さ　47
　　　　症例 1-10　49
　　生活状況　50
　　対象関係　54
　　文化的要因　59
　　　　症例 1-11　60／症例 1-12　61／症例 1-13　62

症状障害の影響　64
　　　治療可能性　66

第2章　精神療法適応可能性が極めて高い： 境界性パーソナリティ障害　75
　　　境界例患者の治療におけるアプローチ　80
　　　患者の認知様式　83
　　　セラピスト因子（ファクター）　85
　　　　　　症例2-1　86／症例2-2　89
　　　境界例患者との夢分析　93
　　　断片化の夢と死んでいる夢　100
　　　BPD以外のパーソナリティ障害患者における重大な夢　105
　　　　　　症例2-3　105／症例2-4　106／症例2-5　107／症例2-6　108／
　　　　　　症例2-7　109
　　　精神療法の適応可能性と予後との関係　111
　　　　　　症例2-8　112

第3章　精神療法適応可能性が極めて高い： 不安群（クラスタ）と関連障害　123
　　　　　　症例3-1　128／症例3-2　131／症例3-3　134／症例3-4　137／
　　　　　　症例3-5　141／症例3-6　144／症例3-7　147

第4章 精神療法適応可能性が中程度：
境界性パーソナリティ障害 …………………………… 157
　　　症例 4-1　165／症例 4-2　168／症例 4-3　172／症例 4-4　177
　　解離：治療可能性を妨害する深刻な症状　181
　　　症例 4-5　182

第5章 精神療法適応可能性が中程度：境界性パーソナリティ
障害以外のパーソナリティ障害 …………………………… 187
　　　症例 5-1　190／症例 5-2　194／症例 5-3　198／症例 5-4　202／
　　　症例 5-5　205／症例 5-6　209

第6章 精神療法適応可能性が低い：
境界性パーソナリティ障害 …………………………… 219
　低い治療可能性に関連している要因　228
　　不　信　228
　　　症例 6-1　228／症例 6-2　230／症例 6-3　232
　　物質乱用　233
　　　症例 6-4　236／症例 6-5　237
　　エロトマニア（恋愛妄想）あるいは強迫観念的愛　240
　　　症例 6-6　241

欺　瞞　248
症例 6-7　250
渾沌とした生活　253
症例 6-8　254
慢性的な激しい怒り　256
症例 6-9　258／症例 6-10　261
治療可能性を妨害する一般的要因　263
好きになれない患者　263
重篤なトラウマ体験を持つ患者　265

第7章　精神療法適応可能性が低い：境界性パーソナリティ障害以外のパーソナリティ障害　273

A群：奇妙で風変わりな群のパーソナリティ障害　275
<small>クラスタ　エ キ セ ン ト リ ッ ク</small>
症例 7-1　275／症例 7-2　279

B群：劇 的 群のパーソナリティ障害　282
<small>ドラマティック</small>
症例 7-3　286／症例 7-4　290／症例 7-5　294

C群：不安群のパーソナリティ障害　297
症例 7-6　299／症例 7-7　305

第8章　治療可能性の瀬戸際にあるパーソナリティ特性 ……… 311

  偏　狭　316

  苦々しさ　318

  羨　望　320

    症例 8-1　323

  屈　辱　324

    症例 8-2　325

  喧嘩腰　326

    症例 8-3　327／症例 8-4　328

  興奮探求性　329

    症例 8-5　330／症例 8-6　331

  悪意に満ちていること　333

    症例 8-7　336

  考　察　337

    症例 8-8　341

第9章　治療不可能なパーソナリティ障害 ……………………… 347

  治療不可能ではあるが最終的には救済可能な患者　348

    症例 9-1　349／症例 9-2　350／症例 9-3　352／

    症例 9-4　355

治療不可能で救済不可能な患者へのアプローチ　357
　　　　症例 9-5　359
　　自己愛性スペクトラム　360
　　　　症例 9-6　361／症例 9-7　368／症例 9-8　370／症例 9-9　373／
　　　　症例 9-10　374
　　自己愛性スペクトラムの極限　375
　　サディズム　378
　　反社会性パーソナリティまたは精神病質的パーソナリティを
　　　伴うサディズム　388
　　治療効果を評価する際の難しさ　392
　　反社会性パーソナリティ障害，精神病質，破砕した家庭　394
　　地獄から来た親　401
　　　　自分自身の子どもを殺す親や子どもの配偶者を殺す親　402
　　　　自身の暴力で子どもを暴力へと素因づける親　405
　　　　「精神の殺害（PSYCHIC MURDER）」という形態の親の
　　　　　破壊性　410

あとがき ……………………………………………………………… 421
監訳者あとがき ……………………………………………………… 430

索　引 ……………………………………………………………………… 434
監訳者・訳者略歴 ………………………………………………………… 440
著者略歴 …………………………………………………………………… 441

第1章

パーソナリティ障害領域における治療適応性

　この4半世紀の間に,『精神疾患の診断と統計のための手引き』(Diagnostic and Statistical Manual of Mental Disorders：最新版はDSM-IV-TRこと,第4版のテキスト改定版である)は,その診断の対象となるような事象を2つの大きな分類に割り当てた。一方を症状障害(Ⅰ軸)に,もう片方をパーソナリティ障害(Ⅱ軸)に割り振ったのである。この分割に対しては,恣意的で柔軟性に欠けすぎているとして批判の声が上がってきた。たとえば,広場恐怖の症状を抱えた人々はしばしば回避的なパーソナリティを表出するが,家という安全な環境に閉じこもれば後者のみが明白となり,外界への冒険を強いられれば,関連した症状障害が臨床的に認識可能な水準にまですぐさま到達する。それでもなお,2分割には特別に優れた利点が1つある——特に私たちの目的に関しては。症状は不快な状態として定義され,これに対しては**自我異和的**(*ego-dystonic*)という用語が慣習的に用いられる。うつ病,統合失調症,大食症になること；細菌が怖くてドアの取っ手に触れられないこと；エレベーター「恐怖症」,このどれもが不愉快で不利益である。パーソナリティ障害は,対照的に,パーソナリティ特性の布置(コンステレーション)である。症状とは異なり,パーソナリティ特性はほぼ不変的に**自我親**

和的（*ego-syntonic*）であり，これはその特性を有する人が，その特性に馴染んでいることを暗示する。疫学研究は，おそらく人口の6分の1が症状障害を抱えていることを示唆している（Regier and Robbins 1991）。おそらく，同数がまた，Ⅱ軸カテゴリーに記述されているパーソナリティ障害の基準の1つを満たす。しかし，**すべての人は**ある種のパーソナリティを持っており，その病理と平均あるいは正常との間の分割線は，必ずしもたやすく引けるわけではない。

　人格（*personality*）とは基本的に，私たちの習慣的で予言可能かつ持続的な，他者への関わり方の集大成である。こういった「関わり方」は，ひとつひとつを取り上げれば，パーソナリティの個々の特性〔*trait(s)*〕である。カント哲学において**精神**（*mind*）は主要な3つの部位――**思考**（*thought*），**感情**（*feeling*）訳注1)，**行動**（*behavior*）――に分割されていることを思えば，こと特性というものは一般に，これら3つのどれかに割り当て可能である。例として，気遣いがある・もったいぶる・心が開放的・頑迷といった特性は，思考の相に属する。感情の相には，冷静・気分が変わりやすい・快活・短気のような特性を配置できる。行動特性の相に入るのは，気前のいい・けちな・衝動的な・感情を逆なでする・機転が利く・如才ない・軽蔑的といったものだ。私たちの語彙は，ポジティブな特性よりも，ネガティブな特性を表すほうが豊かである（Stone 1993）が，おそらく，私たちを身体的あるいは心理的に脅かす他者の性質に気づくことは，（進化的観点からは）生き残るために極めて重要であったせいだろう。したがって**不正直**（*dishonesty*）には10数個以上もの陰影や段階があるが，正直（*honesty*）には修飾用語がほとんど要らない。

　人々は，その瞬間に関わっている相手，目下の課題，あるいは社会的な設定いかんにより，異なる機会に応じて異なる一連の特性を見せ

訳注1) 本著ではfeelingは「感情」，emotionは「情緒」，affectは「情動」と訳出する。

る。しかし，ひとたび私たちがある人をよく知るようになれば，通常，その人が「大体」どのような人であるかを，少数の適切な特性形容詞で描写できる。たとえば，関わる他者の社会的地位次第で立ち居振る舞いが際立って変化する人物を描写する場合，このような「二枚舌の（bifurcated）」パーソナリティに相当する特性用語の対を見つけるのは，さして難しくない。たとえば，ある同僚は「上役には媚びへつらうが，部下にはぶっきらぼうで陰険なヤツ」かもしれない。ある弁護士は自分の職員には忠実であり，クライアントには魅力的でありながら，法廷では「メス虎（tigress）」訳注2)のようかもしれない。この種のバリエーションは，定義可能なパーソナリティ障害を抱えた人々では，より顕著になる傾向がある。

　この傾向のせいで，セラピストは，患者が与える印象を常に頼みとすることはできない。患者のパーソナリティの「一面」を見ているからだ。パーソナリティ障害の「障害」は，実際，患者の配偶者，親，子ども，上司，隣人などに対して，主として現れるかもしれず，セラピストが鍵となる本人以外の関係者――いわゆる**付随被害者**〔collateral(s)〕――と接する機会がなければ，困難のありかも，その強度も，セラピストの目には入らないままかもしれないのだ。アルコールやその他の精神活性性物質は，パーソナリティの外的表現を（通常は，非常に好ましくない方法で）劇的に変容しうるし，一部の人々のパーソナリティは，物質乱用時を**除けば**，真に穏やかで快活で，抑制が効いたものかもしれない。パーソナリティ障害は存在しているが，それは，その人が薬物の影響下にある時にその人に会ったり関わったりする人にのみ，見えるものなのである。この現象の極端な例は，ある種の連続殺人者に見られる。アルコールの影響下でネガティブな面が出現する，ジキル博士とハイド氏のような性質のパーソナリティを有する人々だ（Stone 1998）。

訳注2)「あばずれ女」の意味もある。

特性と行動の間の区別は，絶対的ではない。衝動性のようなある特定の行動志向特性は，スペクトラムに沿って存在している。スペクトラムのある点で，特性は異常になり，病的行動へと移行し，**症状**（*symptom*）となる。特性形容詞は，日常のパーソナリティを記述するものではなくなり，Ⅰ軸の言語へと変態を遂げる。たとえば特徴的に強烈あるいは敵対的で，やや戦闘的ですらあるような人々がいるが，もし繰り返し暴行をしかけるようになれば，そのような暴力は症状行動と見なすほうがよい——場合によっては法的措置も検討せざるをえまい。このような人のパーソナリティを描写するように求められれば，私たちは通常，「ああ，暴力的ですね」とは言わない。「とても敵対的で攻撃的です……いつも，そうでした」（すなわち，パーソナリティにおいて）などと言うかもしれない。「それで最近は，暴行で4回も逮捕されました」（すなわち，非常に病的な行動の勃発があった）。特性用語の中には，両用の衣をまとうものもある。つまりパーソナリティに絡む場合もあれば，症状行動に絡む場合もある。しかし，そうでないと特定しない限り，私はここで**特性**という語を，一個人の永続的特徴——**人格**の特色——を意味するために使う。

　英語という言語には，約600の特性形容詞があるので，私たちはほぼすべての人物を存分に特徴づけられる。これらの用語のうち500は，ネガティブまたは不適応な特性を描写している；その残りが，ポジティブな特性である（Stone 1993, pp.104-108）。少々苛立たしいとか，社会的に不利であるとか，疎外的であるとか，むかつくといった特性を何ひとつ持っていない人々はほとんどいない。とはいえ，こういった人々の「ネガティブな」特性は，少数かつ微弱なので，Ⅱ軸の障害を構成するにはほど遠い。この法則には，文化的要因も影響を与えている。その人自身の文化内では，かなり受容可能で普通であると経験される人々が，元々の文化の基準とは相容れない基準を持つ別の文化に移し替えられると，臆病である・攻撃的である・過度に物事にこだわる，などと見られ

ることもありうる。この章の後続部「文化要因」に関するセクションで例を挙げる。

　大半のパーソナリティ特性の自我親和的な性質に関して2つの点を特に述べるが，これらは共に治療可能性に関与するものだ。**第1に**，人々が一般的に，認めることにも不満を言うことにも吝かではないような特性が，少数存在している。換言すれば，特性というものは，時に自我異和的なのだ。大半の場合，こういった特性は内気さや自己主張の弱さを中核としている。時折，誰かが誰かのことを「細かすぎる」ことをこぼすのを耳にすることがある。つまり，皿の1枚1枚，机の上の文具や書類，あらゆる衣服などが置かれねばならない位置について，几帳面すぎると言いたいのである。自分が何ひとつ捨てられそうにないと認める人もいるだろう。このような人々は，Freud（1908/1953）がいう強迫的人間の特徴である，秩序性（orderliness）・頑固（obstinacy）・吝嗇（parsimony）^{訳注3)}の「三つ巴」特性の一片を例示している。貯蔵は，**特性**ではなくなり，強迫性障害の**症状**へと徐々に移ろっていくかもしれない。何十年もの間貯め続けた新聞の切り抜きや雑誌記事が，ベッドやソファの上に何十センチも積まれているために，床に寝ていた患者の症例が該当する。彼は，そのパターンが何かおかしいことを知っており，この習慣を克服したいと希望していた。妥当なことではあるが，パーソナリティ障害の患者と治療作業を進める際に，修正が必要な特性を有していることを執拗に否定する患者よりも，ある特性を断ちたいとあらかじめ希望している患者のほうが，治療同盟を容易に形成できると思われる。

　第2に，DSMにリストされたパーソナリティ障害を描写するすべ

訳注3) 日本語版（懸田克躬，吉村博次・訳：『性格と肛門愛　フロイト著作集第5巻』井村恒郎，小此木啓吾，懸田克躬，高橋義孝，土居健郎・編．1969，人文書院，p.133-138）では，「几帳面・倹約家・我儘」とされている。Order（liness）は，ラテン語の「（整）列」から，「整然としている様子」「きちんと片付いている様子」を指し，「秩序正しさ」「整然」「規則正しさ」を表す。

ての用語が、辞書的な意味において、**特性**といえるわけではない。これは、特に境界性パーソナリティ障害（BPD）に関して当てはまる。BPDの描写表現（または「診断項目」）の中には、自己破壊的行為のような症状行動；自我同一性の障害のような精神の奇異性；嵐のような対人関係といった不適応な対人パターンが含まれている。反社会性パーソナリティ障害もまた、特性と行動とをミックスしたもので定義されている。パーソナリティ障害の記述的特徴の中に症状が存在していることは、その障害の治療可能性に影響する。その障害のある側面は解決しやすく、他の側面はより解決が難しくなってしまうからだ。度を越した倹約性、横柄さ、粘着質のような純正のパーソナリティ特性は、薬物治療で変容することはほとんどない。しかし、BPDの特性である気分変調性が双極II型障害に由来する患者の場合は、気分安定薬を使用することで矯正可能かもしれない。反社会性人物の戦闘性に関して問題になるのは、攻撃的行動への傾向ではなく、場面の背後に潜んでいる真のパーソナリティ特性である。自己中心性や棄却性（dismissive）^{訳注4)}があると、治療可能性にはマイナスとなる。罪悪感から生じる深い悔恨があると、治療可能性はずっと良くなる。

　こういったコメントを序曲として、私たちは治療可能性に繋がる性質を、もしくは治療可能性が向上する性質を、より詳細に検討し始める。ここでいう「治療」は、どの形式が適切であるにしても、**言語を用いる精神療法**（*verbal psychotherapy*）^{訳注5)}に特定されている。各障害に独特な特性に焦点を当てる限り、精神療法は薬物療法とは対照的に、パーソナリティ障害の治療の基石となる。問題の障害に症状が随伴する場合は、薬物治療にもその治療上での役割がある。これは概ねBPDの症例の場合に該当する、というのは境界例患者はほぼ例外なく、何らかの症状を表出するからだ。米国精神医学会が発表したBPD治療のための

訳注4）尊大で人を小馬鹿にしたような様子。思いあがった態度で、相手や物事を却下する様子。そっけなく、拒否的な様子。

実践ガイドライン（2001）で，BPD に日常茶飯に見られる不安，気分変動，認知障害を含む症状に対して推奨される薬物療法のために1章が割かれているのは，このような理由による。薬物（抗不安薬・気分安定剤・抗うつ薬・神経遮断薬）使用の指示は，各々の患者にどの症状が存在しているかということに関係する。精神療法への適性は，患者の精神（psyche）の奥深くに埋め込まれたパーソナリティ特徴に関係しているのだ。

　さまざまな治療適応性因子の中には，相互に関連しているものもあれば概念的に重複しているものもあるのだが，学術的な目的のためには，それらを1つずつ論じることが有用である。

自分自身と他者について考え，感情を同定する能力

　精神医学用語の中には，心理面において，自分自身と他者について考えるという人の能力に関係している用語がある。また，この能力が最適に発達した場合にそれを持っているということの強みと，逆にこの種の抽象化能力が機能不全となった場合に生じる正反対の結末に言及するような，精神医学用語もある。

　これらの用語のいくつかは，概ね意識的なプロセスに関係している。たとえば，**内省**（introspection）[訳注6] は，強い情緒を経験している間で

訳注5）Psychotherapy は，妙木によると「心についての心理的な治療の全体を指す言葉」とされる。「医療場面で精神医学や臨床心理学の専門的な訓練を受けた治療者が行うものを総称して『精神療法』と呼ぶが，日本ではこれ以外に『心理療法』『サイコセラピー』といった呼び方がある。後者らは主に心理学者たちが行う心の治療という意味で使われることが多い。精神分析では，精神分析的精神療法のことを言う場合が多い」（妙木浩之：『精神分析事典』2002）。山中は，「もともとまったく同じ概念であった」単語を，「精神科医は『精神療法』と訳し，心理学者は『心理療法』と訳した」結果，「大きな懸隔」が生じてしまったと述べている（山中康裕：『心理臨床大事典』2002）。Stone は psychotherapy, therapy という単語を使用しているが，本書では psychotherapy を「精神療法」と訳し，therapy を「セラピー」，therapist は「セラピスト」と訳すこととした。

すらも，自分の生々しい情緒状態から距離を保っていられる能力である。内省は，自分が何を感じているのかということについて考え，その情緒に適切な名前をつけ，そして目下の情緒が何を対象として生じたのか推測する能力を必然的に伴う。精神療法の場では，新たな情緒状態に貢献した最近の状況を同定することと同時に，自分の早期生育歴の認識に基づき，現在の情緒的反応をもたらしたかもしれない過去の影響を同定するように，優れた推察を行うことが理想的な内省とされている。

　ラテン語系の用語，**内省**は，かなり単純に**自分自身の中を見ること**（looking into oneself）と翻訳できる。この上なく充分に精神機能が統合された患者は，パーソナリティ障害を持つ人々も含めて，ある情緒を経験する能力とともに，その情緒について考え，その情緒の出現の理由として可能性があるものを熟考する能力がある。このような人々は，同時に主観的かつ客観的でいられるのだ。対照的に，精神機能の統合が貧弱なBPD患者などは，この種の同時性を容易には示さない。その情緒がどのように発生したのか考えられないほど強い情緒に飲み込まれてしまうか，情緒から分離しているかのどちらかである。後者の状況で患者は，セッション中に，通常は強い情緒を引き出したはずの出来事なり経験を，無表情な様態で語るであろう。Judd and McGlashan（2003）

訳注6）第2章，第8章，第9章，あとがきにはreflect/reflective/reflectionという単語が登場するが，本著ではいずれも「内省」と訳出している。現代の心理学の文献において，introspectiveは主にある個人の，文字通り自分自身を覗きこむ・探る（look into）傾向を指し，なぜ自分がそのようにするのかについて考える傾向を指している。Self-reflectiveは，英国のPeter Fonagyが「メンタライゼーション」という用語で表現している内容に，いくぶんか近い意味合いである。つまり，自分自身が何を考えあるいは感じているのかを想像するのと同じように，他の人が何を考えあるいは感じているのかを想像する潜在的能力のことである。Introspectiveでは焦点は単に自分自身のみに注がれている。一方reflectiveは，事実上，その意味に「他者の精神（マインド）」が不可欠な要素である。この点において，両者は異なっていると考えられる（原著者との私信による）。使用された単語を区別するために，本著ではintrospectionは「内省」，introspectivenessは「内省性」と訳出し，reflect/reflective/reflectionには英語を併記して「内省」と訳出した。

が説明したように,「ある状況に情緒的に巻き込まれていない時,大半のBPD患者は共感を行使できる。…ひとたび脅(おびや)かされたり,強烈な欲求不満状態になったりすると,分析能力が消滅して,ひどく自己中心的,具象的になり,文脈に制限されてしまう」(p.186)のである。内省の他に,**内省性**(*introspectiveness*)というものもある。内省性とは性格特性の1つで,複数の感情状態(feeling states)——自分自身の感情状態や自分の人生にとって鍵となる他者の感情状態——の間の繋がりや,そうした感情状態の基盤にありそうな要因について積極的に考える習慣に対応した用語である。

内省という意識的プロセスとは対照的に,**共感**(*empathy*)は,人が直感的に,つまり意識的な思考や熟考を必要としない即時性をもって別人の情緒状態を把握する,本質的に無意識のプロセスである。共感というのは,外向きに方向づけられた能力で,現在の語法では同情(思いやり:compassion)という性質も含んでいる。別人の感情状態を把握しながらも,同情を伴わずにそれを行うことは,単に「読心(mind-reading)」と呼ばれている(Baron-Cohen 2003)。たとえば,その人にとっての幸福を必ずしも気にかけることなく,別人の感情を正確に読心することは可能だ。より広い意味での共感は,混雑した場所で泣いている子どもは,おそらく母親と離ればなれになってしまったのであろうと推測することを可能にする。同情の要素が,その子をなだめて母親探しを手伝うように方向づけるのである。

Peter Fonagy[訳注7]は,境界例状態(borderline state)の経過を理解するため,共同研究者と共に素晴らしいスキーマを開発し(Fonagy 2001; Fonagy and Higgitt 1989),**メンタライゼーション**(*mentalization*)という用語を使用している。これは,「子どもが,他者の信念,

---

訳注7)1952年生まれ,英国の臨床心理士。英国精神分析協会訓練分析家,ロンドン大学フロイト記念教授・臨床教育健康心理学研究室長。O.F. Kernbergとも親交が深いとされる。

感情，態度，欲望，希望，知識，想像，虚飾，計画等々を自身で思い描く（conceive）ことを可能にする」ような「特定の象徴機能」——反射機能（reflective function）——を指している（Fonagy 2001, p.165）。正常な養育的環境では，メンタライゼーションは4歳くらいの子どもから見てとれるが，それは「人生の最初の数年で徐々に獲得される」のである（Bateman and Fonagy 2004, p.36）。自己と他者に関する意識の芽生えが，この年齢の子どもに見られる。感情状態に名前を付与し始め，親・きょうだい・その他の人々も，子どもとしての自分が考え感じるのと似たように，考えるし感じるのだと認識し始める。共感が一方向的（ある人による，別人の精神状態への理解を指す）であるのに対し，メンタライゼーションは双方向的である。自己と他者の精神状態の理解を包含しているからだ。

　Bateman and Fonagyが強調したように，メンタライゼーションは，子どもが自己と他者の主観的状態を理解することが可能になるような，安定した親-子関係（または養育者-子関係）という文脈で，最適な発育を遂げる。親子関係が最初から常習的に張り詰めていて，安定した愛着の育成が邪魔されると，この機能は適切に発育しなかったり，重篤（じゅうとく）に混乱させられたりする。代わりに病的な形態の愛着が発生するが，このような形態は，後に境界性パーソナリティを発現する人々の特徴である。おそらく「境界例患者にはメンタライゼーションの欠陥（faulty mentalization）が見られる」というよりも，「メンタライゼーションを行う潜在的能力（キャパシティ）に重篤な不備〔flaw(s)^{訳注8)}〕を示す人々は『境界例患者』のレッテルを貼られる」というほうがより正確であろう。たとえば，臨床家は面接の間に患者予備群のメンタライゼーションの欠陥に気づき，その後，「境界例」がその状態に対する適切な名称である，と決定するのだ。加えて，自傷行為や自殺行動を繰り返していると話すため

訳注8) Fault(y)と比較して，flawには「一見繊細だが，本来の機能を妨げ重大な結果と結びつきうる欠点」というニュアンスがある。

に，(ひとたび臨床家の注意が及ぶことになると)まずは「境界例」という診断を受けるサブ・グループが存在する。この場合は，臨床家は後から彼らのメンタライゼーション能力の損傷に気づくのである。

どのような用語を好むにしても，サイコロジカル・マインド（psychological mindedness）とメンタライゼーションとが組み合わされると，精神療法というエンジンにとっての燃料となる。これは，精神療法がこれらなしでは「走らない」ということではない；そうではなく，患者がこれらの性質を理に適う程度に有していれば，よりスムーズに，効率的に，そして目標が実現される可能性がより高い状態で，精神療法は進行するということだ。BPD の場合，Fonagy が指摘したように，幼少期の不安定性，子ども時代のトラウマ，生得的に高い情緒覚醒傾向によって，メンタライゼーションの発育は停滞しうる。しかしながら，この能力は，繊細に実施される精神療法の経過の中で向上させることができる，それはつまり，後々になって，より安定した形態の愛着と，より優れたメンタライゼーション能力を身につけた境界例患者が出現しうるということである（Bateman and Fonagy 2004）。この向上には，長年意識が触れることのできないままであったトラウマ体験を思い出し，振り返る能力の改善も含まれよう。後続章で，私はパーソナリティ障害の各主要カテゴリーで見られる，サイコロジカル・マインドとメンタライゼーション能力の典型的な水準(レベル)を論じると同時に，これらの水準が，主要な精神療法アプローチに対する患者の適性とその予後の両方に，どう影響するかということも述べる。

もう1つの考察に値する精神機能は，**知能**（*intelligence*）である。高知能は，サイコロジカル・マインドが充分に発達するための前提条件では決してない。全般的知能が優秀といってまったく差し支えない多くの人々が，そしてその延長としての多くの患者が，自己内省（self-reflection）能力は貧弱なのである。時としてこの状況は，主に一種の**感情盲目性**(もうもく)（*affect-blindness*）への生得的素因(せいとくてきそいん)を通じて現れる〔私はアレ

キシサイミア（alexithymia）という，半分ラテン語/半分ギリシア語で，表面的には意味がまったく明白でないぎこちない語よりも，感情盲目性という用語を好む〕。感情盲目性への素因を有する人々は，情緒の世界を体験したことのない者のように思われ，自分自身の感情状態を（おそらく深い激怒を除いては）同定することはほとんどできず，それと同様に，共感の欠如のせいで，自分と親密な仲間うちの人々に対してすら，その感情のニュアンスを検知するとなると，途方に暮れるのだ。この状態が他に生じる例としては，Fonagy が描写したように，メンタライゼーション組織体を損なう（cripple）^{訳注9)}，人生早期に繰り返されたトラウマ体験の結果が挙げられる。

　他の点では正常な知能を有し，情緒的ハンディキャップのあるこのような人々とは別に，全般的知能がかなり平均を下回るためにサイコロジカル・マインドが弱化している人々も存在する。非常に知能の低い人々においては，しばしば，自分自身と他者の情緒状態を同定するために必要な，素早い関連づけや査定は困難である。過去の出来事の中に，現在の対人関係という問題に関連しているかもしれないものがあっても，しばしば，その記憶へのアクセスに阻害が見られ，自分の行動が他者の感情や反応に与える影響を把握するのに時間がかかるのだ。精神療法の目的の1つは，何が自分の反応に影響するのか，自分の態度や行動が他者の反応にどう影響するのか，ということについて意識を拡張していくことなので，低知能はセラピーへの適応可能性を妨げてしまう。

　感情盲目性を助長しうる別の重要な要因は，結果的に情緒理解と社会的意思決定を媒介する前頭葉中枢系にダメージを与えることになった，頭部外傷である。このような外傷は，外傷・疾病・極度の高熱の結果として起こりうる。個人で開業している臨床家や，クリニックなり病院なりの通常の精神科医療場面で働く人々は，頭部傷害が主たる役割を演じ

訳注9）不快語で，「不具にする」という意味である。

たパーソナリティ障害患者に一度も出会わない場合がある。しかし，司法精神医学病院（forensic hospitals）^{訳注10)} の患者の半数またはそれ以上が，パーソナリティの顕著な変容を招くような深刻な頭部外傷を，事故や養育者による深刻な虐待を通じて経験している。Damasio (1994) が詳細を報告しているように，19 世紀の鉄道労働者であった Phineas Gage の有名な話は，この現象の具体例である。Gage は，爆発事故で鉄の棒が頭部を貫通するまでは，誠実で高徳として評判の良い労働者であった。彼は生き延びたものの，パーソナリティは激変を遂げ，粗暴になり，苛立ちやすくなり，自己中心的になった。Damasio は，鉄棒が前頭葉の腹側正中（眼窩の）前部部位（社会的意思決定を助けると思われる部位）に深刻なダメージを与え，他者と共感的同情的に関わる Gage の能力を阻害したのだと結論した。推定するに，彼の潜在的内省能力もまた，恐ろしく阻害されていたことだろう。

性　格

パーソナリティという幅広い話題(トピック)は，習慣的に2つの構成要素に分割されている：**気質**（*temperament*）と**性格**（*character*）である（Cloninger et al. 1999）。気質は，遺伝的であろうと体質的であろうと（すなわち，胎児の発育時の変数に影響されようと），発現するパーソ

訳注10）触法精神障害者を収容・治療するための医療機関であると考えられるため，「司法精神医学病院」と訳出した。日本でいうと，従来からある医療刑務所あるいは，平成 15 年に制定され平成 17 年に施行された「心神喪失等の状態で重大な他害行為を行った者の医療及び観察等に関する法律」（略称は「心神喪失者（等）医療観察法」）に基づき，対象者に医療を提供する指定医療機関（入院・通院の2種類がある）に近いと思われる。
　　参考：法務省保護局フロントページ　医療観察制度 Q&A〔http://www.moj.go.jp/HOGO/hogo11-01.html〕，法務省矯正局フロントページ　刑事施設（刑務所・少年刑務所・拘置所）　パンフレット日本の刑事施設〔http://www.moj.go.jp/KYOUSEI/kyouse03-1.pdf〕

ナリティに影響する生得的要因を指す。性格は，出生後の影響力によって主に形成されるパーソナリティを指し，その影響力は特に養育者と子どもとの間の相互関係のパターンから構成されるが，（文化的なものも含め）他の環境因子をも含んでいる。こういった区別はもちろん，実人生においては，紙上でのようにすっきりしたものではない。気質のいくつかの特異性は性格発達に強い影響力を行使するだろうし，それは気質と性格という2つの影響力が河川のように合流しブレンドされる様子を思い起こさせる。Kraepelin（1921）が刺激性気質[訳注11]と呼んだものを持って生まれた人を想像してみよう。これは躁うつ病と関係づけられている4気質のうちの1つである。この生得的素因がある子どもは，大半の子どもが難なくやり過ごす些細なストレスへの反応として，怒ったり癇癪を起こしたりしがちなので，親にとって扱いがかなり難しいかもしれない。その子は，他のきょうだいよりも厳しく叱られるという目に遭うかもしれない。時には残酷なほどに。すると，その子は世の中を敵対的な場として経験し，人々に関して鋭く極性化した見解を展開し，自己中心的になり周囲から疎外され，復讐心に満ちてしまうかもしれない。これはすべて，易刺激性があるためにその子が誘発してきたネガティブな相互作用に関係するものだ。この子にとって異常な気質は，環境影響を偏向または歪曲し，そしてこの子がもっと穏やかな気質であったり，もっと従順であったり，親がもっと大らかであったりした場合には生じなかったであろうような性格の異常を創造することになるだろう。

　ノーマン・メイラー（Norman Mailer）の長編伝記（1979）[訳注12]の題材となった殺人者 Gary Gilmore の家族が，説得力ある例を提供している。Gary は4兄弟の1人で，家族には野蛮なほどに懲罰を与える短気なアルコール依存症の父親がいた。兄弟の1人である Mikal Gilmore

---

訳注11）古茶大樹：『クレペリンと躁うつ病概念』（臨床精神医学 2005: 34（5）; 543-549, p.548参照）。なお古茶の論文では「躁性素質・刺激性素質・抑うつ性素質」とされているが，本著では「軽躁気質・刺激性気質・抑うつ性気質」と訳出する。

(1991) による心を打つエッセイに語られたところでは，息子たち全員が，非常に些細な過ちを理由に，あるいは何ら悪いことをしなくても，繰り返し父親に殴られた。Gary は反抗的な息子で，生まれた日から刺激性気質を持っていた。多くの子どもにとって懲罰は，「さらに懲罰を受ける」という恐怖への不安反応としての服従を助長するものだが，Gary にはこの社会化メカニズムへの免疫があることが証明されただけだった。父親が激しく殴れば殴るほど，Gary はより敵対的で挑戦的になった。より穏やかな気質の3兄弟は，法を遵守する社交的市民に成長した。Gary は，虐待的，攻撃的，暴力的，暴君的となり，おぞましく嫉妬深い犯罪者になった訳注13)。

　日常の語法で，**性格**という単語は，ある個人が拠り所にして生きている価値観や基準のセットで，全人生を通じ習慣的に予期可能な形で，その人の他者への行為に具現化されたものを意味する。したがって，ある人のことを「彼女は立派な性格です」とか，また（不運な Gary Gilmore のような）人を「性格が腐っている」などと語ることもあろう。この性格という語の非専門的な用法において，私たちはもはや，遺伝的影響と環境的影響という繊細な区分はしていない；個人の倫理構造（または，その欠如）に形を与えている両影響の合成物に言及しているのだ。性格という語のこのニュアンスこそ，100年前に Freud が精神分析治療への適性について自分の意見を叙述した際，考えていた

訳注12）岡枝慎二・訳：『死刑執行人の歌－殺人者ゲイリー・ギルモアの物語』（1998, 同文書院）．
訳注13）村上春樹・訳：『心臓を貫かれて』（1996, 文藝春秋）．著作によると，Gary (1940-1977) は Mikal の10歳上の兄で，次男にあたる．末息子の Mikal だけは父親から暴力を振るわれたことはなく，他の3人とは異なる．また Gary 以外の兄弟は殺人を犯したことはないが，必ずしも「法を遵守する社交的市民に成長した」とはいえない部分もある．1977年，ユタ州で本人の希望により銃殺刑（ユタ州では絞首刑と銃殺刑を死刑囚自らが選択できる）となり，翌日に遺言に従い，灰となった遺骨が散布された．米国で10年ぶりとなる死刑執行は，Gilmore 自身が死刑を希望し執行延期に抗議したこともあり，大きく注目された．

ものである：「患者の病の背後を見て，その人のパーソナリティ全体を査定すべきである。つまり，ある程度の教養（a reasonable degree of education）や，確実に信頼できる性格を有していない者については，精神分析治療を断るべきだ」（Freud 1904/1953, p.263）^{訳注14)}。

　良い性格というのは，精神分析的精神療法ばかりではなく，どのような学派の精神療法への適性においても，重要な要因，つまり決定的といってもよいかもしれない因子である。性格の査定は，精神療法的治療を求める患者との最初の出会いで，必要不可欠な作業になる。性格のスペクトラムで，その患者はどこに適合するであろうか？　一方の極には，清廉潔白な性格の人々がいる。社会的美徳を守るため，あるいは道徳的に正しいことを擁護するため，社会的に不都合であろうとも仕事や社会的地位（ステイタス）を犠牲にする，「内部告発者（警笛を吹く人々：whistle-blowers）」と言われるような人々である。航空宇宙エンジニアのRoger Boisjolyはスペースシャトル・チャレンジャー号の部品を製作した会社に勤務していたのだが，このような性格ゆえに，「Oリングは冷却されると宇宙飛行士に充分な防護を提供しない」という内容の告発を，失職という代償を払っても書面に認（したた）めたのだ。このような性格はまた，Cynthia Cooper, Coleen Rowley, Sherron Watkinsらの行為にも反映されている。彼らは，自身が雇用されていた大企業の財政的不正や他の重大な過失に，恐れをなすことなく直接対決したために，2002年に『タイム（TIME）』誌の「今年の顔」に指名された人々である。

　このような人々に該当する人格特性は，**高潔**（*integrity*）である。この文脈における高潔というのは，正直さと勇気，特に，結末に関係なく自分の信念を主張して貫き通す勇気の，特別な組み合わせである。勇気

訳注14)「病気に注目するあまり，その人物がもつその他の価値を見落としてはなりません。ある程度の教養，　定の信頼するに足る性格を持たない患者は断らなければなりません」（小此木啓吾・訳：『精神療法についてフロイト著作集 第9巻』井村恒郎，小此木啓吾，懸田克躬，高橋義孝，土居健郎，生松敬三・編．1983, 人文書院, p.13-24）。

という要素があるために，この性質は，道端やタクシーの中で見つけた財布を返すことに含まれる正直さ——これはこれとして賞賛に値するが——の域を超える。特筆されるべき高潔は，クラウス・フォン・シュタウフェンベルク伯爵[訳注15]の行為に反映されている。彼は，1944年7月にヒトラーの暗殺計画のリーダーとなり，後に処刑された人物である（Petrova and Watson 1995）。同じように，ヒトラーに任命された占領国ポーランド総督ハンス・フランクの下の息子であるニクラス・フランク（Niklas Frank）は，自身の父（1946年ニュルンベルグ裁判の後，絞首刑になった）に対する辛辣な弾劾を書いて，ナチス高官の子どもとしては唯一，より高い道徳に殉ずるべく家族への忠誠を超越した（Frank 1991; Posner 1991）。通常生活を送る多数の人々は，尊敬できる水準の高潔を示すので，私たちは幸運である。例としては，学校で（宿題でずるいことをしたり，別の子どもを傷つけるなどして）トラブルを起こした我が子を一方的に弁護したりせずに，時間を割いて教師や怪我をした側の家族の話を聞き，自分の子どもが本当に悪いのであれば，矯正手段をとる親などである。

精神療法を促進するような善良な性格を持つ人々は，内部告発者やフォン・シュタウフェンベルク伯爵のような勇気を示す必要はない。その人が正直で，信頼でき，他者への思いやりがあれば充分なのだ。精神療法の場では，セッションに時間通りに来る，来られなくなった予約のことや遅刻をあらかじめセラピストに通知する，前もって休暇の計画をよく話し合う，責任を持って請求金額を支払う，などといった行為のうちに，善良な性格は示されるであろう。

反対の極では，性格の**悪さ**（*bad* character）が，不正直，信頼性の

訳注15）Claus Philipp Maria Schenk Graf von Stauffenberg（1907-1944）は，第二次世界大戦中のナチス・ドイツ陸軍大佐で，ヒトラー暗殺計画の実行者の1人（2008年にトム・クルーズ主演で映画化された）。名門貴族の出身で，敬虔なカトリック教徒として知られる。

欠如，侮蔑性といった，善良な性格とは反対の属性セットを介して出現する。この特性は，DSM-IV-TR で輪郭づけされた**反社会性**パーソナリティ障害と**自己愛性**パーソナリティ障害の両方の基準に包含されている。これらの障害は，すべてを思い通りにしたがる自己中心性という特徴を示す限り，概念的に重複する。反社会性パーソナリティ障害と自己愛性パーソナリティ障害という両障害もまた，BPD や演技性パーソナリティ障害と並んで，劇的群(ドラマティック)（B群(クラスター)）に配されることとなった。しかしながら，顕著に自己中心的ではあるが，それがひそやかであり，行動面ではまったくもって「劇的」ではない人も，自己愛性パーソナリティ障害の基準を満たすかもしれない。同様に，多くの自己愛性患者は高慢で侮蔑的で利己的ではあるが，決して新奇性を探求せず，外向的でもなく，自己表現において劇的でもない。会社で高い地位を占める成功したビジネスマンの中には，このタイプの人がいる。セラピーを求めた時，彼らがセラピストの手腕が問われる患者であることが判明するが，それは彼らの反社会的な特性のせいではなく，棄却的な態度のせいであり，この態度が，治療同盟が発展する際に障壁を創りだすのである。

　治療可能性に影響を与える性格の他の側面を論じる前に，**性格**という用語の第3の用いられ方に関する説明が必要である。Freud と，パイオニア世代の分析家たちは，さまざまな種類の性格，たとえば抑うつ性，恐怖症的，衝動的，自己愛的，ヒステリー性といった性格について語ったが，それらは今では多様なパーソナリティとして捉えられている。Wilhelm Reich（1949）は，現在の**自己愛性パーソナリティ**の代わりに「**貴族的性格**（*aristocratic character*）」（p.180）という句を使用し，現在の**依存性パーソナリティ**に対しては「**受動－女性的性格**（*passive-feminine character*）」という句を用いた。パーソナリティは，Freud や第一世代の精神分析家たちからは稀にしか使われず，過去50年の間に頻用されるようになったばかりの用語である。

　高潔と正直以外にも，他の性格の中身がさらに治療可能性に影響を与

える。それは**批判を受け入れる能力**であり，これは同時に謙遜さを測る尺度となるものだ。パーソナリティ障害の患者を扱う際，セラピストはしばしば，鍵となるさまざまな状況で患者が示す習慣的な考え方，感じ方，あるいは振る舞い方について，ネガティブな指摘をすることに苦痛を感じる。パーソナリティ障害領域での精神療法は，古い習慣を覆して，次第により良いものに置換することに尽きる。古い習慣には，不適応なもの，自滅的なもの，他者を傷つけるもの，粗野なものがありえて，セラピストは最終的に，こういった習慣に言及する運命にある。この話し合いは（どれだけ穏やかな方法で伝えようとも），しばしば患者にとって，自我親和的であるがゆえに批判禁止域であるような，パーソナリティ側面への攻撃として経験される。

　幸運にも，このような微妙な範囲にセラピストが踏み込むことに関して，すべてのパーソナリティ障害患者が，同じように過敏なわけではない。不安群（C群）障害の患者たちは，一般にA群やB群の患者よりも批判の受け止め方がうまいが，この一般化ですらも幅が広すぎる。強迫性パーソナリティ障害の患者の中には，柔軟性を欠き容易に気分を害されてしまう者がおり，その一方で演技性パーソナリティ障害または（精神分析の文献に描写されている同障害のオリジナルでマイルドなタイプの）**ヒステリー性格**（*hysteric character*）（Kernberg 1984）を抱えた者の多くは，問題を引き起こすような習慣についてセラピストが直面化を図っても，防衛の少ない反応を示す。

　とはいえ，著しい自己愛性特性を有する患者は，反社会性特性を有する者たちと同様に，パーソナリティのネガティブな面に関して，非常に穏便に示唆または直面化しても，しばしば立腹する。この傾向は妄想性パーソナリティ障害の人々では倍増する。ただしこの場合でも，妄想的な特徴を多少は示すが他の障害（特に不安群の障害）の特性が主要である患者と，パーソナリティが主として妄想的でかつその程度がひどく，批判受け入れ能力が最小である患者とを，区別せねばならない。

以下の臨床例数件で，この区分がより明白になろう。

◆症例 1-1
　ある 40 代の男性は，ニュージャージーの大会社の研究部門に長年勤務していた。彼は東欧圏からの移民であったが，彼の家族は祖国において，宗教と政治思想のせいで相当な迫害に耐えねばならなかった。彼の文化や人生経験は同僚や会社の重役のものとは随分と異なっており，彼は自分が順応できていないし，あまり好かれていないと感じていた。彼は自分自身を偏見の被害者と見なしていたが，この印象は，彼より低い資格を取得した者が昇進した時に確信へと傾いた。彼は自分のほうがこの昇進に値すると感じていたのだ。しかし他の生活の範囲では，妄想性の特性は明らかでなかった。彼と妻には友人や親戚のサークルがあり，関係は調和のとれたものであった。セラピーはスムーズに進行し，転移関係にも妄想の色合いはなかった。一般的に，職場への問い合わせが雇用に悪影響を与えてはいけないという理由から，患者は稀にしかセラピストが上司や同僚に接触することを許可しないため，患者の職場への不平をうまく把握することはいつでも困難である。私は患者の職場に関する不平が妥当なのか，査定することができなかった。最終的に，問題を引き起こすような状況は，彼が独立してビジネスを起こすと決めた時に回避された。今や彼は，自分が自分の上司なのであり，自分自身の運命をコントロールできた。新起業はかなり成功した。前の会社で彼の妄想反応を始動させていた刺激はもはやその情況の中になく，妄想傾向は既に活発ではなかった。

◆症例 1-2
　ある 26 歳の男性が，抑うつとパニック発作を理由に治療を求めた。これらの症状は，大学院時代のある出来事に端を発していた。ある男性教授が彼を家に招き，そこで彼を性的に誘ったのだった。患者の性的嗜好

性は同性愛であったが，思春期に親類の男性 2 名から性的いたずらを受けたことが主たる理由で，その嗜好性にひどく恥を覚えていた。当初彼は，それとは別の，ある一連の理由のために私にも疑惑を抱いていた。彼は，私のほうが彼より「力がある」と思い込み，私が「彼を叩きのめす」まで，ただ時間稼ぎをしているのだと確信していた。また，彼が「貧しい」家柄であることを私が軽蔑しており，通常の診察費で彼を治療するより「無料でロックフェラー[訳注16]を治療したい」のだろうと決め込んでいた。

　この一連の捻じ曲げは，初めのほうが目立っていた。彼はスポーツマンらしい見事な体格で，私は彼の倍の年齢だったからだ。実際彼は，40 年来の私の個人開業において，私に自らの身体的安全への不安を抱かせた唯一の患者だったのである。私が懸念を伝達すると，彼はやっと冷静になり，私といることが楽になった。2 つ目の捻じ曲げの解決には，もっと時間がかかった。患者には知られていなかったが，私は彼に多大な敬意を抱いていた。というのは，患者は数カ国の外国語習得に没頭していたが，その探求は，私の生涯を通じた趣味と一致していたからである。彼は，最終的には私を同盟者——危険で脅威に満ちた世界における唯一の同盟者——として見始めた。

　見知らぬ他人に関する彼の継続的な妄想思考の 1 例が，地下鉄の乗車に関連する形で，何カ月も経ってから表面化した。彼が他人との接触をすべて慎重に回避して新聞を読んでいる間に，若い女性がたまたま彼の隣に座った。その女性が「あのう，読み終わられましたら，新聞のその欄を拝借できませんでしょうか？」と尋ねた。彼は，私に話したところによると，彼女を睨みつけ，また新聞に没頭し続けた。彼女は息を潜めつつ，何か思いやりのないコメントを彼に対してつぶやきながら，次の駅で電車を降りた。彼にはその言葉が「ホモ（faggot）」と聞こえた。彼

訳注 16) 名声と富あるものの象徴。

にとって，誰かが自分をその名前で呼んでいることを想像せずに1日が過ぎていくことは稀であったから，彼が聞いたと思ったことは，正確な知覚というよりも，自身の厳しい自己非難の投影であったのだろう，という見解を私は抱いた。私は以下のように彼の妄想反応に対処しようとした：「仮にその女の子のような，害のなさそうに見える他人に対してもそんなに不愉快さを感じずにいられたとしたら，他者との距離を保ちつつ，それでいて彼女の気持ちを害さないようなことを何か言えていたかもしれない，とは思いませんか？　たとえば，『申しわけありませんが，出席する会議のため，新聞両面がどうしても必要なのでお分けできないのです。ご理解いただけると嬉しいのですが』といった風に，穏やかに断るために何か如才のないことを言えていたのでは」。これに対して彼は，以下のように応えた：「あの雌犬(ビッチ)にそんな価値はない！」。私は，彼の不必要に敵対的な反応によって，彼が彼女を嫌な雌犬に「変換」してしまったことを彼に理解させることができなかった。このパターンは，私が彼を診た3年の間，彼の反応の中でも特徴的なものであった。その間に，彼は職業的にめざましい改善を遂げた。失業状態から大学院に復学し，さらに図書館での仕事で昇進したのだ。しかし彼は孤独なままで，私はできうる限り世間一般の人々に悪意はないことを伝えたけれども，彼の妄想性パーソナリティは無反応であった。彼の批判受け入れ能力は，開始時と同様に微弱なままであった。

性格に関連しているもう1つの性質は**好ましさ**（likeability）である。好ましさは，狭い意味での性格特性ではなく，数個の特性の派生物，すなわち**複合特性**（a *conglomerate* trait）であるため，他の性質とは異質である。またそれは，他者の態度を直接的に反映する点でも，他の性質とは異なっている。衝動性，貪欲，気分変調性，落ち着き，好奇心はすべて，観察者の中立性を通して得られる印象であるが，好ましさには主観性という意味合いが含まれている。主観性とは当人に対する観察者

側の反応であり，精神療法の文脈では，観察者はセラピストである。

　おそらく，好ましさと愛想の良さや友好性には緊密な相関関係があり，したがって好ましさとパーソナリティの**5因子モデル**の主要素の1つ，**調和性**（agreeableness）[訳注17]にも緊密な関係があろう（Trull and McCrae 2002; Wiggins and Pincus 2002）。しかしながら，好ましさと調和性とは同一ではない。治療の初期段階でセラピストは，嫌いな患者や好きになれない患者よりも，好きな患者とのほうが良い仕事ができ，より成功する。したがって好ましさは治療可能性において，非常に重要な要因である。しかし，セラピスト－患者関係における好ましさは，日常生活での1対1の個人的関係におけるものと同じではない。セラピストは，尊敬できないパーソナリティ，または苛々するようなパーソナリティの側面を多く有する患者を好むかもしれないし，そうした患者を診ることを好むかもしれないからだ。性格特性に関係したいくつかの性質，たとえば根気強さ[訳注18]や動機づけはもちろん，魅力，社会階級，文化的要因のような外的性質ですら，それがどのような影響をもたらすか予測することは難しいが，重要な役割を果たしている。先行して論じた語学生の場合のように，患者とセラピストが共通して抱く関心事が類似していれば，他の点では敵対的で棄却的で，感謝の念がなく，または他の意味で接しにくい患者を，少なくとも開始時にセラピストが好きになれる可能性が高くなる。セラピストは，社交上の付き合いではまったく好意を寄せないような人でも，興味深いと思う患者や，勇気や活き活きした話しぶりという点で感心させられる患者を好むかもしれない。逆説的にセラピストは，魅力的であるという理由で一部の患者を大いに好ましいと感じても，ほどなく，彼らにはどのような種の治療もほぼ不可

訳注17）現在最も有力とされる性格特性論の1つで，人の性格を概ね5つの特性によって記述できるとする説。5つの特性は neuroticism（神経症傾向・情緒不安定性），extraversion（外向性），openness to experience（開放性・知性），agreeableness（調和性），conscentiousness（勤勉性）である。

訳注18）本章訳注32（p.48）に詳しい解説がある。

能であると見なすようになることもある。こういった患者は「詐欺師」であり精神病質者である。その詳細は後に論じる（第9章「治療不可能なパーソナリティ障害」）。

　この時点では，治療適応可能性が好ましさだけに基盤を置いているわけではなく，好ましさ，良い性格，サイコロジカル・マインドと5因子モデルのもう1つの特性である**開放性**（openness）を組み合わせたものに基盤を置いていることを指摘すれば充分だろう。開放性というのは，異なる選択肢を考慮することへの前向きな態度（つまり他者への開放性）と，決まり悪いような側面も含め，自分自身の生活史を他者に表現することへの前向きな態度に関連する，ひとまとまりの特性を指している。開放性はセラピストと患者の間の対話を促進するが，その点においてセラピストの「高貴なる言葉の綾（noble rhetoric）」〔Spillane（1987）が提案した用語〕が，究極的には患者のパーソナリティに健全な変化をもたらすこととなる。セラピストの話術には多くの技法が含まれているが，そこには，精神分析家のStrachey（1937）とValenstein（1962）が記述している**変化をもたらす解釈**〔mutative interpretation(s)〕訳注19)だけではなく，多様な支持的セラピーの技法（励まし，提案，妥当性を保証するコメント，共感的意見）も含まれており，これらが織り合わさって患者のパーソナリティ内に望ましい変遷を育み，患者のパーソナリティの成熟を促すのである。

　好ましさに含まれる，非常に主観的なもう1つの別の性質は，組織という環境で働いているセラピストにとって重要となる。患者がローテーションで治療チームのメンバーに配される際，しばしば後になって明らかになることは，「セラピストは自分が担当する患者が最も治療しやす

訳注19) J. Strachey（1934）が精神分析的治療モデルを検討する中で提案した解釈モデルで，「変容性解釈」という邦訳もある（精神分析事典, 2002）。1934年の論文は, The nature of the therapeutic action of psycho-analysis.（The International Journal of Psychoanalysis 15: 127-159）である。

く最も予後が良好であるなどと考えており，同僚は割り当てられた患者のせいで『身動きが取れない』状態だが，自分は違うと喜んでいた」という実態である。この現象は，生まれたばかりの赤ん坊に対する両親の反応と似通っている。生まれたばかりの赤ん坊は，部外者からは（例外を除き）平凡に見えても，両親からはたいてい「美しい」と体験されるものである。治療の場では，この現象が明らかに患者に有利に働くが，それはセラピストが，自分自身の患者のために最善を尽くすように鼓舞されるからである。パーソナリティ障害患者と関わる際，セラピスト側のこの不合理な親のような愛情は，患者が手に負えない，手が届かない，絶望的であると感じられる時もセラピーを続けさせる燃料になっているのだ。

以下に示すのは，当初は好ましくないと思われたが，後になって，いろいろあったが結局私は彼のことを好きなのだと分かった患者の症例である。

◆症例 1-3

その患者は若い外科医で，研修医訓練を終了しかけていた。彼は週2回の精神分析的精神療法を受けていた。彼は，特権意識・名声と権力への没頭・他者を批判して屈辱を与える傾向，といった顕著な自己愛的特性を示していた。この傾向は治療早期の転移の中にその姿を現したが，そこでは彼は，私の人となりに関するあらゆることや，物事の在りように対して，かなりの程度で嘲（あざけ）りながらも関心を示すのだった：たとえば，私のスーツのジャケットには，4つならず3つしかボタンがついていないが，それは彼にとっては安物であることを意味している；私の耳は張り出し過ぎている；私は来る日も来る日も同じネクタイをしている；という具合だった。

離婚した両親の一粒種（ひとつぶだね）として，彼は，母親から恥ずかしく身の置き所のなくなるような，際限のない批判を耐え忍んできた。父親は稀にしか

息子に会わず，会う時は，訪問が終わるのを待ちきれない様子であることを露骨に示した。患者の侮蔑の下には私に対する羨望があったが，私が何冊も本を著している上に既に教授になっているという事実，加えて，この両方を彼は成しえたいと切望していたという事実によって，その羨望には拍車がかかっていた。彼には意欲と野心があり，既にあるテニス大会で優勝経験があった。私はこうした性質に対して彼を尊敬していた。そして，「『自分に相応（ふさわ）しい』のは最高の仕事であり，自分はこれまで辛い人生を送ってきたのだから」という理由だけで，「何かしらの形でその仕事が天から手中に落ちてくるだろう」と想定しない限り（彼はこういう想定をしがちであった），彼は野望を実現できるだろうと感じた。治療開始数カ月後，私は彼に，分析を恒久的に続けることもできるが，あなたの野心を何らかの外科的手術の熟達もしくは新たな外科的手術法の開発に振り向けない限り，そして，その成果を伝えるための講演巡業に取り掛からない限り，あなたの羨望はそのままずっと取り扱われないまま継続するだろう，と伝えた。もし彼がそれを実行すれば，彼は「最高の外科医」になり，彼が羨望すべき対象などほとんど残っていないであろう。彼はまさにこれを成し遂げたのだった。具体的には，喉頭癌に対処するための頭部と頸部の複雑な外科手術法を開発し，その手法に関する10本の論文を著して，米国中でその講義を行った。私たちの治療が終わった頃には，彼は外科部門の「ナンバー2」になっていた。彼の羨望と刺々（とげとげ）しさは溶け去り，彼は私が彼に与えた治療に謝意を表現することができた。私は彼の不愉快な特性の下に，素晴らしい性格が隠れていることを，ずっと感じていたのだ。分析は，患者が用いたであろう表現を使えば，彼の刺々しい外郭の一種の創面切除（そうめんせつじょ）[訳注20]の役割を果たしたのである。この男性は，世間一般の意味では，あまり好ましいとはいえない人としてスタートしたが，最後には好ましい人となった。彼は私にとっ

訳注20）壊死組織を外科的処置によって除去すること。

ては初めから好ましかったが，その大半は，彼が未完成作品であること，つまり，その可能性が治療を通じて結集されたとしたら，情緒的健康さと職業上の成功への潜在的可能性を持った人物になるという抽象的な意味合いにおいて，好ましかったのだ。初め，私は患者が今後「**なりうる－可能性の－ある－人物像**（*who-he-could-become*）」を好んだのであり，この感情が初期の困難を越えさせたのである。セラピストはパーソナリティ障害のある患者を相手に，しばしばこういう経験をするものと私は考える。

好ましさと精神療法の適応可能性とが最もはっきり分離している種類の患者は，大半が刑事司法の場で見られる。司法精神医学病院での私の経験から，ここに２例を挙げる。

◆症例 1-4

ある30歳の女性が，7歳の娘を刺殺した直後に司法精神医学病院に入院させられた。当時彼女は，深刻な抑うつ状態で，娘を殺害した日に自殺そぶりを見せた。このことから，精神異常を理由に有罪ではないと見なされ，司法精神医学病院に送還されたのだ。患者とその夫は，8年前にアジアのある国から米国に移住した移民だった。彼女の夫は支配的で気短かな男性で，彼女のほうが良い家の出身で高い教育も受けていることから，彼女に腹を立てていた。彼の怒りは，仕事を解雇された後に大幅に激化し，その時点で彼女に，「『女性が腐敗している米国から逃れるため』に娘を祖国に連れ帰る，お前は娘に二度と会うことはないだろう」と言ったのだ。この脅迫が殺人と自殺そぶりの誘因になった。

私が彼女を知るようになった頃には，彼女の入院期間はほぼ1年になっていた。もはや彼女は，臨床的には抑うつ状態ではなかった。実際，陽気な傾向を有していた。私は，彼女の暴力行為への動機づけとなった真意を洞察できるように援助したいと願った。Lewis and Bunce（2003）

の印象基準に沿うと，私は実子殺害に対して1つの単純な動機を挙げることができなかった。その代わり，2つの主要なモチーフがあるように思われた：彼女は夫への復讐を強行したかった（メデイア[訳注21]の行動を思い出させる）が，同時に彼女は「利他的な」衝動をも持っていた。つまり彼女は娘に，貧しい国で残酷な父親との惨めな生活を送らせたくはなかったのだ。しかし，こういった可能性について，彼女に考えるだけでもいいから考えさせようという私の努力は，まったく聞き入れられなかった。彼女の反応は子どもを殺した他の女性たちの反応と類似していた。この行為に絡んだ差恥心のためにその話題はタブーであり，こういった患者に対するセラピーの効果性は一般にかなり低い。

◆症例 1-5

　私がある司法精神医学病院で臨床職に就き，受け持つことになった患者の1人は40代前半の男性であった。彼は数年前に連続婦女暴行・殺人容疑で逮捕されたが，精神異常を理由に有罪ではないという申し立てをしていた。この患者は，絵に描いたような快活で魅力的な人間であった。最後の殺人（それに対して彼は逮捕されていた）を犯した際，彼はアルコールと幻覚剤の影響下にあり，それゆえに（後に不正確と判明したが）統合失調症という診断を受けていた。しかしながら，この印象のため，彼は刑務所ではなく司法精神医学病院に送られていた。

　思春期を通じて彼は繰り返し母親に拷問（この強い言葉に値する現実があった）を受けていた。母親は，夕食に遅れて帰宅するといった些細な違反に対して，彼を縛り上げて鞭打ったりしたのである。20代になって，彼は逆の側に立つようになり，女性を隔絶した場所に誘い込んで殺す前に拷問に晒していた。

　病棟では，彼の振る舞いは常に模範的であった。彼には釣り込まれて

訳注21）ギリシャ神話中の登場人物で，夫への報復のために自分の子どもを殺めたとされる。エウリピデス作の同名の悲劇が有名。

しまうような良きユーモアと他の患者間の論争を仲裁できる能力があったため，患者たちは彼を自分たちのリーダー兼代弁者に選び，彼が定例の職員・患者会議で患者の要求を提言するようになっていた。彼は，皆にとても好かれていたのだ。私とのセッションでは，彼は表面的な洞察を示し，自分が女性を犠牲にしたのは，母親に犠牲にされたことから生じたのだと気づいていた。しかし，この意識は彼の女性への態度を和らげなかった。今では「別人」であるという度々の主張にも関わらず，彼は真の心情を漏らすような秘密行動を定期的に行っていた。1度彼は，ペンフレンドの女性を操作し彼のために拷問に関する数冊の本を購入させ，それから彼の「家」（実際には，病院）に送らせようとした。彼の実際の住所と状況を発見したことで，彼の要求に応じようというペンフレンドの熱意は冷めたのであった。

患者を選択するチャンスがより多い個人開業のセラピストにとって，患者の**治療適応性**は，各セラピスト個人の好みにかなりの程度まで影響される。つまり患者の治療適応性は，患者になる可能性のある人のパーソナリティばかりではなく，セラピストのパーソナリティから影響が与えられるのだ。どのような大きさのコミュニティにおいても，セラピストが職業的基盤においても社会的基盤においても多くの仲間を知っている場合，しばしば，ある同業者がある種の患者に対して特に良い仕事をするであろうという想定の下に，紹介が行われる。一部の患者は女性または男性のセラピストにかかることを主張するが，この組み合わせは，性別の好みの域を超える。たとえば，近親姦の被害者になった女性は，女性のセラピストでは治療可能性が良好でも，男性のセラピスト相手では，少なくとも治療開始時は，居心地悪く感じるであろう。青年期男性の中には，女性セラピストに秘密を露呈することに違和感を持ち，男性セラピストにありのままを話すことを快適に感じる者もいる。類似の例は，多数挙げることができる。しかしここでは，ある種のセラピストを

ある種の患者との治療作業において有能にするであろう，特徴と早期生活体験に焦点を当てる；これらの特徴と早期生活体験は，あるセラピストを統合失調症患者との治療作業において有能にし，また別のセラピストをうつ病患者との治療作業において有能にし，さらにまた他のセラピストを境界例患者との治療作業において有能にしてくれるようなものである。言い換えれば，あるセラピストはあるカテゴリー全般の患者を特に好ましく思い，彼らとの治療作業を楽しいと感じるかもしれないが，他のセラピストはこうした同じような患者との作業において，彼らを好ましくなくやる気を損なう相手と感じて，治療に失敗するかもしれないのだ。ここでの現象は，見る者の目に映る美についての金言が捉えているものに似ているかもしれない。もちろん，見る者に左右されない，それとは異なる美の極みもある。たとえばそれは，1490年代のモナ・リザや1940年代のHedy Lamarr[訳注22]のように，普遍的なものである。喜ばしく，愛想がよく，協力的なので，あらゆるセラピストに好ましいと思われる患者もいるであろう。しかし，その可能性がずっと限定されてしまう患者たちも，確かにいるのだ。

　後者のグループの患者の例としては，私がコンサルテーションで診た，最近病院を退院させられた若い統合失調症の男性が挙げられる。彼の妄想は沈静化し，話には一貫性があり合理的になっていた。彼は求職中であったが，就職活動の成功に悲観的にならざるをえないほど，服装はだらしなく衛生観念は欠落していた。私は彼をあまり好ましいとは感じず，その上，彼の社会的スキルの貧弱さにはどこから手をつけていいのか，ほとんど分からなかった。代わりに私は彼を，「苦行者の衣をまとっている」として有名な人物であった，同僚のHarry Albert医師に紹介した。彼は，大半のセラピストが手に余ると感じるような疾患を抱えた精神病患者を引き受け良い成果を挙げることで知られた医師であっ

訳注22）オーストリア生まれのハリウッド女優。

た。彼は，行動療法的技法を含め，他の様式が必要な状況であれば，自身の精神分析訓練(トレーニング)の型を打破することを苦にしなかった。Albert 博士はやんわりと，「職場でのチャンスを損なわないためにもっと定期的に入浴するよう」，巧みにこの患者を促した。彼はある時，仕事を午前中休んで，この人が就職面接で好印象を与えるような服装を選ぶのを助けるべく，ファッショナブルな男性服店に同伴することさえした。このようにして彼は，この患者がコミュニティに再復帰し，仕事を見つけ，自活できるよう，援助することができたのである。Albert 博士が，他の者たちでは失敗したであろう場において成功した理由の1つは，この見込みがないかのように思われた患者に何かしら好ましいものを見出したからであろう。

スピリチュアリティ

スピリチュアリティというカテゴリー全般における性格特性は，私たちが「良い性格」が体現されていると感じるような人々に豊富に見出され，そしてこうした特性の逆が，特定の「悪い性格」タイプを定義する。こうした用語とその反意語をまとめると，精神療法の可能性を査定するのに有用なスペクトラムを組み立てることができる。私は別所で，スペクトラムの両極に 20 の描写語句を包含したスピリチュアリティ尺度を発表した（Stone 2000）。この文脈において私が**スピリチュアリティ**（*spirituality*）という用語で指し示しているのは，狭い意味での宗教的感情そのものではなく，むしろ**自己超越性**（*self-transcendence*）と（自分自身の感情や欲求よりも，他者の感情や欲求を優先する）**利他主義**（*altruism*）とが組み合わさったものである。フランス語の**献身の魂**（*oblativité*）のほうが，私たちが英語で使用する利他主義（altruism）という単語よりも，後者の概念をうまく捉えている。スピリチュアリティ尺度には，**表 1-1** に示す単語のペアまたは用語のペアが含まれている。

表 1-1　スピリチュアリティ尺度の項目

- Hopefulness, as opposed to despair
- Forbearance, as opposed to impatience
- Humility, as opposed to false pride
- Orientation toward others, as opposed to self-centeredness
- Faith in self and others, as opposed to disillusion
- Self-acceptance and being at peace with the past, as opposed to self-pity
- Resignation, as opposed to bitterness
- Serenity, as opposed to tormentedness
- Forgiveness, as opposed to grudge-holding
- Compassion, as opposed to hard-heartedness
- Uncomplainingness, as opposed to querulousness
- Self-transcendence, as opposed to giving up easily
- Common decency, as opposed to mean-spiritedness
- Dignity, as opposed to being undignified
- Uprightness, as opposed to moral shabbiness

（次ページに続く）

　加えて，この尺度にはアルコホーリクス・アノニマス（Alcoholics Anonymous：AA）^{訳注23)} が支持する価値とトーンの似通った数語句が含まれている。それは，自己を超えた力の源という感覚（冷笑的な態度と対照的なもの）と他者への敬意（「誰しも自分のことばかり考えている」という信念とは対照的なもの）である。

　尺度内のネガティブな用語は，大半が全般的な**抑うつ**の概念，またはおそらく，一種の苛立ちやすい抑うつ状態（絶望，幻滅，苦々しさ，不平不満の長広舌）と**自己愛**に属している。また，精神疾患で直面するような自己愛の極みを表現しているものもある（薄情，道徳上の卑劣さ）。

訳注23) 匿名のアルコール依存者たちによる自助グループ。

表 1-1（続き：日本語対応版）

- 希望　対　絶望
- 忍耐強さ　対　忍耐不足
- 謙虚さ　対　偽りの自尊心（プライド）
- 他者志向性　対　自己中心性
- 自己と他者への信頼　対　幻滅
- 自己受容および過去の出来事への安寧感　対　自己憐憫
- 諦念　対　苦々しさ*
- 静穏　対　迫害感
- 寛容さ　対　遺恨
- 思いやり　対　薄情
- 不平不満の慎み　対　不平不満の長広舌
- 自己超越性　対　容易な断念
- 良識的な　対　品性の卑しい
- 威厳　対　威厳欠損
- 高潔さ　対　道徳上の卑劣さ

*訳注）過去の出来事に対する苦々しい気持ち。これが態度などにも表れるもの。

　自己受容の別の反意語として，自己憐憫の他に羨望[訳注24]がそのリストに入ると論じられるかもしれない。患者のパーソナリティにおいて羨望が優勢な特徴である場合，治療の可能性は妨げられる。7つの大罪（高慢・羨望・大食・肉欲・怒り・貪欲・怠惰）[訳注25]に関する古典的一覧表（カタログ）においては，羨望は時には親切と対比され，時には愛と対比されている（5世紀の作家 Prudentius の叙事詩に見られるように [http://deadlysins.com/virtues.html]）。いずれにしても，羨望はネガティブな

訳注24）Envy は「羨望」であり，現在の精神分析理論中では，「嫉妬」と別個に扱われることが多い。しかし本著においては，「羨望」は嫉妬と同義に，もしくは意味を強めた用語として使用されているようだ（第8章 p.320「羨望」の節を参照）。

訳注25）キリスト教用語で，教徒から伝統的に人間を罪に導くと見なされてきた欲望や感情を指す。4世紀に原型が見られ，6世紀後半グレゴリウス1世により現在の形に改定された。

性格特性の中でも，最も腐食的で力動療法に最も抵抗を示すものの1つである。精神分析で患者の羨望の根を探り出すことができても，結果としての洞察がその特性を減らすことはあまりない。

　抑うつ的な患者との作業では，当初強度の自殺感情に直面したとしてもいくつかのポジティブな特性が回復の予兆になる一方で，いくつかのネガティブな特性はリスクを高めるようである。深い抑うつの苦悩の只中にあっても，他者への志向性があり諦念を表する人々は，抑うつ的な感情を克服し全面的な絶望を回避できるようである。逆に自己中心的で苦々しい人は，抑うつ状態をより遷延化させ，より深い抑うつ状態を継続させてしまう傾向がある。セラピーに対する適応性は，したがって，このような相対立する属性の間のバランスと，すべてのネガティブな特性の強度（または硬直度）との間の1関数なのである。

　スピリチュアリティという見出しの下にグループ化される性質のいくつかは，日常的な用語の意味としても，性格特性に該当する。それらはたとえば，彼女は「威厳がある」とか，彼は「思いやりがある」など，第三者に対して誰かを描写するために使用しうる形容詞句（かフレーズ）なのだ。しかし自己超越性は，Cloninger et al. (1999, p.39) によって正確に「第二等級の」性格次元と称される複合物である。私たちは「彼がどんな人か教えて」という要求に，「ああ，彼はとても自己超越的です」というコメントで答えはしないであろう。Cloninger et al. は，自己超越性に網羅されている5つの第一等級特性をリストアップしている：忘我的・黙従的・スピリチュアルな・悟った・理想主義的，である。前に触れた**献身の魂**（*oblativité*）と似て，忘我性の構成要素は，自分の欲求を忘れるというよりも，自分自身の欲求以上に他者の欲求のほうを優先することを多く含んでいる。しかしながら，治療可能性に関係する自己超越性は，禅僧が苦行で求める，**悟り**（*satori*）に達した状態ではない。むしろ，この捉えにくい性質の真髄をうまく捉えているのは，ドイツ語のフレーズ「*die Fähigkeit über den eigenen*

Schatten zu springen：自分自身の影を飛び越える能力」（この言葉は Otto Kernberg に負うところが多い）である。これはつまり，他者の人生と，コミュニティまたは世界全般の改善に関わる課題に心を配り自ら関わっていくという，決して私たちから消し去ることのできない潜在的能力であると同時に，自分の人生とゴールに対する目的意識を常に維持しながら，自分自身の個人的な困難，悲しみ，喪失を克服する能力である。

　抑うつに対処している患者において，自己超越性が強烈な悲しさと倦怠感にも関わらず生き続けていこうとする意志を患者にもたらすならば，絶望や深刻な自殺傾向との分かれ目となることがしばしばある。自己超越性の真髄は，以下に挙げる私の血液科時代の例から掌握できるかもしれない。これは私が精神科訓練を始める前の出来事である。ある癌専門病院の化学療法ユニット勤務中，私は骨髄性白血病で死が近づいており，余命数週間という20代半ばの女性を診ていた。彼女の病はその疾患の中でも稀な型で，白血球の細胞型が好酸球となるものであった。好酸球性白血病の患者は，肋膜が侵入細胞で厚くなるため肺活動の制限を発症しやすく，苦しさを伴う空気の欠乏や息切れを生じやすくなる。しかしこの女性は，自分の現状と自分に残された時間がほとんどないことを医師や家族と語るに際して，陽気でストイックで廉直（candid）^{訳注26)}であり続けた。より注目すべきは，彼女がそのユニットの自分以外の患者の運命について考え，案じていたことである。そのユニットでは，どの患者も何らかの末期癌を抱えていた。死の数分前，彼女の夫への最後の言葉は，検死の許可を与えるよう約束せねばならないというものだった。これは，ユニットで治療を受けている少女が，彼女と同じ稀な病状で死にかけており，医師たちが彼女を救うために何かを学べるかもしれないという理由からだった。

訳注26) 腹蔵なく，率直で正直なありよう。詳細は本章 p.38 で後述。

以下の例は，対照的なレベルの自己超越性を有する，2人の抑うつ患者に関するものである。

◆症例 1-6

　ある62歳の既婚女性は，40代前半から慢性的に抑うつ的であった。彼女の母親は優しい女性であったが，父親は家族の全員に対して残酷で厳しかった。彼女はクラスのビューティークイーンになって高校を卒業し，キャビンアテンダントになった。後には裕福な重役と結婚して，2人の娘をもうけた。抑うつを抱えた数年の間，彼女は治療方針として電気ショック療法を何度か受け，多数の異なる抗うつ薬を試し，そして多様な精神療法をも受けていた。私が彼女の治療を始めた時までには，抑うつ症状の自律神経症的兆候，特に疲労感を示していた。この症状は非常に顕著だったので，最も単純な作業でもヘラクレス[訳注27]並の力でも要るかのように思われた。彼女は孫の訪問を楽しんでいたが，孫が帰宅すると全エネルギーが枯渇したように感じられた。教会は彼女にとって重要な意味があり，彼女と夫は気前よくその支援にあたっていた。それでも，彼女は通常，疲労がひどくて礼拝に出席しなかった。彼女の夫はテンポの速い，エネルギー溢れる男性であったが，彼の活動的な社交スケジュールに彼女がついていけないため，夫妻は時々かみ合わなくなった。この能力欠損のみが彼女の不満であったが，これは私がこの患者夫妻に会い，夫に彼女の限界を受け入れることを援助した後に解決した。私が治療をした数年間，彼女は一度も自殺思考について語らず，自身の宿命を諦念を持って受け入れていた。抑うつのためにその効力は半減していたが，彼女は娘たちが自分の時間を持てるように，孫の世話を手伝っていた。彼女はできる限り多様な慈善事業に参加しており，そしてあまり成功したとはいえない彼女の抑うつ緩和への私の努力に，謝意を表し

訳注27）大力無双（だいりきむそう）の者の象徴。ヘラクレスはギリシア神話の英雄。

ていた。彼女はある程度の**静穏**（スピリチュアリティの別の重要な要素）を達成し，セラピーへの高い適応性を備えていた。彼女は，母親側の親類と共通する抑うつに対する生まれつきの素因を持っていたが，厳格な育ちが，その傾向を悪化させていることを洞察していた。

◆症例 1-7

　ある 62 歳の女性が慢性的な抑うつのため治療を求めた。症状は，およそ 30 年前の離婚後に現れた。彼女は英語学の博士号を取得しており，抑うつが労働能力に差し障るようになるまでは大学で教えていた。彼女は年老いた母親と暮らすため実家に戻り，それ以来そこに住み着いて，母親に全面的に依存するようになっていた。母親が死んだら生き延びられないと確信しており，母親の葬儀後には自殺せねばならないと考えていた。その間彼女は，母親の痛みや辛さの訴えに常にやきもきし，致命的な疾患の前兆ではないかと心配していた。彼女の日々の大半は，寝室で窓から外を眺めたり，テレビを見たりすることに費やされていた。彼女はいつも不満ばかりを口にし，友人たちとは皆疎遠になっていた。彼女の他者へのコメントは，自己憐憫の表現と，他人が彼女を搾取しているという妄想的な恐怖の間を行ったり来たりしていた。彼女はたった 1 人の子どもである娘に，要求や不満の砲撃を加え，とうとう娘は電話帳に非掲載の電話番号を取得し，彼女に孫と会うことを禁じ，関係を絶ってしまった。彼女の抗うつ薬と精神安定剤への反応はごく僅かで，彼女は広場恐怖症となり，セッションや新聞の購入以外に思い切って外出することはほとんどなくなってしまった。その作業ですらも，新聞売りが間違った額の釣銭を渡していると疑って口論に拍車がかかったため，重苦しいものになった。私たちのセッションで，彼女はかつて自分がいかに魅力的であったか，どれほど多くの求愛者がいたか，大学の教員たちが彼女の著述技能をどれほど崇拝していたか，といったことばかりを長々と話した。しかし，今では彼女は人生を諦めており，母親が死ぬまでの

時間を刻んでいるに過ぎなかった。私は，自分の人生に何らかの意味を再挿入するために，以前の活動のいくつかを再開するようにと彼女を促したが，成功しなかった。65歳を迎えた年，彼女は身体的には非常に健康で認知症の兆候もなかったにも関わらず，家族は彼女を介護付き居住施設に入居させた。この患者は，スピリチュアリティに関して，その反対の性質のセットを体現していた：苦々しさ・自己憐憫・不平不満の長広舌・困難を乗り越えて浮上する能力の欠如，である。このように士気が減退していたため，当然ながら，彼女は支持的セラピーに反応を示さなかったのだ。

廉直性

英語の candor はラテン語の *candidus* に由来し，その語源は白い・明るい・〔in*cand*escent［白熱（の）］に見られるように］光り輝いている，という性質を表している。廉直である（candid：candor の形容詞形）ということは，率直で開放的でストレートであるということだ。性格特性として廉直性は，精神療法に対する適応性の必須要素の１つである。この特性は，セラピストに打ち明けることが正直で腹蔵(ふくぞう)のないものであることを含意している。患者の最も深い部分に秘められた秘密は長い間隠されたままであるが，このような埋葬された自己の側面を安全に表面に出せるようになるまでには，治療関係において信頼と快適性が構築されねばならない。しかし，この曝露への道のりは，廉直をもって敷かれねばならないのだ。

最も満たされた意味での廉直というのは，漸近的にのみ接近できる，ある理想の状態である。精神分析を数年受けた後ですらも，患者はすべてを分析者に打ち明けるわけではない。しかし通常，最初に中程度の廉直性を有する患者は，時間経過と共に，より拓かれた状態になる。決まり悪さは減り，自己受容感が向上し，廉直性も高まるのだ。このパター

ンは，反社会性パーソナリティ障害を除く全パーソナリティ障害で生じる。反社会的な人々，特に精神病質(サイコパシー)の基準を満たすサブ・グループは概ね，廉直を示さない。中程度の精神病質的特性を抱えた一部の反社会的な人々が，精神療法（特に集団精神療法）または時間経過に反応して，最終的にはより拓かれた状態になる。

　たとえばある精神科の研修医は，武装強盗の最中に自分を現行犯逮捕しようとした警察官に発砲した犯人を治療していた。その警察官は，犯人の男の裁判の1カ月後に，その傷が元で亡くなった。この患者は初め法医学病院に行き，後にその研修医が訓練を受けていた民間の精神病院に入院した。彼はあらゆる同情が負傷した警察官とその妻に向かったと不満を言い，自分の裁判に激怒していたのだが，セラピーを数カ月受けた後，その犯罪の責任が自分にあると認められるようになった。彼は未亡人とその子どもたちに悔やみの気持ちを感じ始めた。セラピーの中で，彼は薬物の危険性について地元の高校でスピーチするようにと促された。その薬物を手に入れるための金を，彼は武装強盗で得ようとしていたのだ。この時点で彼は，告白となる講演を通じて，犯罪という過去を克服し，廉直と自己超越性の双方を体現した。幸運にも，彼は精神疾患の自己愛的特性を，衝動的な特性（Harpur et al. 1989）ほど示さなかったのだが，衝動的な特性のほうが，しばしば（第9章「治療不可能なパーソナリティ障害」で論じるように）より治療適応的なのである。

　パーソナリティ障害の患者の多くは，精神病質者に見られるよりは軽程度であるものの，廉直性の欠損を示す。目立った強迫性の特性を有する患者は，しばしば，このパーソナリティの典型である「情動の隔離（isolation of affect）」を示す。彼らはネガティブな思考や恥ずかしい記憶を打ち明けることを回避し，怒りの表現を回避する。こういう人々の語りは，多くの場合，無味乾燥でつまらない。しかしながら，治療への動機づけはかなり高く，予約を守る点で信頼がおけるかもしれない。その意味では，彼ら強迫性パーソナリティ患者のセラピーへの適応性は

良い。実際, ヒステリー性 (hysteric) 患者または演技性 (histrionic) 患者よりも適応性が高いだろう (ここで私は**演技性**という語をより極端な形態の**ヒステリー性**を表現するために使用している)。なぜなら, 後者のヒステリー性または演技性患者は, セッションの間に誇張したやり方で「大げさに振る舞う」かもしれないが, 予約の守り方が不規則で語りが散漫なので, 自身の精神療法からあまり利益を得られないかもしれないからだ。強迫観念を持つ患者では, 自己表明への硬い防衛が最終的には最小化されうる。そのため, 治療当初は, この課題に取り組むことが最優先事項になる。この抵抗が低減すれば, 患者の廉直性は増し, 情緒のより深い層はもっと手の届くものになる。

セラピーを通じて廉直性を達成することは, たいてい, 強迫性患者よりも顕著な妄想的特性を抱えた患者のほうが難しい。妄想的な患者は習慣的に自分たちの問題の源を外在化する。まるで責任が常に, 自分たち自身にではなく, 他人にあるかのように。この傾向がセラピーにおける廉直性の向上に対して反作用するのだ。

トラウマは記憶に著しい影響を与えうるので, 廉直性にも影響する。身体的なトラウマについての講演で, Arthur Green (1996) は殺人で有罪になった若い男性の症例を挙げた。この講演で上映されたビデオテープにはその殺人者のインタビューが映され, そこで彼は「子ども時代はバラ色だった」と言って, 母親に叩かれていたことは否認した。2本目のテープは彼の母親のインタビューだったが, 彼女は息子が幼かった頃, 電気コードで彼を鞭打ったと認めることができた。Green 博士が重要視したのは, その若い男性が家を出た後の暴力の勃発に対して, 無分別な鞭打ちが舞台背景になっていたという点であった。皮肉なことに, 母親のほうが息子よりも廉直性 (と悔悛) が大きかった。しかし彼女の息子は, 鞭打ちを思い起こす気配もなければ, その記憶が明らかに喚起し, かつ人生の後年に他者へ向けられた自身の憤怒に関してすら, 思い起こそうとする気配もなかった。

特に性的なトラウマや性的虐待の恐怖を呼び覚ますような状況の場合，他の大半のことについては廉直に語る人々ですら，そのトラウマ体験の表明は長期間回避するかもしれない。この現象の例〔**ある種の遮断された廉直性**（a kind of candor interrupted）^(訳注28)〕として，私が精神分析の訓練過程（トレーニング）で「コントロールケース」を終えようとしている時の症例を挙げよう。

◆症例 1-8

　その患者は既婚で 5 歳の息子がいた。結婚はまったくうまくいっていなかったが，彼女は，主たる困難が何であるのか私と共有することを難しく感じていた。何カ月も経ってからやっと，彼女は私を充分に信頼するようになり，以下のことを語った。その前年，夫がうっかり浴室の扉を開けたままにしていた時，彼が息子に性的ないたずらをしているのを目にしてしまったというのだ。彼女を思い留まらせていたのは，その言葉をひとたび発してしまえば，何事も起こらなかったふりをすることはできないし，人生を中断して夫と離婚せねばならないという認識だった。これを彼女は実行した。しかし彼女には，4 年間に及ぶ精神分析の正に最後のセッションまで廉直に語れなかったもう 1 つの悩みがあった。その 800 回目のセッションで，彼女はとうとう，私が彼女に服を脱いで長椅子に横たわるように求めることをずっと恐れていたと話した。私との分析を始める前に彼女が治療を受けていた男性セラピストは，ライヒ派であったのだ。彼は Wilhelm Reich の書の 1 ページを取り上げて，彼女が裸で長椅子に横たわっている最中，緊張していると想定された筋肉をマッサージすることで，「彼女の性格の鎧を解除する」と信じていたのである。無理もないことに，私がそのような要求をしなかった 799 回

訳注 28) 実話に基づいた映画 "Girl, interrupted"［少女，遮断された］をもじったもの。BPD と診断された少女らを描く。邦題は『17 歳のカルテ』。ウィノナ・ライダー主演，アンジェリーナ・ジョリー助演。

のセッションの後ですら，この記憶が彼女の心をひどく乱しており，彼女は私がそのようなことを決してしないだろうと全面的に信頼してはいなかったのである。最終日になっても私がそうしたことをしなかったので，彼女にやっと自分が安全であることが明々白々となったのだった。

他の面では何が起こったのかを暴露することに熱心な人においても，トラウマが廉直性を長期間保留状態にさせてしまう，より劇的な例を以下に紹介する。

◆症例 1-9

19歳の女性が精神病院に入院した。彼女は抑うつ状態に見えたが，その理由が明らかになるには時間が必要であった。

彼女の最も顕著な特徴は，完全な緘黙(かんもく)状態で，来る月も来る月もそのままであったことだ。多様な専門家がコンサルテーションで彼女と面接した（が彼女自身は何も言わなかったので，「彼女を見た」というほうが正確であろう）後に，重篤なうつ病，「選択性」緘黙（故意で拒絶的と想定される緘黙），緊張型統合失調症に至るまで，各人が異なった診断にたどり着いた。彼女はセラピストに週3回会っていたが，コンサルタントに対するのと変わらず，セラピストにも言葉を発さなかったので，その面接は極度にフラストレーションがたまるセッションであったことだろう。このセラピストはたまたま近親姦の研究をしていたので，当時（30年前）の他の多くのメンタルヘルスの専門家よりも，この話題に違和感を抱いていなかった。この女性セラピストは，患者の生育歴において近親姦が先行事項であったかもしれないと疑いを抱いたので，この可能性について巧みに問いかけた。その時，入院13カ月目にして彼女は，激しい解除反応の只中，有力な重役職にある父親が，8歳の時から彼女と近親姦関係を持っていたことを打ち明けたのだ。入院直前，彼女は父親に妊娠させられた。彼は家から離れた中絶クリニックに彼女を車で運び，

遺棄し，彼女はヒッチハイクで帰宅せねばならなかった。彼は，こうした出来事について誰かに真相を語ったら殺すぞ，と彼女に警告していた。彼女が緘黙になったのはこの瞬間からであった。こうした秘密を打ち明けることは彼女にとって大いなる勇気が必要であった。そうはいうものの，ひとたび秘密を打ち明けられるようになると，彼女の廉直性は非常に高い水準に至った。

時としてセラピストは，超豊穣な廉直に見えるものに出会う。反社会性パーソナリティ患者（特に精神病質を示す者たち）は，一般的には長い間隠匿され続け，聞かされるほうが気まずくうろたえるような内容について，まさに初回のセッションから，通常では見られないほどあからさまに語ることがある。しかしその暴露には，患者の誠実さを疑わせる浅薄な情動が付き物である。あるいは，こういった患者は，真実かつ衝撃的なことを即座に打ち明けるように見えても，差し控えられていることのほうが，もっと衝撃的な場合もある。こういう患者は，たとえば，コカインでハイになっている間に家に押し入ったことは認めても，家の住人を殺害したことは失認（しつにん）するかもしれない。また別の患者は，殺人についてさえ本当にすべてを伝え容易に語るけれども，あまりに無神経で配慮を欠くため，こういった行為を認める「廉直性」が虚偽であることが証明される。このような患者が示すのは，一種の「偽りの－廉直性（pseudo-candor）」のみである。

動機づけ

治療を受ける動機づけは，次のような要素で構成された態度の複合体として理解できよう。すなわち，1) 支援を得たいという希望，2) 治療を続けたいという希望，3) 変化したいという希望（Appelbaum 1972）である。Wallerstein (1986) は「治療への動機づけは，普遍

的に，治療成功可能性を決定づける中心的要因の1つであり，各セラピストが理論的に依拠する学派の種類とはほとんど無関係である」(p.167) と述べ，精神療法への適応性に影響する一要因として，動機づけの重要性を強調した。典型的に，セラピーを求める患者は，背中への一押しとなるような，不安なり何か他の形態の先進的苦痛によって動かされている。患者は苦悩を緩和してくれると期待して，治療へと駆り立てられるのだ。動機づけは，パーソナリティ障害および他精神疾患における治療可能性にとって，充分ではないとしても必要な因子である。一般に，全般的な動機づけが強いほど，治療を受ける熱意だけでなく，筋の通った結論が得られるまで精神療法を推し進め，可能な限りの適応的変化を遂げる熱意も強くなる。

　DSM-IV-TRカテゴリーばかりでなく，DSM-IV-TR に含められていないさまざまな（抑うつ性，マゾヒスティック，ヒステリー性，軽躁性，受動－攻撃性，サディスティック，精神病質も含めた）パーソナリティ障害は，高程度の動機づけと連関しているものもあれば，低いまたは微小な動機づけと連関しているものもある。動機づけは，C群障害とヒステリー性，抑うつ性，マゾヒスティックな性格構造を持つ患者で高いかもしくは適度であり，反社会性または精神病質パーソナリティの患者と（度合いは低いが）自己愛性と統合失調質(スキゾイド)パーソナリティの患者では，低い。

　セラピストは，統合失調質の人々のうち，最も隠遁者めいた者たちに会うことは稀である。およそ治療に来る場合には，通常，親類に促されて来るのである (Stone 1996)。Gabbard (1994) は，統合失調症質の人々は，上辺は孤高を装うが，その下には親密関係への渇望がある（回避性の人と似ているが，もっと深刻である）と示唆した。私の経験では，そのパーソナリティ構造がDSM-IV-TRの統合失調質パーソナリティ障害基準を満たし，自発的に治療に来る患者たちは，実際に，Gabbardが描写したパターンを示す。しかし，他のもっと典型的に統

合失調質である人々は，変化への動機も治療への願望もない。セラピーを強制されると，時期尚早に止めてしまう傾向がある。統合失調型(スキゾタイパル)の患者では，対照的に，治療と変化への動機づけに熱意ある場合が多く，これに対応して治療可能性も良好である。

　妄想性の人々の動機づけは，妄想観念にどの程度埋没しているかによって大幅に異なる。親類の切迫した要求があってのみ，治療に来る者たち，そして，心配をし多くの場合殺気立っている親類たちに「強引にレールを敷かれた」と感じている者たちは，問題があるのは「他の人々」だと信じており，治療への動機づけは最低限に留まる。しかし，妄想の度合いがそれほど深刻でなく，同時に甚大な抑うつを経験する人々は，優れた動機づけを示すかもしれない。精神分析第一世代による説明の中には，この類の妄想性患者の治療を描写したものがあるが，このような患者は，単に治療を受けようという動機づけを示すだけではなく，治療を継続して変わろうという動機づけを示していた（Bjerre 1912; Maeder 1910）。境界例患者は一般に，精神的苦痛と愛着への探求が強いため，治療への高い動機づけを示す。しかし多くのBPD患者を特徴づける衝動性と混沌とした生活は，精神療法の継続への動機づけを制限する役割を果たす。BPD群のセラピー中断率はかなり高く，40％に近い（Waldinger and Gunderson 1984）。

　動機づけは，精神病質の人々と多くの反社会性の人々の多くにおいて最低である。なぜなら，こうした人々には自分のパーソナリティに何らかの問題があることを否認する傾向があるからだ。Hare（1993）は，精神病質者に関して「他の人々と異なって，精神病質者は自分自身では治療を求めない。代わりに，藁にもすがるような思いの家族によって，セラピーに押し込まれるか，裁判所の命令で治療を受け始めるのだ」（p.196）と述べた。さらに彼は，精神病質者はセラピストの権威を含め，あらゆる権威というものに憤慨しており，セラピーを嘲っているとつけ加えている。セラピストは欺くべき人々として見られているのだ。

反社会性パーソナリティ障害は精神病質よりも広範囲分野を指す。その中には，親からの拒絶，貧困，近親姦的な虐待，他の逆境といえる環境要因のせいで反社会的な方向に強制的に向けられたと感じている，性格基盤には人並みの良識を備えた人々も含まれている。ニューヨーク州立精神医学研究所に1963年から1976年にかけて入院した患者500名を長期間追跡調査したP.I.-500調査[訳注29]で，反社会性パーソナリティを併発しているBPD患者のうち，数人はこの類の患者であった（Stone 1990）。ある若い男性は継母に拒絶された後，家を逃げ出していた。彼はヘロイン[訳注30]依存症になり，その習慣を支えるために盗みをしていた。大量服薬の結果として死にかける経験をした後，彼は「悟り（enlightenment）」を得た。人生を投げ出してしまっていると認識し，その時その場でヘロイン使用を止めたのだ。この時点で彼には，治療を受けて変わろうという動機ができた。回復プログラムに入り，最終的にはナルコティクス・アノニマス（Narcotics Anonymous：NA）[訳注31]の職員となって，薬物の危険について聴衆に講演するようになった。

　サディスティックパーソナリティの人々の変化への動機づけは，微小である。ただし，性的なパートナーを痛めつけるものの，自分の残酷な振る舞いに悩み克服を試みる一部の人々は違っている。顕著なサディス

訳注29）ニューヨーク州立精神医学研究所500調査（Psychiatric Institute-500 Study）を指し，また，原著者が500名（正確には520名）の患者について書いた本につけたタイトルを指している。この500名の患者は，その病院（精神医学研究所）から退院後の10年から25年の後に，長期間のフォローアップとして原著者が状況を把握できた患者である。原著者はニューヨーク州立精神医学研究所でトレーニングを積み，その後も長期間勤務していた（原著者との私信による）。

訳注30）アヘン（芥子）に含まれるモルヒネから精製される麻薬。得られる快感と依存性の強さとともに過酷な禁断症状が特徴的で，不正使用される薬物の中心的存在である。禁断症状に対してはメサドン（日本では未販売）投与が有効な場合がある。〔宮里勝政：『薬物依存』（1999, 岩波新書），C.R. Bartol & A.M. Bartol（羽生和紀・監訳／横井幸久，田口真二・編訳／深田直樹・訳）：『犯罪心理学──行動科学のアプローチ──　第12章ドラッグと犯罪』（2006, 北大路書房），財団法人麻薬・覚せい剤乱用防止センターホームページ（http://www.dapc.or.jp/index.htm）参照〕

訳注31）匿名の薬物・麻薬依存者たちによる自助グループ。

ティックパーソナリティを有する暴力的な犯罪者（連続性的殺人を犯すような男性など）への予後は，対照的に，まったくもって暗い（Stone 1998）。

　症状の状態が理由で治療を求める動機づけがある患者の多くは，それに加えて，DSM-IV-TR障害の基準には満たないような，苛立たしいパーソナリティ特性を1つか2つ抱えている。こういった特性は，患者の意識の外に存在しているかもしれないが，重要な人間関係に破壊的影響を与えるかもしれず，その点では患者の主たる問題かもしれない。こういった特性の例は，**けち**（*stinginess*），**軽蔑的態度**（*contemptuousness*），**頑固さ**（*stubbornness*）などである。**嫉妬**（*jealousy*）ももう1つの強い破壊的特性であり，妄想性パーソナリティ障害の確定診断が可能な他の妄想特性がなくても存在しうる。一部の患者は実際，治療を求める動機づけになるような深刻な問題として嫉妬を認識している。

　こういった特性があるために，習慣（精神の習慣とそれに対応する行動の習慣）の固執性に焦点を当てる必要が生じる——それと，こういった習慣を覆すために，セラピストがしなくてはならない持続した努力にも焦点を当てる必要が生じてくる。パーソナリティという領域内では，変化への動機づけが治療可能性の中核であるため，多くの症例で，セラピストは自らの技量と説得力を通じ，しばしば，患者の生活に関わり患者の望ましくない特性の矢面に立っている周囲の人の協力を得ながら，雫を1滴ずつ落とすように，適切な動機づけを患者にじっくり浸透させていかなければならない。

根 気 強 さ[訳注32]

　パーソナリティの**気質構成要素**の分析で，Cloninger et al.（1994）は，気質の周辺分野に4つの性質（すなわち，中程度に遺伝し，情動

的刺激に対して自動的に反応する，安定した集合）を割り当てた．4つの性質とは，1）損害回避，2）新奇性追求，3）報酬依存，4）持続性（persistence）である．Cloninger et al. は持続性尺度を開発したが，高得点者は，**勤勉で，労を惜しまず，働き者で，野心的で，粘り強く，完全主義的である**ことが分かっており（p.19），低得点者は，**不活発で，無精で，簡単に断念し，すぐ止めてしまう**という特性があった．第Ⅱ軸のパーソナリティ障害のいずれかを抱えた患者は，根気強さに欠ける．パーソナリティの**構成要素**である家族環境や個人の人生経験に関連したものに関して，Cloninger et al. が割り当てた主たる性質は，1）自己志向性，2）協調性，3）自己超越性である．自己志向性の属性を描写するために彼らが使った用語の中には，**成熟した・信頼できる・目的意識のある・機略に富んだ・効率的な・自己受容的な**，があった．協調性の属性を描写するための用語には，**思いやりのある・人助けをする・共感的な・建設的な・律された**，が含まれていた．Cloninger のグループは，自己志向性得点と協調性得点が低い人々は DSM のパーソナリティ障害を表する傾向があることを発見した．この関連性は，低い自己志向性と低い協調性があらゆるパーソナリティ障害の中核特質であるという結論に値するほど高かった（Svrakic et al. 1993）．こういった特質は，第Ⅱ軸障害を抱えた多くの人々において示される一般的な方向性（direction）の欠如によって露呈される．最初にこの評価を受けた時に若年であった人々は，職業上の目標が不確定になる傾向があり，進学も卒業もできない傾向があった．

持続性の欠如と低い自己志向性は，パーソナリティ障害患者によく見うけられるが，ベル形曲線[訳注33]のようなバリエーションを見せる．こ

訳注32）原著で使用されている perseverance と persistence は，いずれも「根気強さ」「持続性」を示す単語であるが，perseverance には「目的を達成するために堅実に努力を続けること，堅忍」というニュアンスがあり，persistence には「困難や反対や失敗があろうとも粘り強く行動しぬくこと」というニュアンスがある．Cloninger の "persistence" は「固執」と邦訳されているが，本著では「持続性」と訳出する．

れらの性質が著しく低い患者では，治療可能性もそれに応じて低い。持続性の欠如は，治療の適度な目標(ゴール)が実現する前に，セラピーを止めてしまうことに関連しているからだ。

　ある種のパーソナリティ障害患者は，セラピー継続の動機づけと根気強さをかなり示すが，職業上のどの業務においても，個人的な物事においてすらも，何かを完遂(かんすい)することは難しいように思われる。私の患者だった，著しい強迫性パーソナリティを抱えた人文学の教授は，有名作家と作曲家の完全なカタログを創造しようと苦闘した。彼は代わる代わるプロジェクトを追及するも，いつも「80％仕上がった」ところで放棄していた。年月が経つに連れ新進の作家や作曲家が名声を得るので，彼の作品は，彼が70代で死に見舞われた時も，なお「80％仕上がった」状態のままだった。

　もっと多くあるのは，治療への動機づけが良好で，職場状況では根気強さがあるが，セラピーを完遂する点ではほとんど根気強さが見られない患者である。以下の臨床例が良い説明になる。

◆症例 1-10

　30歳の女性が，2名の同僚による短期間の治療の後，精神療法目的で私の下に紹介されてきた。彼女は「2人のどちらともしっくりこなかった」と言った。彼女は，今では90歳近い裕福なフランス人の父親と，ずっと年下の母親との間に生まれた1人っ子で，彼女が言うところの「黄金の刑務所」で育てられた。そこは上品な調度品のある家で，彼女は父親から「役立たず」「醜い」などと叱責され続けて育った。彼女が交際することを選んだ男性たちは，父親と同じように彼女を扱い，辱(はずかし)めた。それでも彼女は彼らに愛着を感じ続けた。生育歴を聞き取る最初の数セッ

訳注33) Bell Shape は「釣鐘型」とも訳される。t 分布曲線や正規分布曲線などに見られる，左右対称の裾が開けた山形のこと。正規分布の別称として用いられることがある。

ションの後,彼女は予約に遅れてくるようになった。たった2カ月しか続かなかった「セラピー」の最後のセッションの1つ前のセッションで,彼女は,セッションに来ることがどんどん不快になったと言った。私を,「父親とは違って,親切な親戚の優しい叔父さんのように感じる」けれど,私の「外見と声色(こわいろ)が父親ととてもよく似ていて」,私への「恐怖を克服できない」と言ったのだ。状況が切迫していた(彼女が治療を中止しかけていた)ので,私は自分が適切な転移解釈であると感じたものを行った。そして,私は外見や声色とは異なり,「人間性(person)においては,彼女が逃げ出す必要を感じる恐ろしい父親のイメージとは違う」と彼女自身が認めたことに触れた。彼女は,もう一度治療の継続を試みたがそれから私との治療を止め,何名か女性セラピストの名前を求めた。女性であれば,(この時点では3人になった)男性セラピストの場合のように,父親といるような感じを与えないであろうと期待したのだ。私は,大半の患者にとって,境界例患者にとってさえも,この類のつまずき石が打ち砕きがたいと判明するわけではない,と考えている。しかしこの女性は,根気強さのレベルがかなり低く,自分の恐怖をワークスルーして治療に留まることができなかった。

生活状況

これまでに論じてきたセラピーへの適応性に影響する性質は,パーソナリティの性格的・気質的側面に関連している。考慮するべき他因子は,パーソナリティと直接的には関連していない。その1つは,将来患者になるかもしれない人物の生活状況である。こういった状況には明白なものもあれば,逆説的なものもある。明白な生活状況には,若年であること,(鍵となる家族のメンバーが妨害的,破壊的,あるいは侵略的であるような)家族に依存していること,貧困,職歴の欠如,障害者手当てへの依存,教育歴ないしは就職に有利な技能の欠如,老齢,があ

る。逆説的な状況には，著名であること（セレブリティ状態）や巨万の富を持っていること，がある。こういった因子のすべてが，潜在的に精神療法への最適性を妨害する。

　時としてセラピストは，耐え難い生活状況から自分自身を脱却するために，精神障害のふりをする思春期の患者に出会う。たとえば，ある15歳の少女は，マフィアの幹部間での口論中におじが射殺され，父親が負傷するのを目撃した。彼女はまた，父親から性的いたずらを受けていた。彼女は家に留まる限り治療を受けられないと認識していたが，父親は暴力的な男性であったので，児童保護サービス局に訴えを記録してもらうわけにもいかないと感じていた。そこで彼女は自殺そぶりとして手首を軽く切ったのだ。これで彼女は精神病院への「フリーパス」を手に入れられ，そこで，「境界性パーソナリティ」を抱えているという偽装の下，安全に自分の話ができたのである。

　家庭の中での配偶者間の叫び合いや身体的暴力も含めた婚姻関係上の不和が，その家庭のどの子どものセラピーにも，他の面での治療適応性とは無関係に，不利益な環境を創造してしまう場合がある。貧困は，セラピーの費用を賄う可能性に甚大な制限を課す。貧しい経済状況にあるパーソナリティ障害患者は，低費用または無料のクリニックでどのようなスタッフやどのような治療法にめぐりあおうとも，通常その慈悲にすがるしか，なす術がない。治療スタッフメンバーは，しばしば多くの担当患者を抱えており，ある個人患者を毎週または隔週1回以上診ることが困難である。境界例患者は，特に深刻な抑うつ状態や自殺志向の患者は，週2回診てもらったほうが良いのだが，このようなスケジュールが可能であることは稀である。患者はクリニックへの往復の交通費を出せないかもしれず，生活を中断する頻繁な危機的状況のせいで，土壇場になって予約をキャンセルするかもしれない。

　職歴の欠如や欠如に近い状態も，パーソナリティ障害患者の治療成功にとって，もう1つの深刻な妨害要因になる。障害そのものが，職歴の

乏しさにとって主たる原因になっていることもあろう。たとえば，自己愛性患者の中には，特に20代後半から30代前半に移行する際，非現実的に自分に相応しいと感じている高い地位に就くためには資格や経験がないにも関わらず，手に入れられる仕事を「自分には低レベルだ」として回避する者がいる。

受動－攻撃性特性を有する患者の中には，老齢期になった時の親の付き添い役になるべく，親から（意識的なことは稀だが）その役目を割り当てられている者がいる。辱めて罪悪感を喚起するような言葉で，親は子どもの自信をひどく損ない，情緒的自立および経済的自立に向かうステップを阻んでしまうことがあるのだ。臨床例には事欠かないが，時として偉大な劇作家が，この現象の真髄を特別な辛辣性をもって捉えている。たとえば，Martin McDonaghの『The Beauty Queen of Leenane』（1996）では，40歳の女性主人公の結婚と幸福への最後のチャンスが，孤独だが利己的で操作的でもある母親のせいで潰されてしまう。

就職に有利な技能の欠如や教育歴の不足は，治療可能性を妨害する関連問題である。なぜなら，こういった状態は，障害者支給付与に関わるセクターを含め，福祉システムへの依存へと患者を向かわせてしまうからだ。障害者手当てを受けているが，それでも少なくともパートタイムの仕事をする能力がある患者は，セラピーに問題を引き起こす。障害者の地位は一時的に役に立つクッションにはなりうるが，二次的利得という意味もあり，結局のところ，さらなる前進を阻んでしまう。障害者手当てをもらう患者の一部は，最低でも障害者手当てで獲得できる額の1.5倍はもらえる仕事でないと，仕事に戻ろうという動機づけが持てないままになる。しかしこの水準の補償があれば，こういった患者も，障害者保険という安全域を離れるリスクを冒すことに価値があると感じるようだ。

パーソナリティ障害の患者のうち，境界性，統合失調型，反社会性

パーソナリティの人々は，職歴が乏しい可能性が最も高い。この要因に対処するため，Linehan（1993）はBPDの患者の行動療法に対する全般的なアプローチの中で，技能訓練を強調した（pp.329-344）。年齢もまた，違いをもたらす。患者が適切な訓練や技能の取得を先延ばしにすればするほど，克服すべき情緒的ハードルが高くなる。初心者レベルの仕事に就くかどうか迷っている30歳の人は，気まずさを感じて始める前から断念してしまうかもしれない。こういったたじろぎをどのくらいうまく克服できるかは，患者の勇気の度合いによる。

好ましい性質のリストを見るだけなら，精神療法への適応可能性はある種のパーソナリティ障害患者で高く見えるかもしれない。しかし，BPD患者の治療では，**自殺可能性**が深刻な問題であり**かつ**患者が独居している場合，セラピストの状況はもっと危ういものになる。患者がルームメイトを持つように居住形態を変えるとリスクは減らせるかもしれないが，危機的状況に際して，親しい友人や恋人または親類と同じレベルの関心を示してくれる人として知人をあてにすることはほとんど不可能である。セラピーの成功のためには，もっと安定するまで，ハーフウェイハウス[訳注34]か，精神病院が管理する保護された集合住宅への居住に同意するように，患者を促すことになろう。

セレブリティの立場，政治的権力，または巨富が，精神療法への適性に負の影響を与えるかもしれないということは，パラドックスに思われよう。こういった利を享受している人々は確かに，何の苦もなく精神療法の費用を賄うことができるが，この一利点を超えたところでは，不利点がたくさん存在する。簡単に誰であるか分かってしまうような著名人や，政治的に有力な地位にある人のプライバシーを保護することは容易ではない。加えて，有名人，権力者，富裕者は，スケジュール調整に深刻な問題が出る。というのは，彼らは広範囲を長期間旅することがで

訳注34）刑期を終えた被告人や精神疾患を持つ患者などが，通常の生活に戻るための準備期間に入居できる場所。日本でいう更生保護施設に近い。

き，またそうしなくてはならず，そのことがセラピーのセッションの規則性を分断してしまうからだ。こういった人々にパーソナリティ障害がある場合，人を軽くあしらう傾向や特権意識と特別意識（ここでは，現実とそれほど不調和ではないが，阻害因であることに変わりはない）に並び，自己愛的特性が突出している傾向がある。これらのすべてが，セラピストとの協力的な治療同盟の形成に障壁となる傾向がある（Stone 1972, 1979）。セレブリティあるいは政治的権力に裏打ちされるほどの社会的成功を収めている人々は，自身のネガティブなパーソナリティ特性を認めるのが難しい。実際にセラピーを受け始めても，セラピストの権威を認識するのに時間がかかる。逆転移という側面からは，このような患者を治療するセラピストは，畏怖の念に押されて客観性を失わないよう心がけておかなければならない。

対象関係

　対象関係の性質は，特に精神療法への適応性にとって，そして精神科治療全般への適応性にとって，重要な決定要素である。Kernberg（1976a）によって定式化された**対象関係の理論**は，各人が展開する心理的構成（あるいは「心理的構造」）について言及しており，その中では特に，幼児期の人格形成期中に，外界の人々との無数の相互作用への反応として，自己と他者に関する見解が生起し形成される様子が統括されている。発達早期における外界の人々とは，主に親や養育者，加えてきょうだいや近い親類である。この早期関係が，主に調和のとれたものであったか，それとも主に混沌としたものであったかに応じて，自己や他者に対する内在化された見解はよく統合されたものにもなれば，統合不全なものにもなる。ただし，母親（通常，主要な養育者である）や重要な他者との相互作用が，愛着過程と対象関係を形作る影響力の**すべて**というわけではない。そこに加えて，先天的な気質の異常は，一部の

子どもの知覚と養育者への反応とが歪む素因となりうる。この歪みは，親が子どもへの関心や理解という点で滋養的で適切であったとしても，対象関係の異常に繋がる。同じように，気質の異常は，拒絶的または無視するような親に対して，同じ家族のより穏やかな気質を持ったきょうだいが示す反応よりも激しい反応を生み出す可能性がある。

　親というものは，動物行動学者がかつて「刷り込み」と名づけたような生得的傾向のおかげで，たとえどのような親であっても子どもから愛される傾向がある（Eibl-Eibesfeldt 1989; Lorenz 1965）。しかし，親がひどく虐待的または養育放棄的であると，子どもはその人（他者）の**統合された**像（イメージ）の保持を非常に難しく感じることだろう。統合の代わりに，**分裂**（splitting）が起こりうる。分裂が生じると，自己と他者に対する対極的な見解が，言わば精神の別個の部屋に保持される。分裂を示す人々にとって，自己と他者のポジティブな側面とネガティブな側面とを，同時に思い起こすことは難しい。その代わりに，価値観が極端かつ唐突に揺れ動く。たとえば，気分を害するようなことをする親を，聖人と考えたかと思うと，次には怪物であると考え，自分自身を有徳の犠牲者と見たかと思えば，次には価値のない敗残者と見るのである。この種の分裂にはまっている人々においては，類似の二極化を，そもそもこれらの分割イメージを形成するようにしむけた養育者との関係のみならず，恋人，配偶者，上司，親しい友人との関係の中でも探知することができる。分裂は原始的な防衛機制として捉えられるだろう。これは，BPDにおいて最も顕著に見られるが，他の重篤なパーソナリティ障害でも見られる。

　Kernberg（1967, 1976b）は，BPDよりも広い概念である境界性パーソナリティ構造を示すパーソナリティ障害患者において，分裂機制が見られる頻度に着目した。境界性パーソナリティ構造の主たる基準は，対人関係での現実検討能力が保たれていることに並んで，脆弱な自我同一性の感覚であった。統合失調型，妄想性，反社会性，演技性パーソナリ

ティなどを含め，重篤なパーソナリティ障害の患者の多くは，境界性パーソナリティ構造を示す．したがって，分裂および，否認，投影同一化，価値下げのような他の防衛は，BPDばかりでなく，広いスペクトラムのパーソナリティ障害で見られる．こういった防衛や，通常，それと共存する対象関係の阻害は，セラピー過程での障壁を生み出す．

　この領域で関連のあるもう1つの概念は，**愛着**である．パーソナリティ障害患者によく見られる愛着様式には，**絡み合い**（*entangled*）型（没頭型の小グループ）と**棄却**（*dismissive*）型が含まれる（Fonagy et al. 1995; Main 1996）．それぞれが，セラピストに特別な難問を呈してくるが，**棄却**的愛着様式（自己愛性，反社会性，妄想性患者の間で頻繁に見られる）を示す患者は，セラピストの努力を矮小化し，著しいパーソナリティ問題を抱えていることを全否認し，機が熟する前に治療を止めてしまいがちである，という理由だけからでも，最も困難となると思われる．境界例患者の治療における中途放棄率の高さは，大半が，棄却的な愛着様式を示すBPDのサブ・グループに帰されるものだ．Fonagy（2001）も境界例患者の議論において，同様の主張をしている．

　しかしながら，愛着様式は，治療への適応可能性に影響する唯一の愛着の側面ではない．たとえば，回避性パーソナリティ障害の患者は通常，不安定なタイプの愛着を示すが，棄却的であることは稀だ．彼らは，外界では社会的接触を回避し，友人はほとんどおらず，親友は皆無であるけれども，その代わり愛着に飢えており，セラピストに過度に依存してしがみつくようになる．この状況の悲劇は，ビルトイン式の悪循環である：つまり，このような患者は，最初に抱いていた悲観的な確信（たとえば，人々が自分を好きになってはくれないだろう，自分のことを醜いとか魅力がないと思うだろう，といった考え）を，吟味したり覆したりする手段を持っていない．その理由は，彼らには他者との相互作用があまりに少ないので，自分のネガティブな想定が誤っている可能性が高いことを認識できないからである．一般の人々は，外界からの

フィードバックを参照しながら自分自身と他者とを的確に把握しようとするが，こういった人々は，事実上，このフィードバックを自ら拒否している。それゆえに，回避性患者にとって，ネガティブな想定は硬化し「厳然たる事実」になってしまう。この患者群は身体醜形障害を併発していることがよくある（Phillips et al. 1995）が，こういった患者は他者との近しい接触を厳しく制限するので，より現実的な自己像を決して発展させられないため，自分の身体のある部位に関する劇的にネガティブな見方は，吟味されないままになる傾向がある。回避性患者，特に境界例水準で機能している（すなわち，境界性パーソナリティ構造の基準を満たす）人々を治療するセラピストは，「他者と接触すれば，いずれは自分の個人的魅力や身体的魅力についてのネガティブな想定を疑問視するようになるだろうから，多様な社会的出会いの場で自ら他者に働きかけるように」，と患者を説得するのに非常に苦労する。このような患者は，支援を求めてセラピーを継続する動機づけは高いが，変化を恐れるあまり，セラピーへの適応性は全般的に阻害されてしまう。

　機能面は良好だが，付き合う相手について非常に慎重で，ある種の選り好みをする性格の人々は，横柄なわけでも，お高くとまっているわけでも，軽蔑的なわけでもなく，さりとて**病的**に棄却的なわけでもないけれども，**マイルドな形**では「棄却的な」様式を示すかもしれない。病的水準の愛着様式のみが，セラピーを求める患者に現れている場合に，治療可能性を低下させセラピーに対して深刻な障壁を生む。

　対象関係と愛着という話題は，境界例患者（境界性パーソナリティ構造を有する患者と，より厳密な定義によるBPD患者）について論じる際に，特別な重要性を持つ。境界例患者との治療では，当惑することに変わりはないのだが，セラピストが逆説的状況に出会うことがしばしばある。自己と他者に関する患者の見解は予想不可能に激しく揺れ動き，相容れない複数の見解を示し，時にそれは1回の精神療法セッションの中ですらも変動しうるのだ。境界例患者は，典型的に愛と愛

着に飢えていながらも，恋人が与えてくれ，かつ患者が意識的に渇望しているまさにその特別な関心を撥ねつけることが多い。McGuire and Troisi（1998）は進化論的精神医学の視点から「進化論の文脈で［原著者注：BPDを］見ると，DSM-IVの診断基準の大多数は，他者の関与を要求し，その目標を達成するための努力が失敗した指標と解釈できる」（p.197）と記述し，このパラドックスに触れている。DSM-IV-TRのBPD項目である「現実に，または想像の中で見捨てられることを避けようとする，なりふりかまわない努力」は，この現象に関連している。境界例患者には，愛情への必死の努力と並んで，差し出された愛情や労りを与えられた時に拒絶したいという強い欲求がしばしば生じるが，この欲求は愛情獲得欲求と同じくらい強い。この，人を当惑させるような反応は一般に，マゾヒスティックなパーソナリティの相対的配置から生まれるが，そこには無意識の罪悪感が存在しており，「（その無意識の罪悪感は）患者の抵抗と陰性治療反応の激化を引き起こす。なぜなら患者はその時，悪い対象でなおかつ両価的に愛している対象に，自分がリビドー的愛着を持っていることを受け入れる作業に直面するからだ」（p.74）とKernberg（1980）は指摘している。陰性治療反応として，セラピストがより助けを与え，親切で，思いやりを示し，ポジティブな態度をとればとるほど，患者はいっそう後ずさり，助けを拒絶し，治療を止めると脅すというパラドックスに直面する。何かしら温かいポジティブなものをセラピストから受けると，患者は自分にはその価値がないかのように感じてしまうことを（患者が受け入れ処理できるような形で）解釈して状況を救済できない限り，この傾向は，もちろん，精神療法への適性に負の影響を与える。主たる養育者が，実際に残酷で虐待的で無視的であればあっただけ，この反応が起きる可能性が高い。

　たとえば，20代の境界性の女性は，喧嘩しがちな両親の間の1人っ子であった。彼女が9歳の時，父親が母親をライフルで射殺したが，父親は娘には，お前の母親は「自殺したんだ」と言い張った。父親は，

真実を暴露したら恐ろしい結末になるぞと娘に警告した。彼女は虐待的な男性ばかりと関係を持ち20代を終えてしまったが，それは暴君のような男性の手で不当に苦しむという，出身家庭での生活の再現に他ならなかった。後に，温厚で受容的なセラピストと治療に取り組んでいる間に，彼女は苛立ち，抑うつ状態となり，自殺志向的になった。セラピストがこの逆説的な反応を解釈した。そして患者に，親切にされると動揺してしまうけれど，それにも関わらず親切に飢えているのだと示した時，彼女は自己憎悪と人殺しである父親への忠誠，マゾヒスティックな苦しみへの欲求を，ゆっくりと克服できるようになったのである。

文化的要因

　文化的要因が精神療法への適性に与える影響を査定するに際して，私たちは患者とそのさまざまな背景ばかりではなく，セラピストおよび異なる文化にセラピストが通じている度合いを見る必要がある。米国における文化の多様性は愕然としてしまうほどに複雑であり，この国家の強さは，地球上のすべての国，すべての民族集団，すべての宗教出身者の技能と才能とに，大部分が由来している。こういったグループに属する人々は，文化的な出自(しゅつじ)を反映するようなやり方で心理的な問題に対処する。あるグループには適切なセラピー形態も，別のグループにとっては理想的でないかもしれない。微妙な個人的問題を論じる自由は，一部の民族集団では深刻に制限されていて，他の集団ではほとんど制限されていないこともありうる。DSMのパーソナリティ障害は文化を横断して見られるが，あるグループでは頻繁に出会うパーソナリティタイプが，別のグループでは珍しいなど，その分布は異なっている。文献の中には，グループを横断してのパーソナリティタイプの分布を調査した論文もある。たとえば，スイス人患者対非スイス人患者（Baleydier et al. 2003），ベトナム系米国移民対カンボジア系米国移民（Boehnlein et al.

1995），精神疾患の親類を持つアイルランド系米国人家族対ユダヤ系米国人家族（Wylan and Mintz 1976），パーソナリティ障害のある中国人（Zheng et al. 2002）などである。

　他の面で，いかに自己内省的（self-reflective）であっても，または精神療法適応可能性があっても，宗教・信仰の種類を問わず，その出自に原理主義的背景を持つパーソナリティ障害患者はしばしば，認識という点で，あるいはその課題が越えられたとしたら探求という点で，自分の生活のある活動領域を聖域（立ち入り禁止区域）としている。以下に短い症例を挙げる。

◆症例 1-11

　イスラム教徒の40歳の女性は，エンジニアと結婚している学校教員で，抑うつのためセラピーに紹介されてきた。彼女は米国の大学に入学を認められ，19歳で米国に移民していた。その翌年，やはり米国で勉強していた同国出身の男性と結婚したのである。結婚生活は充実したものにならなかった。その主たる理由は，米国に移る前に短期間の秘めた関係を持った若い男性に，彼女がなおも恋焦がれていたからだった。彼女の文化において，特に彼女の原理主義の家族において，婚前の性交渉はbaram（禁じられている）どころではなかった。最大級の過酷さで罰せられることだったのだ。米国文化と多くの宗教的・民族的出自を有する人々に20年間も晒されてきたのに，彼女の罪悪感と道徳的罪の意識は緩和されていなかった。私は，その古い情事について彼女が語った最初の相手であった。他の面でのセラピーへの適応性は高いレベルであったので，彼女はセラピーを継続した。長い間，特に他のあらゆる面で彼女の人生がいかに非の打ちどころがなかったかを鑑み，彼女の良心が過酷であることについて私がコメントしても，彼女に安堵感を与えられなかった。彼女の見解では，私は異なる文化の出身であるから，（彼女の言葉でいうと）道徳的罪についての彼女の感情の深さを私は理解できないの

だった。したがって安心させようとしての私の言葉は，いとも容易(たやす)くただ舌から転がり落ちるかのようだった。しかし，2年にわたるセラピーで彼女の罪悪感は軽減し，彼女はより自己受容的となった。彼女が役に立つと感じたことの1つは，「道徳的な罪の階層カタログを作成して，大昔のあなたの経験をその中で適切であると感じる場所に割り当てなさい」という私の主張であった。カタログを見ることで，誰のことも傷つけなかった彼女の「道徳上の罪」は，殺人・強姦・子どもの殴打・言語上の虐待そして拷問などと比べると，リストのはるか下のほうにあると把握できたのだ。

◆症例 1-12

　30代後半の既婚男性は，超厳格なバプティスト派(訳注35)の家庭で育てられた。彼の家庭では聖書の禁止命令が真剣に受け止められ，違反者には永遠の地獄が待っていると信じられていた。彼は電気技師として成功していたが，妻が法学部を出られるようにと，仕事を2つ掛け持ちしていた。ところが法学部在籍中に妻は仲間の学生と恋愛関係を結び，離婚を計画した。彼女の夫は顕著な強迫性および妄想性特性を有しており，離婚などもっての外であると見なしていた。彼にとって，結婚の誓いは解消不可能なものであり，違反することは許し難い道徳上の罪であった。ある日，妻が脱出の準備をしていたところ，彼は彼女の脚を撃った。当初，彼は別の都市に逃げた。2週間モーテルに隠れた後，彼は突然，「お前は過ちを犯した，警察に自首すべきだ」と伝える神の声を聞くという宗教的な経験をした。彼はお告げに従い逮捕されたが，精神的に病んでいることが判明したので司法精神医学病院に送還され，そこで私が担当のセラピストになった。当初，彼は私と話すことがまったくもって嫌そうであった。法という観点では，彼は殺人未遂で告発されている男性で

訳注35）17世紀の英国に起源を持つ，キリスト教プロテスタントの一教派。聖書を唯一の信仰の拠り所とする。米国の宗教人口の最大数を占めるとされる。

あった。私の目には，そして彼にも意識させたことだが，彼は並外れて志操正しく誠実な人間であり，同時に厳格に道徳的で，自分自身に「うねりくねる余地」をほとんど与えないので，妻の裏切りという衝撃の下にはじけてしまった人物であったのだ。この時点で彼は，もはやセラピーに関してアプローチ不可ではなかった。彼は，皮肉なことに，彼の道徳観が神の道徳観よりも過酷である可能性がとても高いことを理解し始めた。私は次のように言った。「神が結婚を終わらせて，2人のうち片方が，そして恐らくは双方が，最終的にはもっと満足のいく人生を築くことに比べ，2人の人間が覆い隠しきれない憎悪の中で，お互いに苦い顔をして残りの人生を過ごすことを，より好まれるなどとは考えられない」と。彼は最終的に，この哲学は受け入れ可能であると感じたのである。

◆症例 1-13

中国人家族の出身である女性は，10歳の時に香港から米国にやってきた。今や彼女は，32歳にして，独居中の大学教授であった。パーソナリティの点で，彼女は主として抑うつ－マゾヒスティックな特性と強迫的特性を示していた。その当時，彼女は恋愛関係にあった男性と結婚するか否か決断を下すにあたり，苦闘の最中にあった。この件が，治療を求めることに繋がる動機づけの力になったのだ。問題は，彼女のボーイフレンドが「アングロ」（すなわち白人）であるために，非常に伝統的で保守的な彼女の両親には受け入れ不可能であるということであった。彼女はといえば，両親が家族内に歓迎できない相手と結婚することをひどく嫌っていたのだ。私との最初の数セッションで，既に私を相手にしても類似した苦境にあると，彼女自身が感じていることが明らかとなった。私に手伝ってもらえば彼女は自身のジレンマを解決できると思っていたが，私もまた「アングロ」であった。私は彼女の文化に精通している人間ではない上に，部外者に個人的な問題を打ち明けないことは，中国文化の一部であった。彼女は，私が客観的になれず，ボーイフレンドと一

緒にいたいと願う（これは基本的に彼女の望みであった）彼女の一面を良しとするであろうと感じ，それゆえに私が彼女の両親にとって「不公平」になるだろうと感じたのだ。私には，こういった問題についての彼女の不安を鎮めることができず，1カ月後に彼女は治療を止めてしまった。

　これらの例は，文化要因や宗教要因の結果として，パーソナリティ障害患者のセラピーで起こりうる抵抗の例を挙げている。もちろん，この逆パターンとして，セラピストが治療成功を妨げてしまうほどに患者の文化に無知であるために，困難が発生する場合もあろう。この状況は，患者が精神療法にとても適していたとしても，担当セラピストの知識の欠如によって引き起される可能性がある。今示した3つのうちで最後の例は，中国人患者に関するものであった。香港在住のカナダ人心理学者である Michael Bond（1991）と中国人の同僚である Patrick Leung と Peter Lee（Leung and Lee 1996）は，中国在住中国人は精神的問題を認識することを恥であると見なしがちで，専門家に対してですら話すことを避ける傾向があると書いている。彼らはその代わりに，「身体化」するのだ。つまり，情動的な問題を多様な身体的苦痛に帰するのである。

　それぞれの信仰内で，牧師，僧侶，修道女，ユダヤ教のラビを含めたリーダーなり専門家の立場にある患者は，自分と同じ信仰を持たないセラピスト相手では，または，同じ宗教でも遵守していないセラピスト相手では，しっくりこないかもしれない。こういった患者は，しばしば，本人も深く宗教に関わっているセラピストにかかることを好む。たとえば，元僧侶，元牧師といった人々だ。このような感受性を考慮に入れることなく，精神療法への適応性を測ることはできない。つまり，その患者には非常に適応性があるかもしれないが，それは自分自身と似た背景を有するセラピストとの治療に限るかもしれないのだ。

精神療法への適応性は，セラピストが患者の文化をどの程度寛大に受け入れ理解できるかどうかにかなり大きく依存しているので，精神療法の開始期においては，患者の背景のこのような側面をより詳しく知るために一定の時間を割くべきである。この詳細な情報によるセラピストの知識は，患者が理解され，受容されていると感じるかどうかということと共に，治療の成功可能性を決定しうるのだ。

症状障害の影響

　パーソナリティ障害によっては，第Ⅰ軸の症状障害が1つあるいは組み合わさって複数が同時に存在していて，それが精神療法への適応性をさまざまな度合いで侵害することがある。劇的な群のパーソナリティ障害を抱えた患者は，アルコールや他の物質を乱用しがちであるが，これは精神療法への適応性にははなはだしく差し障る。アルコール依存症は，他のパーソナリティ障害と組み合わさって見られることもある。境界例患者は，1つの薬を不眠克服のために使い，別の薬は抑うつを最小化するために使い，さらに他の薬を日中敏捷であるために使う，という具合に，一度に数種の物質を自己投与することが多い。精神療法での1対1のセッションは，物質乱用を抑える点においては，あるとしても僅かな効力しかない。この範囲での問題を表出する患者は，AAまたはNAに関連した12ステッププログラム[訳注36]に登録する必要がある。これを拒否することは，セラピーの手法を問わず精神療法の結果に対して凶兆となる。

　他の数種の症状障害も，しばしば，パーソナリティ障害と関連して見受けられる。BPD患者は，ほぼ例外なく以下の病態のうちの1つ，あるいは複数を抱えている。不安障害と摂食障害（Oldham et al. 1995），注意欠陥／多動性障害（ADHD）（Fossati et al. 2002），抑うつ症状（Klein and Schwartz 2002），解離性障害または外傷後ストレス障害

（Sar et al. 1999; van den Bosch et al. 2003）などである。回避性パーソナリティ障害の患者は，しばしば，広場恐怖や社会不安障害といった不安障害を抱えている。強迫性障害（OCD）患者は，パーソナリティ障害を付随的に抱えていることが多い。ただし，OCD患者に付随することが多いパーソナリティ障害は，強迫性パーソナリティ障害である必要はなく，一般的には不安群障害のうちの1つである（Baer and Jenike 1990）。パーソナリティ障害の存在は，症状障害の領域で，治療見通しに対するネガティブな要因と見なされてきた。たとえばHalmi and Kleifield（1996）は，「神経性大食症の患者は多くの場合，対人関係での困難，衝動性，食習慣についての虚偽発言，低い自尊心といった形でパーソナリティ障害が顕在化する」と報告した。したがって（この現象はBPDに最もよく見られるのだが），パーソナリティ障害は「患

訳注36）物質依存から回復した患者の体験を元に作成された，回復のためのプログラム。AA日本ゼネラルサービスホームページ〔http://www.cam.hi-ho.ne.jp/aa-jso/fsteps.htm〕より，AA 12ステップ日本語版を以下に示す。原文は，AA公式ホームページ〔http://www.aa.org/pdf/products/p-55_twelvestepsillustrated.pdf〕参照。
1. 私たちはアルコールに対し無力であり，思い通りに生きていけなくなっていたことを認めた。
2. 自分を超えた大きな力が，私たちを健康な心に戻してくれると信じるようになった。
3. 私たちの意志と生き方を，自分なりに理解した神の配慮にゆだねる決心をした。
4. 恐れずに，徹底して，自分自身の棚卸しを行い，それを表に作った。
5. 神に対し，自分に対し，そしてもう1人の人に対して，自分の過ちの本質をありのままに認めた。
6. こうした性格上の欠点全部を，神に取り除いてもらう準備がすべて整った。
7. 私たちの短所を取り除いて下さいと，謙虚に神に求めた。
8. 私たちが傷つけたすべての人の表を作り，その人たち全員に進んで埋め合わせをしようとする気持ちになった。
9. その人たちやほかの人を傷つけない限り，機会あるたびに，その人たちに直接埋め合わせをした。
10. 自分自身の棚卸しを続け，間違った時は直ちにそれを認めた。
11. 祈りと黙想を通して，自分なりに理解した神との意識的な触れ合いを深め，神の意志を知ることと，それを実践する力だけを求めた。
12. これらのステップを経た結果，私たちは霊的に目覚め，このメッセージをアルコホーリクに伝え，そして私たちのすべてのことにこの原理を実行しようと努力した。

者の治療に対する動機づけ，治療への参加，治療の完遂を危うくすることで」治療全般の足かせとなる（p.927）。

　深刻な広場恐怖は，基底にあるパーソナリティ障害（通常は回避性パーソナリティ障害である）の治療を妨害しうる。広場恐怖の患者は，セラピストのオフィスに向かうための外出を，ほとんど不可能なことのように感じるかもしれない。したがって，患者はパーソナリティ障害の軽減のためにセラピストが提供できたかもしれない援助を受けられないのである。この「八方ふさがり」の状況を迂回するために，精神療法や適切な薬物で広場恐怖の強度が下がるまで，家族や友人がセッションに付き添うことも可能であろう。その時点で，精神療法への適応可能性に影響している他の要因，たとえば患者の性格，自己内省能力（self-reflective capacity），（広場恐怖の患者では，多くの場合好ましいものである）他の性質を，最終的に動員させることができるのだ。

治療可能性

　この章で羅列し説明した治療可能性因子が，**表1-2**に要約されている。この表は，将来患者になるかもしれない人や治療を始めた人の査定ガイドラインとして，セラピストが用いることもできるように構成してある。ほとんどの因子が，高（または「最適」）から低の連続体に沿って階級（ランク）づけしてある。最後の4因子（G〜J）では，異なる形容詞のほうがより相応しい。完成された形を見れば，精神療法への適応性に関する患者の強みと弱みを一目で把握できるようになっている。

表1-2　パーソナリティ障害における治療可能性因子の評価ガイドライン

治療可能性因子	構成要素	評価
A-1 自分自身と他者について考え,自分の感情について考える能力	内省性 サイコロジカル・マインド メンタライゼーション 共感	高い・・・・・・低い 高い・・・・・・低い 高い・・・・・・低い 高い・・・・・・低い
A-2　知性		平均以上・・・・・平均以下
B　性格	公正性 好ましさ	高い・・・・・・低い 高い・・・・・・低い
C　スピリチュアリティ*	希望 対 絶望 忍耐強さ 対 忍耐不足 謙虚さ 対 偽りの自尊心 他者志向性 対 自己中心性 自己と他者への信頼 対 幻滅 自己受容および過去の出来事への安寧感 対 自己憐憫 諦念 対 苦々しさ 静穏 対 迫害感 寛容さ 対 遺恨 思いやり 対 薄情 不平不満の慎み 対 不平不満の長広舌 自己超越 対 容易な断念 良識的な 対 品性の卑しい 威厳 対 威厳欠損 高潔さ 対 道徳上の卑劣さ	高い・・・・・・低い 高い・・・・・・低い 高い・・・・・・低い 高い・・・・・・低い 高い・・・・・・低い 高い・・・・・・低い 高い・・・・・・低い 高い・・・・・・低い 高い・・・・・・低い 高い・・・・・・低い 高い・・・・・・低い 高い・・・・・・低い 高い・・・・・・低い 高い・・・・・・低い 高い・・・・・・低い

*訳注）スピリチュアリティ因子については,ポジティブな因子のみ（たとえば,希望,忍耐,謙虚さなど）を「高い」-「低い」と評価する。

（次ページに続く）

表1-2（続き）

治療可能性因子	構成要素	評　価
D　廉直性		高い・・・・・・・・低い
E　動機づけ		高い・・・・・・・・低い
F　根気強さ		高い・・・・・・・・低い
G　生活状況		好ましい・・・好ましくない
H　対象関係		調和的・・・・阻害されている
I　文化的要因		好ましい・・・好ましくない
J　症状障害		深刻な・・中程度の・・弱い・・見られない

参考文献

American Psychiatric Association: Diagnostic and Statistical Manual of Mental Disorders, 4th Edition, Text Revision. Washington, DC, American Psychiatric Association, 2000

American Psychiatric Association: Practice Guideline for the Treatment of Patients With Borderline Personality Disorder. Am J Psychiatry 158 (Oct suppl):1-52, 2001

Appelbaum A: A critical re-examination of the concept "motivation for change" in psychoanalytic treatment. Int J Psychoanal 53:51-59, 1972

Baer L, Jenike MA: Personality disorders in obsessive-compulsive disorder, in Obsessive-Compulsive Disorders: Theory and Management. Edited by Jenike MA, Baer L, Minichiello WE. Chicago, IL, Yearbook Medical Publishers, 1990, pp 76-88

Baleydier B, Damsa C, Schutzbach C, et al: [Comparison between Swiss and foreign patients' characteristics at the psychiatric emergencies department and the predictive factors of their management strategies] (French). Encephale 29:205-212, 2003

Baron-Cohen S: The Essential Difference. New York, Basic Books, 2003

Bateman AW, Fonagy P: Mentalization-based treatment of BPD. J Personal Disord 18:36-51, 2004

Bjerre P: Zur Radikalbehandlung der chronischen Paranoia. Jahrbuch für Psychoanalitischen und Psychopathologischen Forschungen 3:759-847, 1912

Boehnlein JK, Tran HD, Riley C, et al: A comparative study of family functioning among Vietnamese and Cambodian refugees. J Nerv Ment Dis 183:768-773, 1995

Bond MH: Beyond the Chinese Face: Insights From Psychology. New York, Oxford University Press, 1991

Cloninger CR, Przybeck TR, Svrakic DM, et al: The Temperament and Character Inventory (TCI): A Guide to Its Development and Use. St. Louis, MO, Center for Psychobiology of Personality, Washington University, 1994

Cloninger CR, Svrakic DM, Bayon C, et al: Measurement of psychopathology as variants of personality, in Personality and Psychopathology. Edited by Cloninger CR. Washington, DC, American Psychiatric Press, 1999, pp 33-65

Damasio AR: Descartes' Error: Emotion, Reason, and the Human Brain. New York, Grosset/Putnam, 1994

Eibl-Eibesfeldt I: Human Ethology. New York, Aldine de Gruyter, 1989

Fonagy P: Attachment Theory and Psychoanalysis. New York, Other Press, 2001

Fonagy P, Higgitt AM: A developmental perspective on borderline personality disorder. Revue Internationale de Psychopathologie 1:125–159, 1989

Fonagy P, Steele M, Steele H, et al: Attachment, the reflective self, and borderline states, in Attachment Theory: Social, Developmental, and Clinical Perspectives. Edited by Goldberg S, Muir R, Kerr J. Hillsdale, NJ, Analytic Press, 1995, pp 233–278

Fossati A, Novella L, Donati D, et al: History of childhood attention deficit/hyperactivity disorder symptoms and borderline personality disorder: a controlled study. Compr Psychiatry 43:369–377, 2002

Frank N: In the Shadow of the Reich. New York, Knopf, 1991

Freud S: On psychotherapy (1904), in The Standard Edition of the Complete Psychological Works of Sigmund Freud, Vol 7. Translated and edited by Strachey J. London, Hogarth Press, 1953, pp 257–268

Freud S: Character and anal eroticism (1908), in The Standard Edition of the Complete Psychological Works of Sigmund Freud, Vol 9. Translated and edited by Strachey J. London, Hogarth Press, 1953, pp 168–175

Gabbard GO: Psychodynamic Psychiatry in Clinical Practice: The DSM-IV Edition. Washington, DC, American Psychiatric Press, 1994, pp 419–448

Gilmore M: Family album. Granta 37(autumn):11–52, 1991

Green A: The effects of trauma in an adolescent who committed murder. Paper presented at the Fourth International Symposium of Adolescent Psychiatry, Athens, Greece, July 1996

Halmi KA, Kleifield EI: Inpatient treatment of bulimia nervosa, in Synopsis of Treatments of Psychiatric Disorders, 2nd Edition. Edited by Gabbard GO, Atkinson SD. Washington, DC, American Psychiatric Press, 1996, pp 925–928

Hare RD: Without Conscience: The Disturbing World of the Psychopaths Among Us. New York, Picket Books, 1993

Harpur TJ, Hare RD, Hakstian AR: Two-factor conceptualization of psychopathy: construct validity and assessment implications. Psychol Assess 1:6–17, 1989

Judd PH, McGlashan TH: A Developmental Model of Borderline Personality Disorder: Understanding Variations in Course and Outcome. Washington, DC, American Psychiatric Publishing, 2003

Kernberg O[F]: Borderline personality organization. J Am Psychoanal Assoc 15:641–685, 1967

Kernberg OF: Object-Relations Theory and Clinical Psychoanalysis. New York, Jason Aronson, 1976a

Kernberg OF: Technical considerations in the treatment of borderline personality organization. J Am Psychoanal Assoc 24:795–829, 1976b

Kernberg OF: Internal World and External Reality: Object Relations Theory Applied. New York, Jason Aronson, 1980

Kernberg OF: Severe Personality Disorders: Psychotherapeutic Strategies. New

Haven, CT, Yale University Press, 1984
Klein DN, Schwartz JE: The relationship between depressive symptoms and borderline personality disorder features over time in dysthymic disorder. J Personal Disord 16:523-535, 2002
Kraepelin E: Manic-Depressive Insanity and Paranoia. Translated by Barclay RM. Edited by Robertson GM. Edinburgh, Livingstone, 1921
Leung PWL, Lee PWH: Psychotherapy with the Chinese, in Handbook of Chinese Psychology. Edited by Bond MH. New York, Oxford University Press, 1996, pp 441-456
Lewis CF, Bunce SC: Filicidal mothers and the impact of psychosis on maternal filicide. J Am Acad Psychiatry Law 31:459-470, 2003
Linehan MM: Cognitive-Behavioral Treatment of Borderline Personality Disorder. New York, Guilford, 1993
Lorenz K: Evolution and Modification of Behavior. Chicago, IL, University of Chicago Press, 1965
Maeder A: Psychologische Untersuchungen an Dementia praecox-Kranken. Jahrbuch für Psychoanalitischen und Psychopathologischen Forschungen 2:234-245, 1910
Mailer N: The Executioner's Song. Boston, MA, Little, Brown, 1979
Main M: Recent studies in attachment: overview with selected implications for clinical work, in Attachment Theory: Social, Developmental and Clinical Perspectives. Edited by Goldberg S, Muir R, Kerr J. Hillsdale, NJ, Analytic Press, 1996, pp 407-474
McDonagh M: The Beauty Queen of Leenane. New York, Dramatists Play Service, 1996
McGuire M, Troisi A: Darwinian Psychiatry. New York, Oxford University Press, 1998
Oldham JM, Skodol AE, Kellman HD, et al: Comorbidity of Axis I and Axis II disorders. Am J Psychiatry 152:571-578, 1995
Petrova A, Watson P: The Death of Hitler. New York, WW Norton, 1995
Phillips KA, Kim JM, Hudson JI: Body identity disorder in body dysmorphic disorder and eating disorders: obsessions or delusions? Psychiatr Clin North Am 18:317-334, 1995
Posner GL: Hitler's Children. New York, Random House, 1991
Regier DA, Robins LN: Psychiatric Disorders in America. New York, Free Press, 1991
Reich W: Character Analysis, 3rd Edition. New York, Farrar, Straus & Giroux, 1949
Sar V, Kundakçi T, Kiziltan E, et al: Axis-I dissociative disorder comorbidity of borderline personality disorder among psychiatric outpatients. Paper presented at the 4th Conference of the International Society for the Study of Dissociation, Manchester, England, May 1999

Spillane R: Rhetoric as remedy: some philosophical antecedents of psychotherapeutic ethics. Br J Med Psychol 60:217–224, 1987

Stone MH: Treating the wealthy and their children. Int J Child Psychother 1:15–46, 1972

Stone MH: Treating the children of famous parents, in Basic Handbook of Child Psychiatry. Edited by Noshpitz JD. New York, Basic Books, 1979, pp 382–387

Stone MH: The Fate of Borderline Patients: Successful Outcome and Psychiatric Practice. New York, Guilford, 1990

Stone MH: Abnormalities of Personality: Within and Beyond the Realm of Treatment. New York, WW Norton, 1993

Stone MH: Schizoid and schizotypal personality disorders, in Synopsis of Treatments of Psychiatric Disorders, 2nd Edition. Edited by Gabbard GO, Atkinson SD. Washington, DC, American Psychiatric Press, 1996, pp 953–957

Stone MH: The personalities of murderers: the importance of psychopathy and sadism, in Psychopathology and Violent Crime. Edited by Skodol AE. Washington, DC, American Psychiatric Press, 1998, pp 29–52

Stone MH: Wesentliche prognostische Faktoren für die Borderline-Persönlichkeitsstörung, in Handbuch der Borderline-Störungen. Edited by Kernberg OF, Dulz B, Sachsse U. Stuttgart, Germany, Schattauer Verlag, 2000, pp 687–700

Strachey L: On the theory of the therapeutic results of psycho-analysis. Int J Psychoanal 18:139–145, 1937

Svrakic DM, Whitehead C, Przybeck TR, et al: Differential diagnosis of personality disorders by the seven-factor model of temperament and character. Arch Gen Psychiatry 50:991–999, 1993

Trull TJ, McCrae RC: A five-factor perspective on personality disorder research, in Personality Disorders and the Five-Factor Model of Personality. Edited by Costa PT Jr, Widiger TA. Washington, DC, American Psychological Association, 2002, pp 45–57

Valenstein AF: The psycho-analytic situation: affects, emotional reliving, and insight in the psychoanalytic process. Int J Psychoanal 43:315–324, 1962

van den Bosch LM, Verheul R, Langeland W, et al: Trauma, dissociation, and posttraumatic stress disorder in female borderline patients with and without substance abuse problems. Aust N Z J Psychiatry 37:549–555, 2003

Waldinger RJ, Gunderson JG: Completed psychotherapies with borderline patients. Am J Psychother 38:190–202, 1984

Wallerstein RS: Forty-Two Lives in Treatment: A Study of Psychoanalysis and Psychotherapy. New York, Guilford, 1986

Wiggins JS, Pincus AL: Personality structure and the structure of personality disorders, in Personality Disorders and the Five Factor Model of Personality, 2nd Edition. Edited by Costa PT Jr, Widiger TA. Washington, DC, American Psychological Association, 2002, pp 103–124

Wylan L, Mintz N: Ethnic differences in family attitudes toward psychotic manifestations, with implication for treatment programs. Int J Soc Psychiatry 22:86-95, 1976

Zheng W, Wang W, Huang Z, et al: The structure of traits delineating personality disorder in a Chinese sample. J Personal Disord 16:477-486, 2002

第 2 章

精神療法適応可能性が極めて高い：
境界性パーソナリティ障害

　DSM-IV-TR（American Psychiatric Association 2000）が列挙する疾病リストの中から精神療法に最も適応性のあるパーソナリティ障害を選ぶとしたら，C群（不安群）となることに異論はあるまい。この短いリストに加えるべきは（いずれもDSM-IV-TRの診断基準には存在しないが），抑うつ－マゾヒスティック性格患者，ヒステリー性格またはヒステリー性パーソナリティ障害の患者であろう。同様の解説は，境界パーソナリティ構造とその周辺分野に関するClarkin et al.（1999）の叙述に見られる。

　境界パーソナリティ構造は，境界性パーソナリティ障害（BPD）よりもはるかに広範囲に及ぶ概念である。BPD患者に明らかな境界パーソナリティ構造の性質は，自我同一性の感覚が統合不全である（Erikson 1956）ものの，現実検討能力は損なわれていないことである。境界パーソナリティ構造の他の性質には，原始的な防衛機制・ストレス状況に対処する能力の不足・衝動性，たとえば読書といった建設的趣味や夢中になれることに不安を転化する能力の損傷，がある。

```
┌─────────────────────────────────────┐
│  境界パーソナリティ構造              │
│                                      │
│              ╭──────────╮           │
│             │ 境界性パー  │          │
│             │ ソナリティ障害│         │
│             │  (BPD)    │           │
│              ╰──────────╯           │
└─────────────────────────────────────┘
```

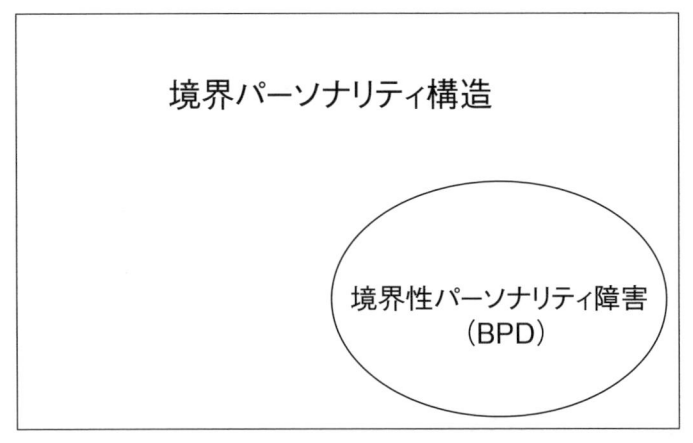

図2-1　境界パーソナリティ構造とBPD

　図 2-1 は，一般人口における境界パーソナリティ構造と BPD の分野の相対的なサイズを示している。Kernberg は，境界パーソナリティ構造の有病率を一般人口の 10％と見積もった（O. Kernberg との私信，1975）。BPD の有病率はおよそ 2.5％である（Widiger and Frances 1989）。

　図 2-2 が示すように，境界パーソナリティ構造の性質と概念的に重複すると思われるパーソナリティ障害は多い。さらにはパーソナリティ障害同士が重複する部分，つまり BPD との重複部分ばかりではなく相互に重複する部分は，図に示されているよりもはるかに多い。たとえば演技性パーソナリティ障害の患者の大半が，境界パーソナリティ構造分野に合致し，BPD を併発している。演技性パーソナリティ障害の人々の多くはまた自己愛的であり，中には妄想性パーソナリティ障害や反社会性パーソナリティ障害の特性を示す者もいる。

　C 群障害の患者の多くは，境界パーソナリティ構造の患者よりも高い水準で機能する。このような人々は，Kernberg（1977）が神経症的パーソナリティ構造と同定したものを示し，彼らにおいては自我同一性の感覚がほどほどにうまく統合されている。しかし，依存性パーソナリティ障害や回避性パーソナリティ障害を持つ患者の一部も，それに並んで演

第2章 精神療法適応可能性が極めて高い：境界性パーソナリティ障害

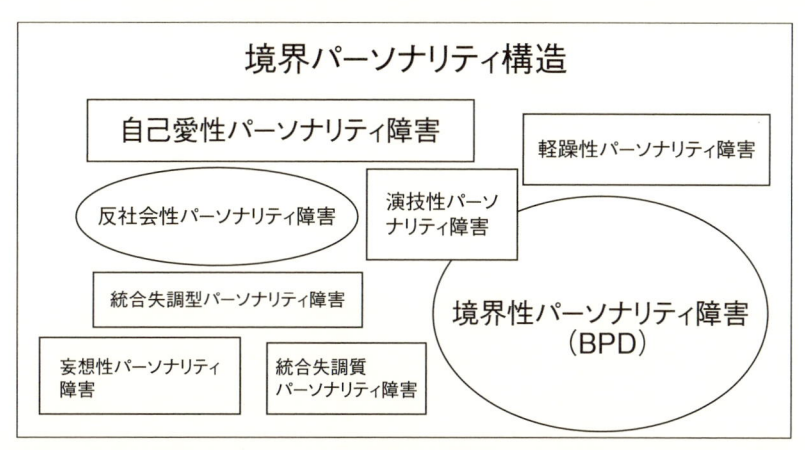

図2-2 BPDと他のパーソナリティ障害との関係でみる境界パーソナリティ構造

技性パーソナリティ障害，強迫性パーソナリティ障害，抑うつ－マゾヒスティックパーソナリティ障害の患者の一部も，境界性水準で機能している（すなわち境界パーソナリティ構造を示す）。加えてこういった患者が心理的に阻害されていればいるほど，BPDの診断を満たす可能性がある。このような患者を描写するため，**ヒステロイド**（*hysteroid*）または**オブセソイド**（*obsessoid*）といった混成語を考案し，パーソナリティ障害の色合いと病理の重篤性の両方とに注意を引こうとした研究者もいる（Cornfield and Malen 1978; Easser and Lesser 1965）。妄想性パーソナリティ障害，統合失調質（スキゾイド）パーソナリティ障害および統合失調型（スキゾタイパル）パーソナリティ障害を有する患者はたいてい境界パーソナリティ構造水準で機能するとはいえ，A群の障害とBPDの間には，概念的にも臨床的にもさほどの重複はない。第1章で触れたように，弱い妄想特性を持つ人々の中にも，孤高で顕著に控えめな「統合失調型」の人々の中にも，より高い水準レベルで機能する者がいる。反社会性パーソナリティ障害は，境界パーソナリティ構造ともBPDともより広範囲に重複する。なお，反社会性パーソナリティ障害の人々の中には，自我同一性感覚が損傷しておらず社会的に高いレベルで機能する，衝動性や

暴力性が少ない者がいるが，さらにその一部に，才知を用いて他人を欺き言いくるめ，逮捕や公の弾劾をうまくかわせる者が存在する。

この章では，境界例(ボーダーライン)患者のうちセラピーへのアクセス可能性が最も高い人々に焦点を当てる。私はこのカテゴリーに抑うつ－マゾヒスティックである人々も含める。また，Phillips et al.（1998）が抑うつパーソナリティという見出しの下で描写した患者を含めることも可能である。このパーソナリティの特徴は DSM-IV-TR の付録 B に概要が示されている（American Psychiatric Association 2000, p.788-789）。

Phillips et al.（1998）は，調査対象者となった**抑うつパーソナリティ**（快活さの欠如，不適切感，低い自尊心，自己非難，心配しがちで悲観的な態度，他人に批判的な傾向）障害患者の3分の1は，低い自尊心に並んで食欲不振，睡眠障害，活力低減，集中力の低下を症状とする**ディスサイミア**（*dysthymia*：気分変調症）を併発していたものの，この2つの範囲が重複しないが異なる範囲を示す概念であるという事実に注目を促している。

抑うつ－マゾヒスティックパーソナリティ（一般精神医学よりも，精神分析の世界で認識される可能性が高いタイプ）は，上記に描写された抑うつ性パーソナリティ特性と DSM-III-R（American Psychiatric Association 1987）に描写された「自滅的パーソナリティ」の特性を組み合わせたものと見ることもできる。自滅的パーソナリティの属性には，失望や虐待に繋がる人々や状況を選択する・他人からの助けを拒絶する・他人から怒りの反応または拒絶的反応を誘発する，などがある。このパーソナリティは Millon and Davis（2000, p.492〜）によってより丁寧に解説されている。かつての精神分析の文献では，マゾヒズム概念と女性性とが関連づけられていた（Berliner 1958; Brenner 1959; Deutsch 1965）。最近になって，マゾヒスティックパーソナリティは男女間でほぼ均等に分布していることが認められてきている（Reich 1987）。

第2章　精神療法適応可能性が極めて高い：境界性パーソナリティ障害　　79

　BPDの基準を満たす患者は，頻繁に抑うつ症状を抱えており，それは少なくともディスサイミアのレベルで，しばしば発作的な大うつ病のエピソードを伴う。そして，(「自滅的」という意味で) 多くのマゾヒスティックな特性を顕わにする。BPD患者の病歴で非常によくある操作的な自殺そぶりは，確かにこのような観点から見ることが可能であるし，進化精神医学的観点からなされた McGuire and Troisi (1998) のコメントに一致している。彼らによると，境界例の病理は，支援的な人との愛着を確保しようとする「試みの失敗」を表しているという。操作的自殺ジェスチャーに含まれる情緒的脅迫は失敗する運命にあり，それゆえ「自滅的」という要件を満たしている，ということだ。

　このパターンにも関わらず，ある境界例患者が精神療法へのアクセス可能性が最も高いといえる場合，そこには共通した2つの特性が備わっている。第1にこのような人々は，二次的なパーソナリティの布置(コンステレーション)として，不安群に含まれる障害を抱えている。あるいは，現行のDSM診断カテゴリー内にその規定はないが，不安群の不安特性や抑制的な特性を含む障害を抱えている。たとえば**ヒステリー性パーソナリティ**を抱えた患者は，神経症的パーソナリティ構造あるいは境界パーソナリティ構造と関連づけられていようと，演技性パーソナリティ障害の患者が示すほど「劇的」属性を示さない。少なくともDSM-III-Rに列挙されている属性（新奇性追求，自己中心性，要求の多い傾向，怒りの爆発）に関しては，少ないといえるのだ。DSM-IV (American Psychiatric Association 1994) とDSM-IV-TRでは，こういった項目が強調されなくなったので，演技性パーソナリティ障害のプロフィールは，精神分析の伝統でいうヒステリー性パーソナリティのプロフィールと非常に近いものになった。古典的なヒステリー性患者は，外面的にはいくぶん誘惑的であっても，性的に抑制されていて，どちらかと言えば臆病であり，癇癪を起こすよりは機嫌取りをする傾向にあり，衝動的というよりもより不安が強く，安心感を欠いていると描写されていた。同じように，抑

うつ—マゾヒスティックな人々も，不安・抑制グループの人々の障害の基準に最も合致する。

第2に，セラピーへのアクセス可能性が最大である（境界パーソナリティ構造あるいは BPD を有する）境界例患者は，高い水準のサイコロジカル・マインド，善良な性格，高いレベルの動機づけ，根気強さ，廉直性，対象関係に関する優れた能力（つまり親密性に対する能力）を含めて，第1章で列挙されたポジティブな性質を最大限に示す人々である。

こういった検討を充分行うことで，境界例患者に対して，中でも特に，好ましい長期治療効果が最も見込まれる患者に対して，最適な結果をもたらそうと提唱される治療アプローチを議論する素地を提供できる。

境界例患者の治療におけるアプローチ

精神療法への適応性，または，アクセス可能性という言葉で，私は1タイプのセラピーではなく，現在広く知られ受け入れられている精神療法アプローチ全般に言及している。これらのアプローチには広範囲にわたるバリエーションがあるが，多数の精神療法学派の訓練過程には，それぞれの志向性が反映されている。境界例治療に有効かつ重要な療法として，1）**精神分析的精神療法**，2）**認知行動療法**，3）**支持的セラピー**が開発されてきた。これら各カテゴリーは複数のサブ・タイプの集合体である。たとえば精神分析的精神療法アプローチに含まれる方法としては，Gunderson（2001）が提唱し，セラピーの早期段階で境界例患者の多くが必要とする包容（containment）と支持的手段を含んだ探求的アプローチ；同じく支持的要素を含む Kohut（1971）の自己心理学アプローチ；Masterson（1976）に活用された方法；Kernberg（1984, pp.97-176; Clarkin et al. 1999）が開発した，支持的介入が最低限に抑

えられた転移焦点型アプローチなどが挙げられる。認知行動療法アプローチには，Beck and Freeman（1990, pp.176-207）のアプローチや，Linehan（1993）の弁証法的行動療法がある。境界例患者用の支持的アプローチは，BPDと心的外傷後ストレス障害の間の関係を強調したKroll（1993）；Dawson and MacMillan（1993）；心理力動的概念と支持的要素を統合したRockland（1989）などによって開発された。

　依拠したアプローチの種類に関わらず，セラピーがBPD患者の自己破壊的行動傾向を減少させるという報告はいくつもなされている。Linehan et al.（1994）は，弁証法的行動療法の無作為化研究でこの反応を報告した。英国ではBateman and Fonagy（1999, 2001），そしてClarkin et al.（2001）が，精神分析的精神療法アプローチについて，統制群を用いた無作為研究で同様の反応を報告した。これらより以前にメニンガー・クリニックで実施されたWallerstein（1986）の研究では，異なる治療方法に対する無作為化は用いられなかったが，長期的な追跡データは，精神分析的精神療法についても支持的セラピーについても，類似した有効性を示唆した。1980年代の長期的治療計画には統制群が含められていなかったものの，BPD患者たちの多くが，3つの主要アプローチのどれにおいても最終的には良い成果を挙げた（Stone 1990a）。中には支持的セラピーからスタートし，その後，より精神力動的なアプローチやさまざまな形態の認知行動治療に移行した患者もいた（McGlashan 1986; Stone 1990b）。決定的な答えはいまだに得られないが，これらの研究は2つの重要な疑問に応えるための有用な手がかりを提供している。1）一般的にどの境界例患者が精神療法に適しているのか？　2）それがあると，患者があるアプローチでは最良の成果を得られやすいが，他のアプローチでは同様の結果を得られにくくなるような，特定の性質が存在するのであろうか？

　精神療法全般への適応性という疑問と，どのBPD患者が特定のアプローチでより良い成果を挙げるかという疑問には，第1章で論じた多数

の変数以外にも他の数因子が関係している。異なる精神療法がどれもかなりの有効性を持つように思われる理由としてRyle（1984）は，「大半の患者には，異なる視点から誘発された治療的変化を認知組織で類似した形に改編し，統合する能力があるから」という理由を提案した。仮説上の例がこの点を一層明確にするであろう。境界例患者で，他の人々が実に魅力的だと見なしているにも関わらず，自分の鼻は「形が整っていない」と信じこみ，身体醜形障害を抱えている人を想像してほしい。セラピストは精神力動技法を用いて，このような過剰で非現実的な想定に繋がった，過去からの鍵となるパターンを掘り起こしてみるよう患者を援助できるかもしれない。この題材が明るみに出るにつれ，患者は非現実的な想定を振り払い，勇気をもってそれまで回避していた社会的状況に直面してみようと感じるかもしれない。ここでは，力動的療法が行動の変化を促進したのだ。しかし，認知行動志向的なセラピストで，非現実的な想定に焦点を当て，他の人々が実際に「形が整っていない鼻」という理由で彼女を避けるのかまたは避けないのかをテストするため，患者が恐れている社会的集いの場に入っていくように熱心に勧めるような専門家もいるであろう。この治療で患者は，自分の恐怖は根拠のないものであり，自分の自己像は歪んでいたと確信するかもしれない。このポジティブな変化によって彼女は，歪んだ自己像を作り出す原因となった，過去に家族や学校の仲間から嘲るように言われたコメントのパターンを考え直すことができる。他者からの予想外にポジティブなフィードバックは，自分が醜いという以前の確信を徐々に覆すかもしれない。患者は，過去のこうしたコメントは，羨望や他のネガティブな態度に基づいたものであり，他人の心理的問題を反映していたのだと認識し始める可能性もある。ここでは，認知行動的変化がより現実的な力動的洞察に繋がったのだ。とすれば，相互に絡み合ったメンタル・スキーマ群の「循環」に，自己概念の点であろうと行動パターンの点であろうと，どこから入ったとしても，ある1点で発展した利益は他の点でも利益とな

る反応を誘発する傾向があるといえよう。この観察結果はある疑問を投げかける：最初に力動的水準で，もしくは認知行動的水準で介入することがより治療効果を生むような，患者なり症状パターンが存在するのか？ そしてセラピストが前述した3つの主要なアプローチのいずれかで充分な訓練を積み高い技能を持っている場合に限るが，仮にそのセラピストが治療を開始した場合，患者によって有意な差は生じえないのだろうか？ こういった疑問への鍵を握るであろう1変数は，患者の認知様式(スタイル)である。

患者の認知様式

　認知様式という用語は，人々が情報を処理し，自分の内的世界と外界について考え，多様な防衛機制という手段で対人環境に対処する，主要かつ典型的な様態に関係している。認知様式はまた，知覚の歪み，注意のバイアス，心理社会的環境を査定する際の鑑定機制を指す（Millon and Davis 2000, p.62)。歪みのパターンが形成されて固執すると，それもまた認知様式を構成する。Millon and Davis（2000, p.66) は主たるパーソナリティ障害，つまり DSM-IV-TR のパーソナリティ障害と，サディスティックパーソナリティ，抑うつ性パーソナリティ，ネガティビスティック（"受動-攻撃性"）パーソナリティ，マゾヒスティックパーソナリティを，特定の認知様式に顕在化された状態として解釈した。たとえば，妄想性の人々は「疑い深い」様式を示す。境界性の人々は，些細な刺激や挑発の後である態度から正反対の態度へと振れてしまう傾向ゆえに，「気まぐれな」様式を示す。

　認知様式という話題(トピック)は，多数の相互に関係した文脈で論じられてきており，すべての著者が同じ意味をその用語に割り当てているわけではない。人々がストレスの多い状況に対処する際の「対処様式」(コーピングスタイル)のパターンに注目する著者もいる（Bijttebier et al. 2001)。たとえば，対処のため

に好まれる方略は，注意増加のパターンや回避のパターンであったりする。認知様式のもう1つの現れは，対人ストレスへの対処のために内在化（自己非難）方略が使用されるか，外在化方略が使用されるかというものだ（Kwon 1999）。たとえば，ディスフォリア（dysphoria：不快・違和感）を呈する患者は典型的に自己敵対（a turning against the self）的であり，そこには抑うつ性パーソナリティの証明とも言える自己非難（self-blame）や肥大した罪悪感が含まれている。この様式は**自己懲罰的**（*intropunitive*）とも呼ばれており，内省的な認知様式（抑うつ的な人々に限定されず，過食患者にも見られる）（Phillips et al. 1997）と対人環境によりうまく適応するために**自己内に変化を起こしたい**という傾向——すなわち**自己塑造的な**（*autoplastic*）適応（Frosch 1983, pp.413-418）——が誇張されたものとしても理解可能である。妄想性の人々は，対照的に，自分自身の欲求にぴったり合うように，環境のほうを変えようと試みる。この方略は**他者塑造的**（*alloplastic*）適応であり，外在化認知様式が付随している。一部の境界例患者の操作的脅迫や自殺そぶりも，他者塑造的手段の例である。

　境界例患者およびこの患者たちの精神療法への相対的な適応可能性にとって，認知様式はどのような意味合いを有しているのであろうか？まず初めに，すべての境界例患者（境界パーソナリティ構造を抱えた患者とより阻害されたBPDグループの双方）が気まぐれな認知様式を有するわけでもなければ，他人との相互作用において，主として他者塑造的なわけでもない点に注意することが重要だ。一部の境界例患者（特に抑うつ－マゾヒスティック特性を併発している人々）は，顕著に内省的かつ自己塑造的であり，愛情対象に対して理想化する態度と価値下げする態度の間で急速な転換を示す可能性が高いにせよ，その一対象に愛着し続けることもある。つまり，対象選択という点ではむら気であるとか浮わついているというわけではなく，気まぐれでもないのだ。このようなプロフィールの境界例患者は，精神療法をうまくこなしていかれ

る傾向がある。おそらく，どのタイプの精神療法でもいいだろうが，精神分析的（または精神力動的）アプローチでは，確実に成功する。対照的に，「具象的」な認知様式を示す境界例患者はほとんど内省能力を示さないし，おそらく精神力動療法に適してはいない（Weiner and Crowder 1986）。これまで，2つもしくはそれ以上の異なるセラピー様式を対象とした無作為治療研究が行われてはきたが，追跡調査で境界例患者の認知様式は考慮されていない。これらの研究により，セラピーで非常にうまくいく患者もいれば，うまくいかなかったり，中途放棄したりする患者もいることが判明したが，これらのサブ・グループと各認知様式の間との相関関係は検討されなかった。専門家の間では，内省力が高く一貫性が欠如しておらず衝動性が低い境界例患者は，精神療法，特に力動的精神療法から利益を得られる可能性が高いという見解が共有されている。

セラピスト因子（ファクター）

　境界例の患者の場合は特に，患者の認知様式に加えて，セラピストに関連する変数が，精神療法への適応性に影響を及ぼす。**セラピスト因子**は，「ある特定の境界例患者にとってどの精神療法アプローチが最善であるか」を突き止めようとする課題を複雑化する，見かけ上は隠された変数のようだ。セラピストは明らかに（セラピスト自身の認知様式も含む）パーソナリティ，経験，才能，沈着度において異なっている。主として直感的手段を境界例患者との関わりに使用する Harold Searles（1986）のようなセラピストは，たまたまそのアプローチに「しっくりくる（click）」患者を，セラピーへのアクセス可能性が高い相手として経験する。対照的に，厳密に論理的なアプローチに依存するセラピストは，Searles がしっくりくるように感じる患者を，当惑して関わりづらいと感じるかもしれない。認知様式が異なる別の境界例患者群は，論理

的な心構えのセラピストのほうに良く反応し，こじつけにも思われる直感頼みには嫌気がさすであろう。

　沈着度（sangfroid）についていえば，境界例患者は操作的な自殺そぶりが多く，時にひどく深刻な自殺企画を行う傾向があるために，セラピストは境界例患者を相手にしていると，緊急事態に対処する際の自らの冷静さと快適性とが厳しく試されているように感じることが多い。それゆえに，砲火を浴びようとも冷静なセラピストは一部の境界例患者をそれほど治療しにくいとは感じず，その患者にセラピーへの適応性がかなりあると思うかもしれないが，それほど沈着さに恵まれていない他のセラピストは，同じ患者を，悪夢のごとくに心を乱してくる絶対に関わりたくないような相手と見なすかもしれない。1例を挙げれば，この違いが明確化するであろう。

◆症例 2-1

　あるBPDの若い女性は，情動障害を持つ子どものための特殊学校で10代の後半を過ごした。その途中，彼女は何度も自殺そぶりを見せ，20歳の時に集中的セラピーを受けるため，長期治療向けの精神科ユニットに入院した。彼女を過去2年間診ていたセラピストは，レジデントとしての実習期間を終えようとしているところであった。卒業間近に，彼はこの患者に自分が2週間休暇を取ることを知らせた。セラピストが休暇に発つ前の最後のセッションで，彼女は近くの橋から飛び降りると脅かした。彼女の前歴を考えると，この脅しは軽くあしらえなかった。一瞬静止してからセラピストは微笑んで，「あなたが何かしでかす前に，30分の準備時間がほしいのだけど」と言った。何のためかと彼女が尋ねると，彼は「うん，その時間があれば警察に警戒要請ができるし，そしたら警察は湾岸警備隊を動員し出動させ網を広げ，あなたを捕まえてくれるでしょう？」と答えた。彼のふざけ半分の，しかし真剣な反応は，望みどおりの効果をもたらした。彼女は脅かしを実行に移すようなことは

何もせず，セラピストの不在期間中，最小限の症状行動しか示さずに耐えられた。対話に参加する各人が根底に別のメッセージを持っていたのだ。患者は事実上，「そんなに長い間，先生と離れているなんて耐えられません。でも，行ってしまったら私が自殺するだろうと心配させれば，たぶん先生は怖気づいて，行かないでくれるでしょう」と言っていたのだ。セラピストは事実上，「2年間も治療を重ねてきた後なのに，そんなに滅茶苦茶な脅迫をするのであれば，そして2週間の休診のような些細なストレスに対応する能力がそんなにも乏しいのであれば，あなた自身に危害を与える事態を防ぐため，すべての制止手段を講じると思ってくれていいですよ」と言っていたのだ。しかし，彼の実際の返答はひねったユーモアに包まれていて，患者の面子(メンツ)が潰れることにはならなかった。治療初期段階では，彼は患者の脅迫をこのように軽くあしらうことはできなかっただろう。なぜなら初期には2人の間にまだ充分な相互信頼が存在しておらず，彼がしたような，言ってみれば彼女の無意識に直接語りかけることはできなかったであろう。もしセラピストが実際に実行した沈着性，つまり思いやりのある冷静さを示すのではなく慌てふためいていたとしたら，セラピストは出かけている間，患者の自殺防止のために厳重警戒観察（彼女にはもはや不要だとセラピストが感じていたもの）を命じていたかもしれない。この動きは，患者がもっと落ち着いて別離に対処する内的な力を育むことを遅滞させ，数年前と比べ彼女が回復しているなどとセラピストが思っていないと示してしまうので，二者の関係に害をなしたであろう。患者はその後，優れた回復を遂(と)げ，このセラピストの治療を数年間受け続けた。

セラピストの柔軟性も，境界例患者が精神療法に適していると見なされるか，抵抗があると見なされるかに影響を与えるもう1つのセラピスト変数である。セラピストが元々，力動的精神療法や認知行動療法や支持的セラピーなどのうち一形態の治療法のみで訓練されてきていても，

頻繁で予想不可能な境界例患者の状況変化に応じて，時々は，そして時には突如として，シフトする能力が必要になる（Stone 1990b）。柔軟性は治療のどの時点でも必要とされるが，このアプローチのシフトは，治療の後期段階よりも早期段階で必要となる場合が多い。

　通常生活のストレスに機転を利かせて対処する能力がないことは，境界例患者の顕著な特徴である。Kernberg（1967）は，この**低い不安耐性**（lowered anxiety tolerance）を，境界パーソナリティ構造の不特定基準として言及している。この特徴のせいで，治療過程は，どんなに長期間スムーズに進行しても，患者が感情の嵐や徹底した自己破壊行動を示した時に中断してしまうのだ。刺激となったもののストレス度が，セラピストには取るに足らないように見えるので，この唐突な変化はセラピストを驚愕させかねない。限界設定，付加的セッションの導入，臨時の電話連絡，親類との緊急会話，緊急救命室出張の必要が突然生じる。すべては，治療の深刻な妨害や生命を脅かす行動化エピソードを阻止するためである。主たるセラピーの様式（modality）が何であれ，別のタイプの介入へとシフトする必要が生じるかもしれない。

　この類の多くの介入が，Waldinger and Gunderson（1987）の著書『Effective Psychotherapy With Borderline Patients: Case Studies』 訳注1）では，**行動パラメーター**（action parameters）という見出しの下で描写されている。著者たちは「『行動パラメーター』という用語は，精神療法において通常聞く立場であるというセラピストの境界を超越した，明白な行動的介入を同定するために……採用された」（p.198）と記している。Waldinger and Gunderson は 40 の行動パラメーターをリストにしたが，これには入院，安全な場所への患者のエスコート，予約スケジュールの変更，命令的コメント〔飲酒を止めて AA に登録するようにという患者への訓戒 [exhortation(s)] 訳注2）など〕，現実的な問題へ

訳注1）松本雅彦，金吉晴，石坂好樹・訳：『境界パーソナリティ障害の精神療法：ケーススタディとその評価』（1993, 金剛出版）

の注目，休暇中の中継ぎセラピストの手配などがある。他の点では，Waldinger and Gunderson の著書は治療の手引き書（特に精神力動・探求アプローチ）になっており，最近出版された Clarkin et al.（1999）の転移焦点型精神療法の手引き書，Luborsky（1984）の支持－表出療法の手引き書や Linehan（1993）の弁証法的行動療法の手引き書などと類似している。これらのガイドライン集いずれにおいても，著者たちは自分たちの記述しているアプローチの「純形」に，時として修整を加える必要を認容している。

　柔軟性についての似たようなポイントについて，最近 Judd and McGlashan（2003）は，長年における「第一線」での活躍から生まれた知恵を持って，BPD 患者の治療は誰にでもできるわけではない，とコメントしている。著者たちの言葉で言えば，「倫理的で常識的な準拠枠内での柔軟性と創造性は，[BPD 患者の治療において]必須であるばかりか，仕事をより挑戦のしがいとやりがいがあるものにする」（p.173）のである。

　以下の例は，転移の表出を強調するような精神分析的な志向でスタートした，境界例患者の治療例の描写である。治療の決定的に重要な時期に，自殺の脅しと自殺そぶりのため支持的介入が緊急投入された。後のある時点で，患者の特異的な習慣パターンの特異性に働きかけるために行動修正技法が持ち込まれた。薬物療法も使用された。この多重アプローチは，臨床状況の変動する要求と優先順位に見合うように，柔軟な方法で採用された。

◆症例 2-2
　私が初めて彼女と治療を始めた時，患者は 30 歳の独身女性であった。自殺企画のせいで 2 度の入院歴があり，1 度目は 10 代後半の時で，2 度

訳注 2）「（～するよう人に）強く勧め助言すること・熱心に忠告すること・強く説き呼びかけること」を指す。

目は20代半ばの時であった。父親は彼女が若いうちに亡くなっており，その後彼女と母親の間には，双方がお互いから離れていると安らぎを感じられないという，相互依存のパターンが展開していた。

　父親の早すぎる死は彼女の人生観を歪め，人生は不確かで至る所に危険をはらんでいるよう彼女に思わせた。彼女はしばしば広場恐怖になり，大概において，できる限りリスクを少なく抑えるような道を選択する生活を送っていた。加えて，彼女は細菌に強烈に囚われており，「汚い」と見なす無数の物体との接触を，異常なまでに用心深く回避していた。細菌恐怖と，「清潔」でいるために彼女が採用していた強迫的手段は，主として原理主義の宗教教育を受けたことから派生していた。この教育は，彼女が抱く親密性と結婚への憧れと，セックスは「汚い」ものであらゆる性活動もまた罪深い，という確信との間に，耐え難い葛藤を生み出していた。

　彼女は思春期青年期[訳注3]に神経性拒食症を発症し，いまだに体重不足に陥っており，時には危険域にまで落ち込んだ。治療の早期段階では，摂食障害と併存する自己像の歪みに焦点が当てられていた。後者は身体醜形障害にまで達し，体重が90ポンド（約41キロ）以下にまで滑落しても，自分自身を「太っている」と見なすほどであった。彼女は次のような夢の話をした。道を歩いていると太った女性が彼女に近づいてくる，すると彼女は恐怖に駆られてその女性から走り逃げるのだが，それはまるで単にその女性が近づくだけで魔法にかけられ，病的に肥満体の生き物に変身させられるかのようであった。

　彼女の肥満女性への連想は，妊娠という考えに繋がった。彼女は妊娠を恐れていた。その理由は，部分的には妊娠が女性に課す（彼女の見解では）魅力的でない体形にあったが，理由の大半は，母親としての義務を引き受けることは言うまでもなく，性的な活動を行う女性としての役

訳注3）Adolescenceは「思春期青年期」と訳した。

割を担う準備が，自分にはまったくできていないと感じていたからであった。娘としての彼女は，独立した人生を送るという，母－娘2人を互いに繋ぎとめている今の快適な共生関係を台無しにするあらゆる努力に母親が憤慨するだろうことを恐れていた。患者が（これまでは注意深く回避してきた）男性と出会いたいという願望を少しでも表現したら，彼女は私が強く反対すると想定していた。彼女は私を，厳格で非難しがちな母親の複製と見ていた。そのため，転移の意味合いを探求することが最終的には彼女の恐怖の減少に繋がり，彼女は実際，男性との出会いがある社会的イベントに出かけるようになった。数カ月後に，ある男性との真剣な交際が始まったが，この関係が性的活動を含むものにまで進展すると，彼女は罪悪感と細菌恐怖の高騰を経験した。セッション中にボーイフレンドとのこの活動を描写すると，彼女は時々「電波が合わなくなった状態」となり，天井を見つめて自身に向かって「お前はごみ屑だ」などと言っていた。私はこのような短時間の解離エピソードを，手を叩くこと（支持的介入）で中断できた。手を叩けば呪文は解けて私たちのコミュニケーションは回復した。解離エピソードの間，彼女は私を母親と「混同」して，ボーイフレンドとのセックスに耽るような大それたことをしたという理由で，私が彼女を「ごみ屑」であると感じていると想定するのだった。

数カ月後，彼女とボーイフレンドは婚約した。セックスに関連した両価性は増大した；彼女はより幸せになった一方で，一層罪悪感を抱えるようになり，罪悪感があるゆえに，より強迫的に細菌を回避するようになった。強迫的清浄症状を矯正するために，彼女は既にフルオキセチン[訳注4]を服用していたが，この薬の効果は限定されていた。私は彼女の認知の歪み傾向と解離経験をコントロールするため，少量の神経遮断薬も処方していた。私は**フラッディング法**（flooding）[訳注5]のような行動的介入の追加も有効かもしれないと考えた。この介入法は，彼女が触ることを忌み嫌っていた他人から細菌を運んでいると思われているお金や

新聞などを，手で扱うように強制する方法である。この術策は，以前はタブー扱いされていた多くの物を，彼女がそれほど恐れなくなったという好ましい結果をもたらした。しかし，カリフォルニアに住む彼女の親戚を婚約者と一緒に訪問した時，症状が再燃してしまい，彼女は再度自殺傾向を強めてしまった。当時彼女はさまざまな親戚の間で板ばさみになったのだが，その理由は，親戚の中に婚約者のことを良く思う者もいれば，悪く思う者もいたためである。彼女は薬を止めてしまうことで，事態を一層悪化させ，認知の障害や自殺念慮の再発を招いてしまったのだ。

彼女が（婚約者より1日早く）カリフォルニアから戻って来た頃には自殺傾向が切迫しており，彼女は単に「さようなら」と私に別れを告げるためにセッションにやって来たのだった。彼女が立ち去ろうとした時，私は彼女の手首をつかみ，もう片方の手で最寄の病院の緊急ユニットの番号に電話した。私は彼女をタクシーでそこに連れていき，当直の精神科医に彼女の状況と投薬指示を申し送った後，数時間待った。運よく彼女はすぐに落ち着きを取り戻し，薬物服用も再開された。その後私は彼女をアパートで降ろし，翌朝会うことを取り決めた。その時点までには，彼女の気分はずっと改善していた。婚約者は夜になって到着した。彼は前日に彼女が経験したことを認識していなかったが，そのために2人の関係は当面維持できた。次の数カ月で，彼女は彼をもっと知ることになり，自分にとって相応しくないと結論を下した。彼女はより安定し，母親への両価的感情と取り組み，母親にあまり依存しなくなり，「太る」ことへの病的な恐怖について洞察を得た。この恐怖の背後にある力動は，成人女性としてのいくつかの重要な役割——妻の立場，妊娠，母親役割

訳注4）選択的セロトニン再取り込み阻害薬（SSRI）の1つ。
訳注5）暴露療法と類似した行動療法の手法の1つ。暴露療法が治療対象者を少しずつ嫌悪刺激に慣らしていくのに対し，そうした段階を踏まず，対象者をいきなり嫌悪刺激に直接曝すのがフラッディング（法）である。

——を負うことと関係していた。こういった恐怖が減ると，彼女は最初の恋愛関係から次の関係へと前進できた。4年間の週2回のセッションの後，彼女は治療を終結した。フォローアップ調査のため，10年後に連絡をとると，彼女は以前の婚約者よりずっと相応しい男性と結婚して数年経ったところであり，彼との間に授かった娘は4歳になっていた。もはやBPDの徴候は示していなかった。まだ食べ方が遅く「選り好み」が多かったが，今では正常体重の中で軽めというところだった。

私は，境界例患者の治療に際してセラピストに要求される柔軟性を具体的に説明するために，この患者の症例を提示することを選んだ。セラピストは，危機的状況に瀕した時には，自分が最も快適に感じる主たる治療アプローチから方針転換をしなければならないのだ。この症例はまた，精神療法への適応可能性が高い患者の属性を例示している。この患者は，相当なサイコロジカル・マインドに加えて優れた性格の女性でもあった。同情的で寛大で，他人を気遣い，倫理水準が高かった。当初，彼女のこの水準が異常なまでに高すぎたため，自身の人生の諸側面におけるさまざまな楽しみを享受する権利を全面的に妨げられていた。彼女はセラピーへの動機づけも高く，セッションには休まずに訪れ，治療開始時には深刻であった自分の問題にこつこつと努力し取り組む根気強さを示した。彼女のセラピーの精神力動的側面を促進した付加的因子は，自分が報告した夢に上手に取り組む彼女の能力であった。夢分析は，境界例患者，特に最善の治療適応性を示す患者たちの精神療法で重要な役割を果たしうるので，より注目に値する。

境界例患者との夢分析

夢を扱えば，境界例患者が格闘している隠された葛藤や情動の内的諸層を，セラピストが理解しやすくなる可能性がある。そして，この

理解が生じるのに必要な時間を短縮することができる。境界性パーソナリティとその治療に関する文献は膨大なものになっているが、夢を扱っている割合は微々たるものだ。私は別の場でこの話題に取り組んだ（Koenigsberg et al. 2000, pp.207-228; Stone 1979）が、これは Clarkin et al.（1999）の転移焦点型精神療法マニュアルで数ページにわたって書かれていることと一致している。Clarkin et al. はそこで、「治療初期の夢分析では、後の転移解釈に統合されるべき1要素として、その時点で報告される顕在夢からどの側面を選択するかが検討される。［原著者注：治療後期の］夢分析はより古典的な形式をとることになろう。ここで患者は顕在夢の内容についての自由連想に誘われることになるが、このようにして生み出された連想は、その時点で主要な転移と関連づけて理解される」（p.298）と書いている。Gunderson（2001）, Kernberg（1984）, Kroll（1993）, Linehan（1993）, Waldinger and Gunderson（1987）の本では、この話題は簡単に仄めかされるか、まったく言及されないか、のどちらかである。前世代の英国の精神分析家である Michael Balint（1968/1979）は、現在では境界パーソナリティ構造を示していると分類されるであろう患者における「基底欠損」について記しているが、彼はこういった患者の夢に関して顕著な所見を残している。彼は基底欠損を「パーソナリティの基底構造における欠損で、欠陥や傷跡に似たもの」とし、この基底欠損ゆえに患者は、「かつて奪取されたり与え惜しまれたりしたもの――通常もはや手に入れられないもの――を取り戻さない限り、この世のすべてに価値がない」と感じることになる、と説明した（p.88）。Balint はこの感覚を1人の患者の夢を通して具体的に説明した。「彼女は森の中を歩いていた。突然、大きな肌色の鳥が降下してきて、彼女を暴力的に突き、額に裂傷を負わせる。患者は驚愕して意識を失って倒れる。おぞましいことは、その鳥が決して後ろを見なかったことだ。鳥は、自分のしたことに無頓着であったのだ」（p.89）。Balint は患者の連想を詳述しなかったが、私たちはここで、

とても幼い頃に，残酷で養育(ネグレクト)を放棄しがちな親によりトラウマを経験したらしい患者像を思い浮かべる。ここでの親は，我が子に向けた残酷な扱いの衝撃的影響が脳裏を掠(かす)めることもなく，患者に負わせた苦痛に関しても決して謝らなかった類の親である。私はトラウマを経験「したらしい」と記したが，これは患者の連想でなく，私の連想だからである。彼女が私にその夢を語っていたとしたら，顕在内容に関してこういった考えが私の心に湧き上がったはずであり，私の質問はこの方向に向いたであろう。換言すれば，患者による夢のコミュニケーションは，そのセッションでの主たる情動と力動を示すにあたって非常に有用であると，私なら感じたであろうということだ。

境界例患者の夢分析の有用性に関して，フランスの精神分析家André Green（1977）の意見は私とはかなり異なっている。彼は「現場で仕事をしている多くの人々が認識しているように，境界例の治療における夢分析は，基本的に，非生産的である」(p.38) とまで言い切っている。Green は「境界例の場合，夢バリアは効果的であっても，夢の目的は本能派生物の徹底操作ではなく，苦痛を伴う刺激が精神的装置にかけてくる荷重を降ろすことなのだ」(p.39) と説明した。さらに彼は，このような患者では夢の機能の停止（dream failures）を観察できると加えた。彼らは夢を見ることを防ぐため，または奇妙で心を乱す雰囲気に包まれる状況に陥るのを防ぐため，目を覚ましている場合もある。私はこの最後の点では，Green がかなり的確だと考える。夢を見る人を起こしてしまう悪夢は，「夢の機能の停止」と見なしうるし，多くの境界例患者，特に性的虐待や残忍な身体的虐待で害された過去を抱えている患者は，時としてこのような恐ろしい夢を報告する。Freud は，（自我にはそれ自体の死を想像することができないと言わんばかりに）死んでいる夢を見ることはありえないと考えたが，実際，境界例（そして精神病）患者はこうした夢を時折見ている。この章の後続セクションで，この話題に取り組むことにする。

しかしながら私は，境界例患者に夢分析を追求しても無益であるという Green の主張に同意できない。それどころか，たとえその後に連想が続かなかったとしても，境界例患者が顕在内容を報告することである素材が解き放たれた時，それまでは把握不能であった問題の謎が解消される場合も多い。これは，セラピストが患者の中心的力動を掘り起こすのに有用であるばかりか，夢が報告された正にそのセッションで，耐え難い感情から即時に患者を救済するような介入を行うことを可能にしてくれる。私はここで「セラピスト因子」が作動していることを認めるのに吝かではない。同業者の中で，境界例患者に対する夢分析の有用性を強調するものは私くらいである。私は，境界例患者治療に際しこのアプローチを好み，特に楽しむように，どういうわけか神経「回路」が興奮するようにできているのかもしれない。したがって，境界例患者で，第1章に列挙された好ましい因子の多くを示す上に，夢を簡単に思い出せてうまく扱える人々については，この形式のコミュニケーションを私ほど好まない別のセラピストよりも私のほうが，精神療法に適しているという印象を抱くことになる。また Balint と Green は，DSM-IV-TR の BPD 基準とも，Kernberg の境界パーソナリティ構造の基準とも違う基準を用いて，患者を「境界例」と称したことを心にとめておくべきである。したがって，彼らが称する「境界例」の夢分析についての2人の観察は，2人が治療した患者に関しては有効かもしれないが，他の境界例患者にも当てはまるとは限らない。（BPD 以外の）**多様な**臨床条件下での夢分析の有用性は，最近 Rosalind Cartwright（2005）によって注目されているが，彼女はこの技法が近年廃れてしまった理由にも触れている。たとえば，彼女は夢の内容は「主観的という固有の性質を有しており，科学的手法の中核である客観的な観察に開かれてはいない」（p.20）と述べている。

　Searles（1986）は境界例患者の精神療法に関して広範なコメントを寄せているが，かなり異質な「境界例」基準が用いられていることを，

ここで特に指摘しておきたい。なぜなら彼も，Kernberg のものとも DSM とも違う診断スキーマを使っていたからだ。Searles も，境界例やその周辺の患者の夢分析は治療の役に立たないという，Green の主張を例示するような境界例患者を描写した。ただし Green とは別の理由で。Searles は 30 代の男性を治療している最中であったが，この患者は次のように語った。「昨晩夢を見ました。私は**たくさん**夢を見るのです。困るのは，夢を**思い出せない**ことです。私自身の非協力的な部分に腹が立ちます。**私が**セッションの間中脱線してしまう時などよりも，私の夢のほうがもっと明確に簡潔に語るからです」(Searles 1986, p.121)。Searles は，「この男性は，夢を自分自身よりも『はっきり語れる』人々と等価なものと見なし，無意識のうちに夢に嫉妬している」と感じた。

　この患者は，「多く（の夢の素材）を約束しておきながらほとんど何も与えないことで Searles に挫折感を与えると同時に，患者の受動−攻撃性パーソナリティの部分が隠れた喜びを得ていたかもしれない」とつけ加えることもできよう。私は何年も昔，異常に怒りっぽく脅威を与える父親に怯えながら育った，受動−攻撃性の男性（DSM の BPD というよりも境界パーソナリティ構造を有していた患者）を治療した。この患者はごく稀にしか夢を報告せず，夢への連想はほとんど持ち合わせなかった。これは，彼の乏しい治療適応可能性として見られた多くの特性のうちの 1 つであった。しかし，彼が実際に報告した夢は，それでも曝露効果があった。これはそうした夢のうちの 1 つで，些細な失敗を理由に父親が彼を容赦なく叱責した翌日に見たものだが，ローマの将軍，おそらくカエサル（シーザー）が，槍を抱えた騎馬軍団を引き連れて，すくんでしまった患者のほうに突撃してきた。患者は，投げられた槍が正に背面を貫通しようとする直前に飛び起きたのだった。この夢の謎解きにどれほどの技能がいるであろうか？　患者ですら普段は父親への恐怖を認めることを嫌悪しているのに，前日父親が自分に大声を挙げたことと，致命的な一撃を喰らわせようと構え，彼に襲いかからんとする激

昂したカエサル（シーザー）との間には「多分，関連がある」ということに同意を示したのである。

　自己心理学のシカゴ精神分析学派を創始したHeinz Kohut（1971）は，もっと頻繁に彼の境界例患者の夢に触れているが，彼もまた，現在の基準と相当異なったやり方で，「境界例」という用語を用いていた。その上，入院患者や外来患者の双方を広範に治療したSearlesとは異なり，Kohutは個人開業での外来患者治療のみに専業していた。Kohutにとって「境界例」は，初診時に下す診断というよりも，数カ月経って定番の分析技法では難治であると判明した患者を指し示すラベルであった。

　Kohutは，境界例患者の夢の顕在内容の中に原始的でグロテスクなイメージが暗示されると指摘した。しかし私は，彼の指摘した内容から，古典的精神分析を利用できる，より統合された神経症患者の夢と一線を画すようなものを何も見出せなかった。またKohutは，彼の症例となった患者たちについて充分な臨床内容を提供していない。したがって彼の患者たちを，境界パーソナリティ構造はおろか，BPD患者のスペクトラムに沿って正確に配置することは不可能である。私は多くの境界例患者の夢に注目することで，より原始的で「病的な」夢の性質を把握することができたが，そのヒントはKohutが後の著書（Kohut 1977）で記述した内向的な患者に関連して述べた夢にも見受けられる。この患者は，生涯を通じて「自分自身を実体のない身体の天辺にある頭脳として経験する」夢を見続けた（p.126）。この章の後のほうで論じるように，夢の中で生起するこのような身体イメージの断片化は，実際に境界例の（現在の意味での）精神病理の神経心理学的「目印」ではないにしても，少なくともこの精神障害と多くの場合に関連している現象ではある。Kohutの同僚であるArnold Goldbergが編集した症例集（1978）には，ある患者の報告した夢が記述されている。その夢は，危機感や差し迫った運命によって特徴づけられているが，これすらも，一般の人々が

時折報告する夢の恐ろしい性質と著しく異なるものではない。この夢の中で男性患者は、トルネードが接近するところを、自分自身が高層ビルの窓から見ている姿を見た。夢の最後で、「彼は階段の下を横断する天井の梁(はり)の所に、指先でぶら下がって、トルネードの衝撃を待っている」のだった (p.412)。

精神病の夢については、一世代前にベルビュー病院[訳注6]で指導にあたっていた精神分析家の John Frosch (1976, 1983) のコメントが最も有用であり、その一部は境界例に対しても妥当である。Frosch には、統合失調症患者や、現在の BPD 定義に匹敵する症候群を示す彼の造語である「精神病的性格」患者も含む入院患者に対する、豊富な治療経験があった (Frosch 1964, 1970)。Frosch は、統合失調症の患者と統合失調症ではない人々の顕在夢を「目隠し(ブラインド)」状態で提示された際に、分析家集団がこの2グループを区別できるかどうか確認した研究を引用した。相関係数は高くなかったが、それでも「普通ではなく、奇妙で、薄気味悪く、奇怪な性質の存在は、統合失調症者でない夢よりも統合失調症者の夢のほうに多く見られた」(Frosch 1983, p.37) ということが注目されている。

このような心をかき乱す夢をめったに見ない人に比べて、生涯にわたり悪夢を抱え続ける患者は、極めて心が乱れ動揺しがちであり、「境界例」と診断されている場合もある。一部の夢の極度の生々しさや怖さは BPD でも起こりうるが、特に夢を見ている人が眠っている状態と起きている状態とを容易に判別できない場合は重篤な精神障害を示し、精神病に対する脆弱(ぜいじゃく)性と合致する。Frosch はこのような状態を、精神病患者と境界例患者の両方で記述しているが、境界例患者は自分たちが「まだ夢の内側にいる」と打ち明けるかもしれない。たとえば、彼の境界例患者の1人はある鮮明な夢を報告したが、それは彼女の母親が彼女

訳注6) 1736年に創立された米国最古の公立病院。ニューヨーク市にある。

に馬乗りになって彼女と性交しているという内容だった（Frosch 1983, p.40）。それがあまりにも生々しい夢なので，彼女はそのような出来事が本当に起こったのかそれとも起こっていないのか，確信が持てないほどであった。自我の解体や断片化を反映している夢は精神病発症の前駆症状かもしれず，そして境界例患者におけるこのような夢は，急性で圧倒的なストレスに引き続いて現れる可能性があり，患者の脆弱性を最初に暗示するものかもしれない。例は次の節(セクション)で提供される。「ただ単に夢の顕在内容だけを根拠にこのような恐ろしい夢が精神病様解体の前兆となるか否か判断できるか」という点に関して，Frosch（1983）はそのように考えるセラピストを諫(いさ)め，その時点のセラピーで何が起こっているのか，加えて患者が以前に自我欠陥(エゴディフェクト)の例を示したかどうかということを，考慮に入れねばならないと述べている（p.47）。

断片化の夢と死んでいる夢

境界例患者の夢の大半は深刻な精神病理を指し示すわけではなく，より統合された人々の夢と類似している。しかしこういった患者の夢は，Froschが示唆した不気味な性質を持つ場合もある。すべての夢は，顕在内容がどうあろうとも患者の基底にある精神力動に焦点を当てるのに役に立つが，特別な重要性を帯びた夢には2つの主なタイプがある。1) 夢を見ている人の身体が陰惨な，または致命的な結末を暗示する深刻な形で，切断されたり断片化される（単なる歯1本なり毛髪をいくらか失うといった，全般的な健康を損なわないものではない）夢と，2) 文字通り死んでいる夢である。Judd and McGlashan（2003）は，チェスナット・ロッジ病院[訳注7]の4人の元BPD患者のうち最も重症であっ

訳注7) 米国メリーランド州の精神科病院。かつてフリーダ・フロム・ライヒマン（ドイツ人の精神科医・精神分析家，エーリヒ・フロムの妻）やハロルド・サールズ（本章 p.85参照）が勤務していた。

た患者の記述を引用し，4人の中でも最も深刻なトラウマを経験し，虐待され，養育放棄されたこの患者が，人々がバラバラにされる空想や夢を報告したと述べている（p.135）。そして，第3の重大な夢の種類を同定することができそうだ。夢を見ている人か，その人の毎日の生活にとって大切な誰かに，恐ろしいことが起ころうとしている夢である。後者の例は，私がレジデントの時に治療した境界例入院患者の夢に見られた。この夢は，私が1週間の休暇をとる前日に発生した。患者は「先生がヨーロッパから飛行機で戻ってくる夢を見ました。飛行機は着陸しかけた時に墜落して何万という破片になってしまい，先生の身体も割れたガラス共々，破片に帰してしまいました」と報告した。この夢には，夢を見た人自身ではなく，彼女のセラピストの切断と死の両方が加わっていた。しかしその少し後で，彼女は自分自身が犠牲者になる別の夢を報告した。「自分が電気椅子に括りつけられた夢を見ました。誰かがスイッチを引いて，私は死にました。目が覚めた時，自分がまだ生きているので驚きました」。

　死んでいる夢はFreudの言明とは表向き矛盾するが，私が長年の間に診てきた多くの境界例患者に生じた現象を示しており，Kernbergのいう神経症水準（Kernberg 1977）で機能する，より統合されていると診断される患者にはたった1度しか見られなかった。しかしその患者は，気分障害の家族史に沿うような双極II型障害の症状とあいまって，自己愛的特性を伴う深刻な強迫性パーソナリティの持ち主であった。

　セラピーで患者が最初に報告する夢は，しばしば，最も重要な精神力動の核を包含すると見なされ，患者の一次的な葛藤を探求し続けるうちに最も実り豊かであることが分かっていくような方向に，セラピストの注意を向けてくれるとされる。もしそれがたまたま致命的身体切断を語る夢であれば，その時点でまだ他の特徴は明らかにならずとも，患者の境界例（または精神病）様の状態を示すことになるかもしれない。この点は以下の夢で具体的に説明されている。これは，表面上はよく機能し

ている20代半ばの女性の治療開始後,2回目のセッションで初めて語られた夢である。彼女は,深刻で明らかに解決不可能な結婚生活に囚われていた。彼女は「私は病院の回復室にいました。台車つき担架の上に私の全内臓が置かれていて,一部は左に,一部は右にありました。心臓,肺,腎臓（じんぞう）,脾臓（ひぞう）。私の手術をした外科医が安心させようとやって来て『ご心配なく。すべて良くなりますよ』と言います。とはいえ彼は酔っていて,口調は不明瞭なのです」と報告した。

　患者は夢の中で自分自身を「死んでいる」として経験しなかったが,そのような切除は検死と連想づけられるであろうし,死は避けがたい結果であろう。彼女の父親は（数年前に亡くなっていたが）,偶然というべきか,外科医でもありアルコール依存症でもあった。この夢の顕在内容は,私に2つのことを即時に伝えた：彼女は,私が当初考えていたよりも脆弱な自我構造を有していること。そして,転移という観点からは,私を頼りにならない父親の複製品（レプリカ）として見ていたということ。私は彼女を分析しかけていた（つまり,彼女を「バラバラにし」かけていた）が,彼女は私にすべての断片を元に戻す力があるとも,ましてや彼女の病を治癒する力があるとも思っていなかった。これは,DSM-Ⅲ（American Psychiatric Association 1980）がBPDを初めて疾病単位に含める以前の症例であるが,治療を進めていくうちに,この患者が現在のDSM-Ⅳ-TRでいう,BPD診断基準を満たすことが明らかになったのである。彼女はこの最初の夢の重要性を簡単に把握することができた。また実際,彼女は精神療法への適応可能性が大いにある患者が持つ特徴のほとんどを示した。2年間ほど続いた嵐のような治療関係の後,彼女はとうとう離婚し,もっと支持的で愛情ある男性と再婚した。以降26年間,現在まで彼女は元気に過ごしている。

　次に示すのは,私が20代後半の既婚女性の治療を開始してから2～3ヵ月後に出てきた夢である。彼女は演技性と強迫性の特徴を備えた混合型のパーソナリティ障害診断に該当していた。Kernbergの境界パー

ソナリティ構造の基準は満たしたが，DSM-IV-TR の BPD 水準には 1 項目分足りなかった。彼女は，自我同一性の障害・嵐のような対人関係・情緒の変動性・極端な怒りを示した。ただし，怒りは夫に対してのみ表されていた。彼女は治療が進むにつれ自分の結婚が救い難いことを認識しだしたが，もし離婚したら自分がどうなってしまうのだろうかと，大いに心配していた。彼女は以下のような夢を報告した。「私は川を泳いで渡ろうとしていました。反対側に着く前にサメに出くわして，それが私の左脚を噛み切ったのです。それで私は立ち往生して水中で失血死しかけていました。怯えあがって目覚めたのは，まさに失神しかけた時でした」。

彼女は連想の中でサメを夫と結びつけていたが，夫は，彼女をうすのろ扱いして批判し辱めており，いわば常時彼女を「噛みちぎって」いたのだ。セラピー開始後 1 年目に彼女は離婚し，安全に「反対側」に着けないという恐怖を克服した。2 年目に治療が終結する頃には，彼女は再婚していた。新しい夫婦関係は，最初の結婚の時よりもずっと調和的であった。彼女は後に博士号を取得し，大学教授となった。40 年後の今，彼女には孫がおり，教員として働きつづけている。セラピー終結後から今日に至るまで，彼女は再び治療を受けることはなかったが，セラピーを受けている時も勤勉で，動機づけがしっかりしており，内省的で，好ましい成果をもたらす**良い**性格をすべて兼ね備えていた。

境界性パーソナリティと併存する統合失調型パーソナリティを抱えた 38 歳の男性は，「検閲」機制が欠如しているという点で注目に値するような夢を，しばしば見ていた。この「検閲」機制は通常，統合された人の場合，潜在的に警戒を要する多様な連結から，夢を見ている人を庇護するために作動する。彼の夢には，より脆弱な人々の夢に共通する，ある種の「裸性」があった。以下の夢は，この男性がセラピーで最初に報告した夢である。「先生が私とベッドにいました。ただし先生は死んでいます。私は『さて，どうしよう？』と悩みます。単に私の下に置いて

おこうと決めます。私はそのほうが安全に感じるから」。

　もっと健康な神経症水準の患者ならば，初回面接のすぐ後に，目新しいセラピストを自分の夢生活に単純に取り込んだりはしない。即座に，あからさまにセラピストの夢を見る患者には愛着への鬼気迫る渇望が感じられるが，それはまるで，患者のニーズがあまりにも切迫しているので，見知らぬ他人に対して普通に抱く慎重さをそのニーズが凌駕してしまうかのようだ。普通の人の場合，その慎重さのおかげで，（セラピストを含む）他者を，自分の夢に充分違和感なく，堂々と見られるようになるのに数週間から数カ月はかかる。この男性の夢には付加的な奇異な特徴があった。それは私が「死んでいた」ということで，もし私が死んでいたのなら，たとえどれほど近くにいたとしても，彼にとって何の役に立つのだろうという疑問を引き起こす。彼が自分の夢をさらに説明した時，私が死体になっていては生きている場合ほど役立たないであろうと認めたものの，死体の**私は彼の下を去りようがない**——彼の人生に関わった多くの人は去っていったが——という利点があるというのだった。この例は，死んでしまった愛猫や愛犬を永存させるために剥製製作者のサービスを求める人々や，ロンドンの連続殺人鬼 Dennis Nilsen (Masters 1986) を暗示させる。Nilsen は統合失調質で孤独な人間であり，セックス目的で男性をアパートに引きずり込み，殺し，悪臭を放つまで遺体を床板の下に保存していたのだ。これは，自分にも「仲間」がいるという空想を維持可能にするための彼の１つの習慣だった。

　（文字通り）死んでいるという夢は，顕著なうつ特性を有するトラウマのない境界例患者にも発生するかもしれないが，しばしばこういった夢は，その背景にひどく外傷的な生育歴を暗示する場合がある。以下の夢は，自殺傾向があり，後々入院することになった BPD を抱えた女性が報告したものである。彼女は思春期早期の間，父親との近親姦関係に巻き込まれていたのだった。「私は細い電気ワイヤーの束を手にして脚の周りに巻きつけます。次に，ワイヤーが皮膚と肉体を突き破って

大腿骨に届くまで，できる限りきつくワイヤーを引っ張ります。それから私は仰向けに横たわり，失血死するのです」。この女性は，父親に関する両価的な情緒に苛まれていた。自分を性的に虐待した父親への憎悪と並行して，父親の「お気に入り」である喜びや，セックス中に経験した快楽を味わったからである。特に後者に関して彼女は圧倒されるような罪悪感を持っていた。この罪悪感は自殺行動の動機にもなり，自ら進んで近親姦のパートナーになったのだから死に値するという確信の主たる動因にもなっていた。ワイヤーの心的イメージに関して彼女が思い起こしたのは，近親姦の起こっていた年月の間に，父親が自宅に電気配線を施す手伝いをしたことであった。

BPD以外のパーソナリティ障害患者における重大な夢

境界性パーソナリティ以外のパーソナリティ障害を抱えており，（第1章で論じた治療適応可能性因子で判断すると）精神療法に適していると想定される多数の患者が，治療の初期段階で，患者自身にとって重要な精神力動への方向性を示す非常に明晰な夢を報告する。以下の臨床例は，多様なパーソナリティ障害を示す患者と私との治療作業をよく表している。

◆症例 2-3

回避性パーソナリティを持つある大学生が，女性に気後れしてしまうことと，両親に過度に依存してしまっていることを理由に治療を求めた。実家から離れて暮らしていた時，彼は頻繁に不安と離人症エピソードを経験しており，後者を「夢感覚（dream feeling）」と呼んでいた。こういった不快な状態は，実家に戻って自分の昔からのベッドで眠ると緩和できた。彼の人生において，父親は彼を支えてくれる全般的にポジティブな人物であったが，ほとんど耳の聞こえない母親は，自らの要求と批

判とで家庭を牛耳っていて，毒舌的で愚痴ばかり言う女性であった。最近彼は母親にクリスマスプレゼントとして，ヘアブラシと櫛のセットをあげた。彼女は「クズね」と金切り声を浴びせ，それを床に投げ捨てた。患者は，愛情深く大切な親としての彼女のイメージを維持しようと懸命に努力し，そして母親と自分との間の相互作用は，自分が女性と親密な関係を形成できないこととは無関係であると思い込もうとしていた。母親にプレゼントを拒絶された直後，彼は登山をする夢を報告した。山の頂上近くのある特定のポイントに着いた際，彼は岩棚に両手をついた。そこからなら天辺まで身体を引き上げられるはずだった。しかしスキー靴を履いた母親が，彼の手を踏みつけて指を破砕し，谷底へと彼を真っ逆さまに落としたのだった。彼はこの夢の後，母親に対する自分の態度は，混じり気のない愛情という類のものにはあたらないことを把握し始めた。同時に彼は，母親の残酷な面についても認識しだしたのであった。

◆症例 2-4

抑うつ－マゾヒスティックパーソナリティの若い女性は，大学を卒業したばかりであった。本人の言葉を借りれば，彼女は結局彼女に惨めな思いをさせる男性と恋に落ちる動物的直感の持ち主であった。無慈悲な相手もいれば，嫉妬深い相手もおり，さらには拒絶的な相手もいた。この患者が12歳の時，離婚手続きの最中だった母親は車の衝突で亡くなり，彼女は妹の母親役として残されてしまったのだった。姉妹の父親はビジネスマンとして成功しており，他の皆には温厚であったが，2人の娘のことは意味のない批判や侮辱的な要求で辱めていた。たとえば，ゴミを台所の床にばらまいて，患者にかけらを拾わせるのだった。彼は，シャワーから出て来た患者に向かって「ひどい匂いだ」と言ったりした。しかし他の時には，彼女に性的な誘惑を仕掛けるように振る舞って，性的な様態でもの欲しげに見つめたり，下着だけを身につけ彼女の目の前

を歩いたりした。セラピー開始後，最初に彼女が報告した夢は，以下のようであった。「私はベッドにいて，小さな蜘蛛が私の身体を這っていました。赤ちゃん蜘蛛です。壁には大きな蜘蛛がいて，これは今にも爆発して，さらに子蜘蛛がはじき出されそうになっています。私は大蜘蛛に蜂蜜をかければなだめられると思い描きます」。大蜘蛛は「心臓のように拍動していました」。その前年，患者はボーイフレンドによって妊娠させられ中絶手術を受けていた。彼女はずっと蜘蛛を恐れ続けてきた。この心的イメージは，彼女が同じく恐れている父親へと繋がった。大蜘蛛の爆発を，彼女は男性のオーガズムと射精に等しいと考えた。彼女の父親は一度も彼女に性的いたずらをしたことなどなかったが，彼女は彼が頻繁にそのような衝動を自制すべく，自らと葛藤していると感じていた。セラピーが進展すると，彼女は父親の侮蔑的振る舞いやコメントが，彼女に性的魅力を感じていることを否定するための防衛の一部（一種の「負の」近親姦）であったと認識し始めた。この解釈のおかげで，彼女は時間と共に自分の父親をただそのような人なのだとして受け入れられるようになり，以前のボーイフレンドたちのように虐待的ではない，思いやりのある男性たちとの愛着を形成できるようになった。

◆症例 2-5

　強迫性パーソナリティと強迫性障害を抱えた男性が，自分を治療できてフランス語を話せる精神科医を見つけることを期待して，ハイチの医師の紹介で米国にやって来た。彼はビジネスマンとして成功しており，少し前に離婚歴のある女性と婚約していた。彼は母親と同居していたが，その母親は非常に厳格な宗教的信念の持ち主であり，息子が離婚経験者と結婚することを道徳上の罪であると見なしていた。彼はどちらの女性にも献身的であったため，激しい葛藤状態に置かれた。強迫行為が始まり，彼は犬の糞を踏まないようにと極度の注意を払って道を歩かねばならなくなった。加えて強迫観念も発生した。婚約者と性行為をしかける

と聖処女マリアのことを考え始めてしまい、この思考のせいで勃起状態を喪失してしまうのである。この症例は1960年代に治療したもので、選択的セロトニン再取り込み阻害薬（SSRI）の時代が訪れるずっと前であるから、精神薬理学的にこの男性にできることはほとんどなかった。彼は、どういった内容であれ、母親に対するネガティブな感情の表現をひどく躊躇した。その前年に父親が亡くなっており、彼がかなり母親に依存していたことが、その状態に拍車をかけていた。私たちの週2回の精神力動的精神療法のセッションが始まって間もなく、彼は以下のような夢を報告した：「自宅の長い廊下を歩いていると、私は突然母親に出くわします。母は私に怒っていて、使用済みのトイレットペーパーのロールを投げつけてきます」。この夢の重大性は明々白々であり、彼はすぐにその意味をつかんだ。すなわち、犬の糞を踏むことに取りつかれている状態は、彼のある認識と直結していたのだ。その認識とは、「母親が彼の婚約者をその物体（糞・大便）とほぼ同一視しており、そして彼が確実に結婚しないよう、できる限りのあらゆる手段で彼を辱めることをいとわない」というものである。彼は、この点で母親がアンフェアなことを理解し始めた。婚約者は美しく尊敬できる女性なので、彼の母親は、孤独を怖れ、息子への支配力を失うことを恐れて、彼女に嫉妬していたのだ。自身に婚約者と結婚する権利があることと、本当の「問題」は彼よりも母親にあることをひとたび認識すると、彼の症状は治まった。聖処女の幻影が時として性交中に回帰した（今一度性交が可能になった）が、彼は今や、彼を「罪深い」と叱責する人物像として彼女を恐れることはなくなり、友好的な精霊として彼女に手を振り挨拶をすることができるようになった。

◆症例2-6

　30代前半の既婚女性が、夫との緊張関係を解決することを希望してセラピーを受け始めた。彼女は大企業の株式仲買人として成功しており、

同じ業種で働いているけれど呑気で野心の少ない夫とは対照的に，強迫的な「仕事中毒」であった。彼は熱心に子どもを望んでいた。彼女は同じくらいの熱意で，子どもを持たないほうを望んでいた。彼女の妹には既に2人の幼い子どもたちがいた。患者は妹を侮蔑して「繁殖用雌馬」と称し，2人の姪を「ネズミ」と呼んでいた。しかし彼女には妹に対する罪悪感もあり，伝統的な女性的価値観をそれほど「見下す」ことは一般受けしないと認識していた。彼女は，自分の思いの強さを考慮に入れると，結婚の維持は難しいと感じ始めた。こういった思いは次の夢に現れていた：「夫と私は休暇で私の家族のところにいます。外は嵐です。私の母が猫を家に入れますが，その時にリスと熊，それにシマリスとアライグマも入ってきてしまいます。すべての動物が最初は問題ないように見えますが，混み合い過ぎてしまいます。私は猫以外を追い出そうとします。が，それはできませんでした。するとその時，リスが猫を攻撃するのです」。彼女の連想で，動物の「ノアの箱舟」（彼女がそう呼んだ）は赤ん坊を象徴していた。現実世界で母親は彼女に子どもを持つようにせき立てていたが，このことは夢の中で，母親がすべての動物を中に入れてしまうことに象徴されていた。患者は（共に成長したペットの）猫に自分を重ねたのだが，彼女が小さな子どもを持つという負担に圧倒されるであろうように，猫は夢の中でもっと小さな動物（リス）に挑戦を挑まれていた。この夢に取り組んだ後，彼女はもはや，子どもを持つかどうかという葛藤で引き裂かれるようなことはなくなった。その時から彼女は，結婚の行く手を制御できず妊娠を回避できないのであれば，結婚を終結せねばならないと決意し，数カ月後に離婚に及んだのであった。

◆症例2-7

統合失調型パーソナリティの若い女性が，大学で芸術を専攻して最近卒業した。彼女は人生でどの方向に進むべきか，芸術方面でキャリアを追求するか，別の業種で働くか，決めかねていた。なぜなら自分の絵画

が売れるほど優れているのか，自信がなかったからである。彼女の母親は慢性的な抑うつ状態にあった。父親は大会社の重役であったが，アルコール依存症であり，最終的には失職した。彼は，患者には決して手をあげることがなかったが，彼女の母親に対しては身体的な虐待を行っていた。彼女の母親は公然と彼女の兄（弟）のほうを贔屓(ひいき)した。患者は「のけ者である」と感じながら成長し，白昼夢を見，自分自身で創造した私的世界に生きることで，多くの時間を過ごしていた。彼女は，大学時代に知り合った若い女性に自分が性的に魅かれていると感じたことをきっかけに，セラピーを求めたのであった。彼女はこういった感情に葛藤を感じていた。なぜなら，男性と交際してきていたが，その誰とも満足のいく関係を形成できなかったからだ。「どちらの道に行くべきか」決断に苦悩している間に，彼女は以下のような夢を見た：「友人と私は，スペイン沖の島で休暇を過ごしていました。米国に帰る途中，パリを通らねばなりませんでした。パリの空港で人々は2列に分かれました。パリに滞在する人々と，そうでない人々です。滞在する人々の長い列には，スカートや華やかな服装の女性がたくさんいました。友人と私は短いほうの列にいました。Tシャツにジーンズを着ただけで，バックパックを背負っていたのです」。この夢は，彼女が連想したように，彼女の性的志向性に**変遷**(シフト)が起きていることを浮き彫りにしていた。彼女は，スカートにフリルの服をまとって**オートクチュール**の中心であるパリにいることを喜ぶような伝統的で慣習的な女性の典型とは同一化できなかったのである。したがって彼女と友人はそことは別の場所で生活しなければならなかった。その数カ月後，彼女は友人とあるアパートに移り住んだことで，この変化を確固たるものにした。そればかりか，専門を変え大学院の英語学専攻に進み，最終的にはそれを教えることになったのであった。

精神療法の適応可能性と予後との関係

　以上のような短い臨床例で描写された患者たちは皆，境界パーソナリティ構造の基準を満たすであろうし，大半がDSM-IV-TRのBPD基準も満たすであろう。私はこれらの人々全員を，精神療法過程に関与するという能力が平均以上であったことから，セラピーへの適性が非常に高いと見なした。内省力が良好で，サイコロジカル・マインドと象徴的意味の理解能力も優れていたのだ。同じように，Fonagyの用語である「メンタライゼーション」能力も優れていた。すなわち彼らは，既にある程度，自分自身の精神状態（信念，感情，態度，願望など）と他者の精神状態（Fonagy 2001, pp.165-168）を抽象的に内省できるようになっており，特に意識せずともそれに気づいていられるようになっていたのである[訳注8]。このような属性は愛着と相関関係にあるが，これは，最適な養育によって情動をうまく抱えられるようになり，安定した愛着を発達させるきっかけが作られるという意味である。これらの臨床例に登場した患者のうち，セラピー開始時，安定型愛着様式を示した患者はごく少数であり，多くが不安的な絡み合い型愛着形式[訳注9]を示していた。しかし，数カ月から長ければ数年という期間を治療に費やした後で，彼らは前進し，より安定した愛着様式形態を示すようになった。このように変化を示したのは，自分の病状の改善のために治療を探し支援を獲得する動機づけの高い患者であった。

訳注8） They had to a sufficient degree acquired the abstract reflexive and implicit awareness of the mental states (beliefs, feelings, attitudes, desires, etc.) of the people (Fonagy 2001, pp.165-168) and of their own mental states. Implicit awarenessは「潜在的認知・潜在的アウェアネス」と訳され，「意識・自覚・意識することのない無意識的な気づきや認知」を指す。Reflective (reflect/reflection) については第1章訳注6（p.8）参照。

訳注9）第1章 p.56 参照。

このような要因は，治療への適性を確定する際には重要であるが，それら自体が良い結果を保証するものではない。適切なメンタライゼーション，動機づけ，サイコロジカル・マインド，内省などこれらの**不在**（absence）は，どのようなセラピーであってもセラピーの適応可能性を乏しいものとし，芳しくない予後に繋がると述べたほうが真実に近いであろう。圧倒的な虐待や養育放棄は，セラピーへの適応可能性を全面的に損なってしまうほどに，メンタライゼーションや愛着の発展を阻害する可能性がある。本章で描いた症例群においては，2例に養育放棄は存在しないが近親姦の歴史があった。親からの養育放棄を経験していたのは3例で，うち1例のみ身体的虐待も受けていた。初めから安定した愛着を有していた患者は，虐待も無視もない子ども時代を過ごしていた。縦断的研究で検討された境界例患者の予後は，知能，才能，自律性，対人魅力，趣味，アルコールや薬物の乱用を控える能力などの多種多様な変数によって決まる（McGlashan 1986; Stone 1990a）。境界例患者の中には，内省の才能にはあまり恵まれていない場合でも，もしくはセラピストに「しっくりくる」能力があまりない場合でも，最終的にうまくいく者がいる。しかし，好ましい適応可能性因子を豊富に持ち，セラピーにしっかり取り組み，セラピストに愛着を持ち，「万事」を理解するようになるが，それでもなお，以下の症例が具体的に示すように僅(わず)かしか改善しない者もいる。

◆症例 2-8

　Kristen（仮名）は，私が彼女の治療を始めた時，ちょうど30歳の誕生日を越えたところであった。両親は彼女が6歳の時に離婚していた。彼女は1人っ子で，母親が結婚前に妊娠して17歳で生んだ子どもであった。母方の祖父は妄想性パーソナリティを持つ厳格な牧師で，スキャンダルを引き起こさないために，彼女の両親に結婚するよう迫った。とても幼い頃，彼女は多くの時間を，温かく穏やかな母方の祖母と過ごし

た。彼女は父親のことも同じような言葉で描写した。しかし母親は一貫して残酷であり，言語的・身体的虐待と完全な拒絶とを，代わる代わるKristen に向けていた。母親はそもそも子どもなど少しも欲しくなかったとして，機会さえあればその事実を Kristen に思い出させようとすることを忘れなかった。子育ては，大学に行って政府でのキャリアを求めるという母親の野心を妨害するものであり，母親は娘を無視してこの野心を追及していた。また偏頭痛持ちであったので，母親はドアの外側に「邪魔しないで」というプレートを貼り，自分の寝室に閉じこもりがちだった。Kristen は母親から年中怒鳴られていたが，「私は気弱でお利口に振る舞っていて，実際のところ，母に迷惑をかけたことなどありませんでした」と述べているように，思い当たる理由は皆無であった。時として母親は，怒りの発作から彼女を力一杯揺さぶり，それからベビーベッドの中に彼女を独り残すのであった。

　Kristen が 9 歳の時，彼女の母親は受身的な男性と結婚したが，彼は妻からの言語的虐待を抵抗なしに受け入れる人で，Kristen を母親から防護するために介入してくれたことは一度もなかった。母親は，近年になっても，かつて自分が Kristen をどう扱ったか記憶や物語を語り続け，事実を裏づけていた。たとえば，生後 1 年目に（泣いたりうるさかったりという理由で）Kristen の頭をしばしば打ったことや，彼女自身の父親が彼女に対してそうであったように，Kristen に対して全般的に冷たく拒絶的であったと述べた。母親は，生後 3 カ月の Kristen と電車に一緒に乗っていた時，泣き止ませるために押さえつけ手で口をふさいだことも彼女に伝えた。時として Kristen を夕食抜きで寝かせたり，夕食を半分しか食べておらずまだ空腹だったにも関わらず，皿を取り上げてしまったこともあった。また母親はよく，Kristen が排便を完了するまで 3〜4 時間もトイレに閉じ込めていた。彼女は Kristen のことを「汚らわしい悪魔」と繰り返し呼んでいた。

　勤勉で賢く，激しく孤独であった Kristen は，高校を最優秀成績で卒

業し，権威ある大学への奨学金を勝ち取った。彼女は大学を総代となって卒業した。成功のおかげで大学院への奨学金を得られたので，彼女は歴史の学位を取得しようと計画した。このような業績はどれも母親からの賛辞を何ひとつ引き出すことなく，それどころか母親は，Kristen が特別奨学金対象者としてノミネートされたことを伝えた時に一度，「多分印刷ミスでしょ」と答えた。その頃，Kristen は胸部にしこりを発見した。それは良性のものだったのだが，母親に伝えた際に返ってきた言葉は，「私の頭の中には，もう充分心配事がつまっているとは思わないの？」であった。

　Kristen が選ぶ男性たちは，彼女をさまざまなやり方で雑に扱った。彼女の言葉では「私は残酷で横暴な人々と付き合ってばかり」いるのだった。この傾向は，顕著な強迫特性を伴う抑うつ－マゾヒスティックパーソナリティの現れであった。セラピーを受け始めた時に彼女が直面していた主たる問題は，2つの一般的事項と1つの特定状況であった。一般的事項は，博士論文を完成できないことと，子どもを持つか否か決断できないことであり，特定状況は彼女の以前のセラピストに関することであった。このセラピストは精神分析家で彼女に性的に接近し，彼女のほうも彼に対して恋愛相手としての愛着を抱いていた。彼女はこの関係は間違っており絶望的だと認識し，この認識がセラピストを変える動機となっていたのだが，元セラピストとの密会を最終的に止める気持ちになるまでに，ほぼ2年を要した。密会の件が私に伝えられたのも，その後何週間も経ってからのことであった。

　論文に対する彼女の完璧主義的で詳細にわたりすぎるアプローチは，その作業の完遂(かんすい)を通例では見られないほど遅れさせていた。大学での彼女のアドバイザーは，彼女を甘やかして次々に期間延長を認めていたが，高齢になってきたので，とうとう可能ならば自分が死ぬ前に完成するようにと，彼女を穏やかに促した。論文完成に16年もかかってしまったこのもたつきは，子どもを持つことへの両価性と解き難く絡み

合っていた。彼女はしばしば，論文が終わるまでは妊娠することは考えたくないと述べており，前者の遅れは妊娠というアイディアを恒久的な保留状態にしていた。彼女は二者の関係を明白にする言葉で，論文についての不平不満を述べていた。ある時には「私には何も**生み出せない**（*produce*）ようです。不完全性を案じるのです。書くことは大変な**重労働**（*labor*）訳注10)です。私には手がつけられません」と言っていた。彼女は即座に，自分の言葉と赤ん坊を産み出すという概念や，分娩室での出産という概念の間の並行関係に気づくのである。それから，彼女の母親が彼女に対して振る舞ったのと同じようなやり方で子どもに振る舞ってしまうのではないかという，不安を表現するのであった。

　彼女は子どもを持つことに関する感情に取り組んでいる間に見た，2つの恐ろしい夢を報告した。1つの夢で彼女は，母親の太った姿を見たのだが，母親は人肉を貪ったために太ったのであった。もう1つの夢では，彼女は母親とレストランにいて，母親の薦めた料理を食べていた。肉は苦く，奇妙な形をしていた。その時彼女は，それがペニスであることに気づいて吐いてしまい，テーブルを立ち去り戻ることを拒んだ。このような夢は，彼女にもっと前の夢を思い出させた。継父が彼女を橋から突き落とし，彼女は死んでしまうというものであった。彼女の死体はそれから切り刻まれ，スーパーマーケットで販売される多様な断片としてパック詰めされ，「肉は感染源になりうる」とラベルが貼られたのだ。こういった夢の主題は，この章で先述した断片化や死んでいるという夢の名残であり，毒を盛られたり殺されたりするということに並んで，人肉食，穢れたものの摂取，自分自身が穢れたものになるということを含んでいた。このすべての内容が彼女に，彼女の死を望んでいる母親との有毒な関係を考えさせた。Kristen は自分自身の自己像と，母親から「摂取して」しまった悪いもの，嫌な赤ん坊というイメージとを分離できな

訳注10) Labor は「重労働」の意味にも「分娩」の意味にもなる。

かった。また現在でも，赤ん坊の世話をする準備が整っていないのに自ら出産を目論（もくろ）んでいる，悪い，嫌な女性というイメージを分離できなかった。

　Kristen は 38 歳の時に，ようやく博士号を取得した。これで彼女は，妊娠しようと努めていない理由に関して「大義を示す」必要を感じた。彼女と夫は，小さな生き物の世話をする一種の実験として，子犬を購入した。この時期，彼女はその日の最終電車に向かって走っている夢を見た。彼女はギリギリで乗り込むことができたのだが，車内が混み合っているので不快であった。彼女はこの不快感をある感情になぞらえた。それは，彼女の年齢が出産の最後のチャンスに近づいているが，赤ん坊の誕生は「3人寄れば群集」[訳注11]状態——彼女自身，彼女の夫，半分望まれ半分恐れられている子ども，という状況——を作り出す，と認識した時の感情である。彼女は，赤ん坊が彼女を非常に必要とするという考えに苛立ちを感じると予想していると言ったが，どういうわけか自分が赤ん坊に依存しすぎるようになることもまた，心配していたのであった。

　最終的に，この葛藤には間接的な形で，とりもなおさず，彼女が人生の他の主要問題に対処する際の典型的なやり方で，決定が下された。子どもを望まないと認めることには屈辱を覚えたが，子どもを望んでいるふりをして妊娠したら圧倒されてしまうとも考えたのだ。そこで彼女は，夫を怒らせるために当時頻繁にしていたことをやった。具体的には，非常に高価なブランドもののスーツやワンピースを購入し，代金を夫のクレジットカードで払ったのだ。Kristen は普段は倹約家で控えめであったが，洋服での過度の出費は彼女の一大道楽で，夫を怒らせることは保証つきであった。夫婦関係は常に脆かったので，この行動は夫の防衛にその柔軟性の限度を超えた負担を被（こうむ）らせた。彼は離婚を望むと言った。彼女は素早く荷物をまとめ，夫からも母親からも離れて別の都市へと

訳注11) Three's crowd.「Two's company, three's a crowd.（2人寄れば仲間で3人寄れば群衆である）」の一部か。

移っていった。

　Kristen の話は，ボーダーラインスペクトラムの中でも機能性が高いほうにある境界例患者の物語である。彼女は知的で魅力的で動機づけがあり，サイコロジカル・マインドを有して内省的でもあった。彼女は抑うつ−マゾヒスティックな性格で，セラピーに参与し続けることができた。治療可能性は非常に高かったのだが，セラピーでの改善程度は控えめなものに過ぎなかった。高度な学位を修了できたが，しかしその地位を活かすことはできず，母親になることへの恐怖を超越できなかったのだ。彼女の価値のない悪い子どもという自己観は，元来母親の残虐性の遺物であるが，この見解を超越する点でいくぶんか進歩したものの，この非現実的な像を全面的に振り捨てることは適わなかった。こういった点で，Kristen の辿った道筋は，精神療法の過程と要求に優れた適性を有した他の多くの患者がたどる道筋と同様に，長期的な結果は良好であったが抜きん出る成果ではなかった。境界例患者の中で，精神疾患への遺伝的リスクがより高く，もっと酷い度合いの残忍行為を経験した人々は，セラピーに「しっくりくる」能力がとても優れていたとしても，かろうじて生活を続ける程度に留まってしまう。その一方で，異なる要因の組み合わせと人生早期の経験があるために，各自の適応可能性レベルを最大限に活かすことができ，あらゆる逆境を克服して，最終的にはとても成功した人生を送ることができる人々もいるだろう。

参考文献

American Psychiatric Association: Diagnostic and Statistical Manual of Mental Disorders, 3rd Edition. Washington, DC, American Psychiatric Association, 1980

American Psychiatric Association: Diagnostic and Statistical Manual of Mental Disorders, 3rd Edition, Revised. Washington, DC, American Psychiatric Association, 1987

American Psychiatric Association: Diagnostic and Statistical Manual of Mental Disorders, 4th Edition. Washington, DC, American Psychiatric Association, 1994

American Psychiatric Association: Diagnostic and Statistical Manual of Mental Disorders, 4th Edition, Text Revision. Washington, DC, American Psychiatric Association, 2000

Balint M: The Basic Fault: Therapeutic Aspects of Regression (1968). New York, Brunner/Mazel, 1979

Bateman A, Fonagy P: Effectiveness of partial hospitalization in the treatment of borderline personality disorder: a randomized study. Am J Psychiatry 156:1563–1569, 1999

Bateman A, Fonagy P: Treatment of borderline personality disorder with psychoanalytically oriented partial hospitalization: an 18-month follow-up. Am J Psychiatry 158:36–42, 2001

Beck AT, Freeman A: Cognitive Therapy of Personality Disorders. New York, Guilford, 1990

Berliner B: The role of object relations in moral masochism. Psychoanal Q 27:38–56, 1958

Bijttebier P, Vertommen H, Steene GV: Assessment of cognitive coping styles: a closer look at situation-response inventories. Clin Psychol Rev 21:85–104, 2001

Brenner C: The masochistic character: genesis and treatment. J Am Psychoanal Assoc 7:197–226, 1959

Cartwright R: Understanding dreams: tapping a rich resource. Current Psychiatry 4(5):15–21, 2005

Clarkin JF, Yeomans FE, Kernberg OF: Psychotherapy for Borderline Personality. New York, Wiley, 1999

Clarkin JF, Foelsch P, Levy K, et al: The development of a psychodynamic treatment for patients with borderline personality disorder: a preliminary study of

behavioral change. J Personal Disord 15:487-495, 2001
Cornfield RB, Malen RL: A multidimensional view of the obsessive character. Compr Psychiatry 19:73-78, 1978
Dawson D, MacMillan HL: Relationship Management of the Borderline Patient: From Understanding to Treatment. New York, Brunner/Mazel, 1993
Deutsch H: Neuroses and Character Types. New York, International Universities Press, 1965
Easser R, Lesser S: Hysterical personality: a reevaluation. Psychoanal Q 34:390-402, 1965
Erikson EH: The problem of ego identity. J Am Psychoanal Assoc 4:56-121, 1956
Fonagy P: Attachment Theory and Psychoanalysis. New York, Other Press, 2001
Frosch J: The psychotic character: clinical psychiatric considerations. Psychiatr Q 38:81-96, 1964
Frosch J: Psychoanalytic considerations of psychotic character. J Am Psychoanal Assoc 18:24-50, 1970
Frosch J: Psychoanalytic contributions to the relationship between dreams and psychosis: a critical survey. Int J Psychoanal Psychother 5:39-63, 1976
Frosch J: The Psychotic Process. New York, International Universities Press, 1983
Goldberg A (ed): The Psychology of the Self: A Casebook. New York, International Universities Press, 1978
Green A: The borderline concept: a conceptual framework for the understanding of borderline patients: suggested hypotheses, in Borderline Personality Disorders: The Concept, the Syndrome, the Patient. Edited by Hartocollis P. New York, International Universities Press, 1977, pp 15-44
Gunderson JG: Borderline Personality Disorder: A Clinical Guide. Washington, DC, American Psychiatric Publishing, 2001
Judd PH, McGlashan TH: A Developmental Model of Borderline Personality Disorder: Understanding Variations in Course and Outcome. Washington, DC, American Psychiatric Publishing, 2003
Kernberg OF: Borderline personality organization. J Am Psychoanal Assoc 15:641-685, 1967
Kernberg OF: The structural diagnosis of borderline personality organization, in Borderline Personality Disorders: The Concept, the Syndrome, the Patient. Edited by Hartocollis P. New York, International Universities Press, 1977, pp 87-121
Kernberg OF: Severe Personality Disorders: Psychotherapeutic Strategies. New Haven, CT, Yale University Press, 1984
Koenigsberg HW, Kernberg OF, Stone MH, et al: Borderline Patients: Extending the Limits of Treatability. New York, Basic Books, 2000
Kohut H: The Analysis of the Self: A Systematic Approach to the Psychoanalytic Treatment of Narcissistic Personality Disorders. New York, International Uni-

versities Press, 1971

Kohut H: The Restoration of the Self. New York, International Universities Press, 1977

Kroll J: PTSD/Borderlines in Therapy: Finding the Balance. New York, WW Norton, 1993

Kwon P: Attributional style and psychodynamic defense mechanisms: toward an integrative model of depression. J Pers 67:645–658, 1999

Linehan MM: Cognitive-Behavioral Treatment of Borderline Personality Disorder. New York, Guilford, 1993

Linehan MM, Tutek DA, Heard HL, et al: Interpersonal outcome of cognitive behavioral treatment for chronically suicidal borderline patients. Am J Psychiatry 151:1771–1776, 1994

Luborsky L: Principles of Psychoanalytic Psychotherapy: A Manual for Supportive-Expressive Treatment. New York, Basic Books, 1984

Masters B: Killing for Company: The Case of Dennis Nilsen. New York, Stein and Day, 1986

Masterson JF: Psychotherapy of the Borderline Adult. New York, Brunner/Mazel, 1976

McGlashan TH: The Chestnut Lodge follow-up study, III: long-term outcome of borderline personalities. Arch Gen Psychiatry 43:20–30, 1986

McGuire M, Troisi A: Darwinian Psychiatry. New York, Oxford University Press, 1998

Millon T, Davis R: Personality Disorders in Modern Life. New York, Wiley, 2000

Phillips KA, Gunderson JG, Triebwasser J, et al: Reliability and validity of depressive personality disorder. Am J Psychiatry 155:1044–1048, 1998

Phillips L, Tiggemann M, Wade T: Comparison of cognitive style in bulimia nervosa and depression. Behav Res Ther 35:939–948, 1997

Reich J: Prevalence of DSM-III-R self-defeating (masochistic) personality disorder in normal and outpatient populations. J Nerv Ment Dis 175:52–54, 1987

Rockland LH: Supportive Therapy: A Psychodynamic Approach. New York, Basic Books, 1989

Ryle A: How can we compare different psychotherapies? why are they all effective? Br J Med Psychol 57:261–264, 1984

Searles HF: My Work With Borderline Patients. Northvale, NJ, Jason Aronson, 1986

Stone MH: Dreams of fragmentation and the death of the dreamer: a manifestation of vulnerability to psychosis. Psychopharmacol Bull 15:12–14, 1979

Stone MH: The Fate of Borderline Patients: Successful Outcome and Psychiatric Practice. New York, Guilford, 1990a

Stone MH: Treatment of borderline patients: a pragmatic approach. Psychiatr Clin North Am 13:265–285, 1990b

Waldinger RJ, Gunderson JG: Effective Psychotherapy With Borderline Patients: Case Studies. New York, Macmillan, 1987
Wallerstein RS: Forty-Two Lives in Treatment: A Study of Psychoanalysis and Psychotherapy. New York, Guilford, 1986
Weiner MF, Crowder JD: Psychotherapy and cognitive style. Am J Psychother 40:17–25, 1986
Widiger TA, Frances AJ: Epidemiology, diagnosis, and comorbidity of borderline personality disorder, in American Psychiatric Press Review of Psychiatry, Vol 8. Edited by Tasman A, Hales RE, Frances AJ. Washington, DC, American Psychiatric Press, 1989, pp 8–24

第3章

精神療法適応可能性が極めて高い：
不安群(クラスタ)と関連障害

　「純型の(ピュア・タイプ)」パーソナリティ障害がごく僅かであることを棚上げすれば——つまり，DSM-IV-TR（American Psychiatric Association 2000）のⅡ軸に挙げられたパーソナリティ障害のうち，**ある1つのパーソナリティ障害の特徴しか示さない患者が稀であることを棚上げすれば**——，最高の精神療法適応可能パーソナリティ障害リストをこしらえることは可能だ。たとえ精神療法適応性が高いと診断された患者が実際には他のパーソナリティ障害と関連が深い特性を複数示すにせよ，このリスト上の分類項目は，そうした精神療法適応基準を満たす患者の**主要な特性コレクション**となることだろう。第2章では，精神療法に適応性のある境界例患者の特徴が検証された。この章では，但し書きを2つつけた上で，境界性パーソナリティ障害（BPD）以外のパーソナリティ障害に重点を置いて説明しよう。

　第1の但し書きは，DSM-IV-TRのⅡ軸に規定された限定リストの範囲外に，一般的に最も精神療法に適する障害が存在している，という事実である。Ⅱ軸のパーソナリティ障害を整理する際に，より軽度の「ヒステリー性（hysteric）」という古い用語と，より重度の「演技性（histrionic）」という新しい用語とが，多大な混乱を代償に合成されて

しまった。そして今や，前者は後者に取って代わられてしまった。より軽度の病態である**ヒステリー性格**は，主として精神分析の文献で使用されていた概念である。Kernberg（1980, p.68）が指摘したように，Freud の見解や後の Fairbairn の見解では，エディプス葛藤がヒステリーの精神病理の中心であった。精神性的発達における健康という観点から，ヒステリー性格は長い間，最も病的な度合いが低いパーソナリティ障害を表すと考えられてきた。Freud と精神分析開拓者世代は，乳幼児と児童は発達の諸段階――口唇期，肛門期，性器期――を通過するという発達軌道に確信を抱いていた。この理論においては，「各人の発達段階はパーソナリティ統合の時点でその前の段階よりも1段階進展する」とされ，「進展した段階の質は，より『健康な』適応レベルと対応している」と考えられてきた。すなわち，抑うつ性・妄想性・統合失調質はいずれも口唇期の表出として，強迫性は肛門期の表出として，自己愛性は男根-自己愛期の表出として，最後にヒステリー性は全面的な「性器期」に一番近い，というような対応が想定されていた。現在の臨床知見からすると，これらのパーソナリティ（あるいは「性格」）タイプがそれぞれ，あるスペクトラムを包含していると示しているので，この発達の道筋は単純すぎるように見える。かなり健全な抑うつ的な人々もいれば，軽度に妄想的な人々もいれば，強迫性が深刻な病状になっている人々もいれば，軽い強迫症状の人々もいる（Stone 1980）。それゆえに多様なパーソナリティタイプを，かつての慣例のごとく容易に秩序立てることはできないのである。

とはいえ，**一般的に**，より精神療法への適応可能性のある障害のリストに，ヒステリー性パーソナリティと3つの不安群（クラスタ）（C群）の障害――回避性・強迫性・依存性――を含めることはできるだろう。あるパーソナリティ障害を言い表すラベルを意図して使用しているのに，ある場合はパーソナリティについて語り，ある場合は性格について語れば結果的に混乱が生じるであろうから，それを最小限に食い止めるため，私

はかつて**ヒステリー性格**（hysteric character）と呼ばれていたものに対して意図的に**ヒステリー性パーソナリティ**（hysteric personality）という用語を使っている。またヒステリー性パーソナリティという用語は，この障害といとこ関係にあるが明らかに健康度の低いⅡ軸の**演技性**（histrionic）パーソナリティ障害とを区別するためにも使われる。なぜなら，後者を具現する患者の大半は，Kernberg（1967）の疾病分類でいうと**境界例水準**（ボーダーライン・レベル）の精神構造で機能するからだ。対照的にヒステリー性パーソナリティの患者は，しばしば**自己同一性の感覚**が健康に発達しているので，**神経症水準**の精神構造で機能する。ヒステリー性パーソナリティの患者たちは通常，様態においても程度においても不安群障害の患者と似たような不安を持っているので，**仮に**ヒステリー性パーソナリティがⅡ軸に含められる**としたら**C群に入るであろう。同じことが抑うつ−マゾヒスティックパーソナリティにも言える。抑うつ−マゾヒスティックパーソナリティの患者たちは内罰的で不安を抱く性質を持っているため，不安群に位置づけられるに相応(ふさわ)しい。ヒステリー性パーソナリティについては，Mardi Horowitz et al.（1984）が，（ヒステリー性とした）このパーソナリティ「スタイル」を表出する人々は「華々しい劇的演出を通してではなく，むしろ受身性やはにかみ，脆弱性(ぜいじゃく)の誇示を通して，自分に対する配慮を強制的に求める」（p.70）と特に述べている。対照的に**華々しい劇的演出**は，もっと病的な適応を示す演技性パーソナリティに見られる特徴である。

　第2の但し書きは，パーソナリティタイプのスペクトラム概念に関係している。ほとんどのパーソナリティ障害は，正常に近いものから，軽度の阻害を経て明らかな障害へ，さらには能力を麻痺させる精神病の極に至るまでの振幅を持っている。私たちは，こういった機能水準のバリエーションに新名称を割り当てることはしないが，「ヒステリー性」の場合は例外で，この次元は深刻度を増すと「演技性」になる。加えてパーソナリティ障害カテゴリーには，「軽度」なバリエーションを包含

できないものもある。私たちは通常，**軽度な**サディスティックパーソナリティや**軽度な**精神病質パーソナリティとはいわない。ただし，こういった障害を構成するといわれている特性のうち，1つまたは2つのみを表す人々はいる。サディスティックパーソナリティや精神病質パーソナリティは，軽いものであっても精神療法への適応性は高くないので，この章では論じない。残ったパーソナリティ障害——自己愛性，妄想性，統合失調質，統合失調型，軽躁性，受動－攻撃性，反社会性，易怒－爆発型^{訳注1)}——は通常，良くても，精神療法への適応可能性は中程度である。これらのパーソナリティタイプは後続章で論じる。この章では，ヒステリー性，強迫性，依存性，回避性，抑うつ－マゾヒスティックパーソナリティに焦点を当てる。

　不安群およびそれに関連した障害は，正常人口に見られるパーソナリティの延長線上にあるものとして頻繁に言及される。同様に，逆方向ではあるが，妄想性，統合失調質，統合失調型，軽躁性，易怒・爆発型障害は，大精神病への延長線上にあるとされる。

　抑うつ特性と並んで，抑うつ症状は，不安群のパーソナリティ障害に随伴^{ずいはん}する。Trull and McCrae（2002）が書いているように，「もしパーソナリティ障害が正常なパーソナリティ次元のバリエーションとして理解されるのであれば，［原著者注：うつ病に］併発する疾患データから，パーソナリティ特性自体と，不安と抑うつに関するⅠ軸症候群とが連結している可能性が示唆される」(p.47)。Widiger and Trull（1992）は，パーソナリティ障害と抑うつの相互作用には，多数の形があることを強調した。パーソナリティ障害は患者を抑うつに**向かわせる**原因になりうるし，逆に異常な特性が既存の抑うつから発生することもあり，両方が独立して発症しながら後に相互作用することもあれば，原因となる1つの根源から発生することもある。この観点から見ると，抑うつ－マゾヒ

訳注1) 列挙されたパーソナリティ障害のうち，軽躁性と易怒－爆発型は，DSM-IV-TRのⅡ軸項目に掲載されていない。

スティックパーソナリティは，いくつかの症例においては抑うつ症状が制御された後の，複雑な病状のパーソナリティ構成要素としてみることもできる。Phillips et al.（1998）に記述されたように，同様のことが抑うつ性パーソナリティに関しても言える。同様に，回避性パーソナリティも，治療を通じてか，もしくは社会的相互作用に際しての不安を生む環境を意図的に避けることを通じてかのいずれかにより深刻な不安が制御できた後に，ある一部の人に「残存する」ものとして理解可能である。広場恐怖の人が自宅にいる限り，回避性パーソナリティのみを示すことになる。

　このような相互作用の副産物の1つは，臨床所見において，精神療法への適応可能性が最も高いように思われるパーソナリティ障害が，不安や抑うつを含む障害としばしば併発することである。概念的に，この病状はⅠ軸とⅡ軸というボートに両方に片足ずつ乗せた格好である。この章ではこのような特徴を持つ障害について，**パーソナリティ**側面に絡んだ精神療法への適性に焦点を当てるが，一部の患者では**症状**の緩和がパーソナリティ要素の改善に繋がることに変わりはなく（Gorenstein et al. 1998），それはちょうど他の患者において，**必要な修正を加えて**パーソナリティ特性に対するセラピーが成功すれば，不安または抑うつの症状緩和に繋がるのと同じことである。

　不安群およびその関連障害で一般的に精神療法への適応性が高いことは，驚くべきことではない。パーソナリティ特性は慣習的に，（定義上，自我異和的である）症状とは対照的に自我親和的であるとして語られるが，不安群障害を抱える患者の多くは，自分のパーソナリティに関してかなりの不快感を覚えている。たとえば，回避性の人々は痛々しいほどに引っ込み思案である。依存性の人々は他人にしがみつき，しばしばもっと独立して自律的になりたいと願う。強迫性の人々は取るに足らない些細なことに拘泥し，仕事のゴールが砂漠の蜃気楼になってしまう。見たところはほぼ達成可能だが，どういうわけか，ずっと手が届か

ないままなのだ。ヒステリー性の人々は親密性に飢えているが，セックスは不安を喚起すると感じる。抑うつ－マゾヒスティックである人々は，「正しい」相手を望むが，自分を失望させたり，裏切ったり，または傷つけたりさえもする交際相手や配偶者と，結局は一緒になってしまう。こういった性質の人々は，自分の欠点に関して自分自身を残酷なほどに非難する傾向があり，多くの場合内省的な趣があるので，その度合いに応じて治療を求める可能性が高い。

不安群の患者と関連障害の患者は一般に，Heath et al.（1999）が**危険回避**（*harm avoidance*）と呼んだ，セロトニンシステムで媒介されると信じられている気質を示す。危険回避は適切な社会化に繋がるので，進化という観点からは重要な傾向である。たとえば，危険回避的である子どもほど，親に叱責されたり罰されたりした時にさらなる罰を受けるというリスクを冒して**逆らう**よりも，**行儀良くする**（つまり，同調する）ほうを好む。同じ理由で，危険回避的な人々は，心理的困難を経験すると通常，自分の苦悩を緩和する可能性が高い手段なら何でもやってみるという動機づけがある。彼らはセラピーを受け始めると，目標達成までセラピーを持続する可能性が高い。この性質は，「患者としての身分」には望ましい。主に強迫性特性を持つ患者は，倫理的で過度に慎重で，反社会性の正反対であることが多い。彼らは，大半の人が悩むことなく取る行動を問題があるとか悪いと見なしているため，そうした行動をしたいという意思が自身には誘惑に感じられてしまい，強烈に苦しむ。

以下に3名の男性の臨床例を示すが，彼らは全員，Kernberg（1967）が論じた神経症水準のパーソナリティ構造で機能する強迫性パーソナリティの持ち主であった。

◆症例 3-1
　20代半ばの独身男性が，軽い抑うつと仕事に関する恐怖を訴え，治療

を求めた。取り立てて野心家ではなく，家族の信託財産で生計を立てていた彼は，しかしそれでも自分は就職すべきだ，と感じていた。それは単に，女性は稼ぎが良くて家族を扶養できる男性のほうを好むように思えたからである。彼の恐怖は，6歳という幼い時点で父親が亡くなったことに関連していた。彼の心の中で重労働は早死と等しいと考えられていた。さらに彼は1人っ子であり，再婚することのなかった母親の主たる相手役であった。彼は，上流階級で法律を固く遵守する保守的な家柄の出身であった。セラピーは当初，彼自身の早死に対する恐怖の克服を助けることに集中した。

彼の親類の多くは弁護士資格を持ち，政府高官の地位にあった。彼自身も最終的には官僚としての職を確保した。彼の細部への注意力と課題の精力的追求は見事で，同僚のレベルをはるかに上回っていた。患者の几帳面さは，彼の一族の中で既に一般的である態度を誇張したものとして捉えることができた。たとえば，彼は所得税還付の件で煩悶した。仕事で車を使った際，控除対象欄にいつもは走行距離計が示したとおりに往復36マイル（約58キロ）と申告しているのに，その時は往復40マイル（約64キロ）と申告してしまったからである。内国歳入庁（IRS）から絶対に厳しい扱いを受けないように，彼は弁護士に相談し，改定した還付申告を提出しかけていた。彼に法律の格言「*de minimis non cur at lex*（法は枝葉末節に拘泥しない）」を確信させるのは一苦労であった。つまり彼に，「彼が本当は政府にあと15ドルの税金を負うていることを証明するために，実際のマイル数を確認する捜査員を数千ドルもの費用をかけて雇う気などIRSにはない」ということを納得させるのはとても大変な作業であった。

次のハードルは，完璧なガールフレンドを見つけることだった。彼は身を固めて子どもを育てたいと切望していたが，その相手には一度も喫煙をしたことがない女性しか考えられなかった。彼は並外れてハンサムで，もてそうな男性であったから，短期間の交際は多数回あり，数回は

婚約に近いところまでいったが,最近にせよ,何年も前にほんの数回であったにせよ,煙草を吸ったことがあるという理由で交際した女性を皆拒絶していた。彼はまた,これまで喫煙したことがないある女性をも拒否したのだが,その理由は,彼女が美しく高い学歴を備えていながら「下流階級」のしゃべり方をするため,母親はきっと交際を容認しないだろうと感じたからであった。彼はこの問題を克服したいという強い動機づけを持っていたが,取り組んでみたところ,とても手に負えないことが分かった。私は,彼の夢や他の指標から,彼が孤独で高齢化している母親を独りにすることについて極度の葛藤を抱えていると感じた。両価的にではあったが,彼は母親にとても愛着があったのだ。数年間,彼はこの愛着のポジティブな側面を見ることができないままだった。明らかに,彼の厳格な「禁煙規則」がこの愛着を保持していた。私は彼に,「あなたは干し草の山の中の1本の針を探すような,無理な探し物をしている」と述べた。もっと悪いことに,彼は二山(ふたやま)の干し草の中の1本の針を探していて,針が入っていないほうの山にだけ注意を払っていた。彼の厳しい要求の検閲を通過できる女性などいなかった。

　幸運にも,彼の強固な動機づけが,彼のサイコロジカル・マインドのレベルの低さを補った。彼は夢を思い出せることは稀で,夢の象徴を把握するのが遅かった。しかし,しばらく経つと,彼はベッドを共にしている女性が,母親の特徴を多く身につけていたという夢を報告した。彼はこの時点で,それまで解決できずにいた葛藤を認識できるようになった。さらに彼は,母親にとって孫を持つことの喜びのほうが,彼が独立した生活を追及することの寂しさよりも大きいであろうとも認識した。この時点で彼は,「99%完璧な」(10代の時に数本の煙草を吸っていた)女性に出会い,結婚して,ずっと欲しがっていた子どもをもうけた。そして彼の母親は,望みを捨てかけていた孫を持つことができたのだった。

◆症例 3-2

　独身で 26 歳の男性が，2 つの主要な問題の治療のため来談した。問題の 1 つは現在のガールフレンドと結婚すべきか否かについてだった。もう 1 つはインターネットを通じてアクセスできる成人向けポルノへの嗜癖であり，これに関して彼は相当な不安を抱えていた。彼はリヨンの裕福なフランス人家庭で育ち，父親はテキスタイルの製造業者であった。大学に行くまで，彼は「全男子制」の学校に通っており，従姉妹たちを除けば女性との接触はほとんどなかった。常に防護された存在であったのだ。母親は温かく面倒見のいい人で，おそらく彼女の最初の子どもという理由で彼を甘やかす傾向があった。父親は仕事で家を空けることが多かったが，付き合いやすい人物で，家族を週末用の別荘に連れていくことを喜びとしていた。両親ともに服装や習慣が控えめで，どちらも子どもと性に関する話はしなかった。

　実務向きな心構えの父親とは違って，患者は芸術的でスピリチュアルで，どちらかというと受身的であり，時として「夢見がち」であった。一時期，彼は聖職者になることを考えた。かつて父親を大企業家にした意欲は彼にはなかったので，ペンを紙に当てることは稀であったのに，物書きになることも考えた。結婚して子どもも持ちたかったが，父親の工場で働く以外，そのような計画を実行できる方法を知らなかった。父親の工場で働くことは，彼の芸術家肌の感受性にとってはほとんど魅力がなかった。彼は大学時代，自宅から，通りの反対側の家の人々を双眼鏡で覗き見るようになった。この窃視期の後，彼は対象をインターネットに切り替え，成人向けポルノサイトを探すようになった。この活動は彼をひどく悩ませた。彼が持つ倫理感覚に違反し，また彼の言葉で言うと，彼の静寂を乱したからである。異性との交際を始めたのは遅く，22 歳にして初めての真剣な交際相手ができた。2 人は良い性関係を持っていたが，しかしそれでもインターネットのポルノサイトにアクセスせずにいられないという彼の強迫行為は弱まらなかった。彼は大学では語学

を専攻しておりとても優秀だったが，どの特定の職種にも向いていると感じられなかった。その時点で彼は，22歳にして親類のところで仕事をするため米国に移住した。

　セラピーを始めた際，彼は結婚を考えている女性と2年に及ぶ交際の只中にあり，彼女にポルノへの耽溺を発見され関係を断たれることを心配していた。セラピーの最初の週に彼は夢を報告した：「ガールフレンドのアパートで，私は彼女と一緒にベッドにいます。その時，男がアパートに押し入ってきます。彼は銃を持っているのですが，私は何とか武器を取り上げます。これが3度起こってやっと警察が彼を確保します。それでもなお，彼が戻ってくるのではと私は怯えています」。侵入者は年配のように見えたが，患者は顔立ちを思い出せなかった。彼の連想の1つは「多分お父さん？　いやいや，ありえない！」だった。この夢の後もう1つの夢が続いた。患者は夢の中で，車の助手席に少女を1人乗せて山中を走りぬけていたと報告した。彼は，自分がスピードを出しすぎていると感じる。反対方向からワゴン車が1台疾走してきて，彼の車に衝突する。ワゴンから目を転じて自分の車の中を覗き込むと少女が見えるので，彼は少女を車から引き出そうとするが，死んでいることに気づく。彼は「何もしていないのにこんな酷いことになって……私たちが不注意だっただけで！」と感じる。しかしその時，死んだはずの少女が生き返る。

　この夢について話し合う中で彼は，「スピードを出し過ぎて制御が利かなくなった車のおかげで，自分は，結婚の準備もできていないうちから自分の情緒『スケジュール』より先走って，自分自身に決断を強制してきていた」ことに思い当たった，と述べた。彼は母親への強い愛着を語った：「多分，私の母への愛情は過剰なのでしょう。そしてガールフレンドとうまくいかなかったら，私は母親にしがみついて，また子どものようになってしまうでしょう」。(指輪を贈るつもりがあるのかないのか)ガールフレンドと口論している最中には，ガールフレンドから「それじゃあ

お母さんのところに行って愛してあげたら！」と言われた。彼はこの感情の爆発に激怒した。ガールフレンドが謝った後は落ち着いたのだが，これは実際のところ，母親への忠誠心と将来の婚約者への忠誠心が対立しているという，彼の葛藤状況を表す出来事であった。この後，彼は多くの夢で，ガールフレンドと同室にいながらその部屋の窓越しに近くの建物を眺めていることに気づき，そしてその建物の中に美しい黒髪の女性のシルエットを描いた。ガールフレンドに不誠実だと感じながらも，彼はこれら未知の美女たちに惹かれてしまうのだった。彼は，この繰り返されるテーマに取り組む中で，「（彼の母親と同じ）黒髪で，自分の手に入らない女性たちは母親の『代役』に違いない，そしてポルノに魅了されることも同じ意向を担っているに違いない」と最終的に結論づけた。その意向とは，「自身が結婚可能な女性への愛着形成に成功しようとした際に，禁じられた女性あるいは少なくとも彼が情緒的な依存を減少させなければならない女性への，代理的アクセスを容認すること」である。

　彼はセラピーへの動機づけが強くて根気強かったので，時々の逆戻りを除いては，インターネットのポルノサイトを使う願望を最終的に抑制できた。ガールフレンドと婚約し，彼女のことは彼の両親も温かく受け入れてくれた。ここで母親へのアクセスが減ってしまうという新たな恐怖が浮上した。彼は常に母親を「腹心の友」（ポルノへの関心のことは決して話さなかった）と見なしていたのだ。既婚男性の主たる義務と時間は妻を中心に回ることになるので，結婚したら母親と過ごす時間が減るであろう。このように考えることで，ポルノを使用することが，彼のためにいつも「そこにいてくれる」女性として母親に始終頼っていたことに関係があると，はっきり認識されるようになった。

　彼は高度なサイコロジカル・マインドを備えていたために，自分が報告した夢の象徴的意味合いを翻訳できた。その夢の多くの主題は，時には美貌の見知らぬ女性として，時には婚約者として夢に現れた1人の女性を，年上の男性襲撃者から守ることであった。彼は，襲撃者であるラ

イバルは，父親を象徴していると理解し始めた。「父親」とは，彼が母親との間に決して持つことができなかった親密な関係を，当然のこととして持っている人物だ。現実の生活の中で，父－息子間に深刻な諍(いさか)いごとは皆無であったが，患者が父親を危険なライバル役に当てはめた主な理由は，自分が非常に依存し崇拝している母親に対する父親の特権的な立場に，隠された怒りを感じていたからであった。

　2年間にわたる週2回のセッションの後，患者は婚約者と結婚し，フランスに帰って父親の工場の管理運営担当として働く決断をした。父親の工場で働くという決定は，現実的な観点からは賢明なものであった。別の分野では，それほど裕福な暮らしを可能にしてくれるような技能も経験も彼にはなかったからである。その6年後，彼に連絡をしてみると，彼は妻との間に子どもを1人もうけ，生まれ故郷で満足のいく生活をしていることが分かった。

◆症例3-3

　51歳の男性が，過去1年間交際していた女性と結婚すべきかどうか決定しかねて，治療に紹介されてきた。離婚して数年が経っていたが，彼は前の結婚で娘1人，息子1人をもうけていた。過去20年間，彼は大学で哲学科の教授として働いていた。彼にとって離婚は辛いものであった。娘は頑なに母親の味方をした。そして今では，彼の新しい友人で高名な企業幹部の女性を「ふしだら女」「邪悪女」とそしる以外，ほとんど父親と口を利かなくなってしまったので，彼の心痛は一層ひどくなった。哲学の指導に関する彼の見解やアプローチのいくつかは「型破り」と見なされているために，大学でもまた困難を抱えていた。この経験から彼は，同僚の一部から受け入れられていないと感じるようになっていた。

　夢の象徴を読み解くことに非常に長けていたので，彼は最初に報告した夢の「メッセージ」をほとんど誘導されなくとも理解した。その夢の中で彼は以前の家にいて，不動産業者が購入を考えている人々に家を見

せてまわっているところだった。地下室が「荒れ放題」であったので，彼は心配でならず，大急ぎで片づけようと試みる。そうしている間に側面の壁が彼の上に崩落してきて，彼はウエストの高さまで瓦礫に埋もれてしまう。折りしもそれは，不動産業者がその室内を見せようと降りてきた時であった。彼はこのようなイメージを，物事が彼を「塞ぎ込めよう」としているという感情や，罠に嵌って動けないように感じていることになぞらえた。彼は交際していた女性と結婚したかったが，その過程の中で事実上娘を失うのでは，と心配していた。彼は地下室を自分の精神の下部にある深みに例えた。つまりそこは，暴露されたら彼にとって恥となるような「ごみやガラクタで一杯の」層であった。転移の暗示することも，彼にとって明白だった。私は「不動産業者」であり，彼に「家のあらゆる部分」を見せていたのだった。

数日後の夢では，彼はかつて住んでいた家から，現在友人とシェアしている家へと車で移動していた。けれども車の変速装置に何かが起きて，車は後進しかしなくなってしまった。流れに逆らって進む事態になったところ，赤いスポーツカーに跳ね飛ばされかけた。彼はその前日，婚約者にしたいと望んでいる女性についての葛藤的な感情と，前の結婚生活についての葛藤的な感情について，長い間考えていた。前妻と一緒では不幸だったが，少なくとも娘と疎遠になることはなかった。彼は，新婚の頃，まだ家族が仲睦まじかった頃にノスタルジーを感じていたのだ。

彼は不幸な結婚を終わりにし，愛情を新しいパートナーへと移したことに対する罪悪感を段々に克服したので，2人は公式に婚約した。クリスマス休暇が近づいた頃，彼はいまだに怒っている娘から予期せぬ電話を受けた。彼女は裏切られたと感じており，もう彼を信用できないと不満を言ったのだ。彼は，娘が休日に水を差すためにわざわざこの時期を選んで連絡してきたのか，と釈然としない気持ちを抱いた。

彼はその電話の後，韓国人のテロリストが自動小銃で人々を射撃している夢を見た。患者は自分も標的にされると怯えた。奇妙なことにテロ

リストは彼に銃を手渡し,「我々のグループに入れ！」と言った。患者は銃を受け取りテロリストに発砲するが，銃には弾が入っていないようだった。与えられた別の銃を空中に試し撃ちしてみると，銃には弾が充填されていた。ところがそれでテロリストを撃とうとすると空なのであった。この夢を語った後，患者は婚約者との性生活はうまくいっているが，自分が彼女より年配なので，結婚後もうまくいくのかどうか案じていると述べた。時々彼の味方のように見えたテロリストに関して，彼はその人物を娘になぞらえた。彼女は彼の血を分けた子どもであったが，それでも敵対関係にあり，最近では「異邦人（エイリアン）」になっていた。

　長い間，この几帳面な男性の治療の主たる矛先は，疎遠化した娘との関係に向いていた。彼は人生の万事を「きちんと」しておくことが大事だと考えており，こういった条件が達成できないと罪悪感を抱く傾向があった。彼は娘の愛情を取り戻すべく何度も努力していたが，すべて撥ねつけられていた。彼は，子どもが2人とも結婚を受け入れていると思えない限り，結婚式の日取りを決められないと躊躇しており，婚約者との将来を保留にし続けていた。しかし婚約者と交際を開始して1年が過ぎても，息子の支援しか得られていなかった。この遅れは婚約者の忍耐力に重い負担をかけていた。私は，彼の娘が頑なで，かつ非理性的になっているので，「彼女の気持ちを変えようという試みは失敗する宿命にあるのでは」と解釈した。彼が結婚式の日取りに関して躊躇しているとすれば，不可能なものを獲得しようとして可能なものを延期しているか，婚約者または結婚に関して心もとなさがあって，娘の反発を言いわけに使っているか，のいずれかであることが示唆された。

　この頃彼は，ジレンマの解決の前駆となった夢を見た。彼自身が私のオフィスにおり，目の前に未完成の東洋の絨毯が広げられているのを見たのだ。私は彼にデザインを完成するようにと，色鉛筆と定規（じょうぎ）を与える。彼は絨毯の上に線を引いたら台無しにしてしまうと抗議する。私は「それはあなたのもので，あなたが好きなようにしていいんですよ」と伝え

る。「滅茶苦茶にしてしまっても？」と彼は応じる。私は「誰が気にしましょうか？」と答える。彼は定規で注意深く線を引くが，そのようにしても，数カ所はいびつになってしまう。しかしながら，彼は私が気にかけておらず，彼が予想したほどに批判的ではないことに気づく。夢内容に取り組むにつれ，その夢が彼の将来の人生行路と関係していることが彼には明白となった。彼には，自分が適切だと思うとおりに未完成のスペースに描き入れる権利があった。途中，多少の失敗は避けられないだろう。しかし彼の良心は，この面接で行った共同作業の効果により厳しさが和らぎ，今ではそれほど懲罰的ではなくなった（いわば，批判的な彼の両親または過度な非難を繰り返す娘に，振り回されなくなった）。彼は東洋の絨毯について知識があった。完璧は神にしか許されない証として，意図的に不規則性が織り込まれるのである。この時以来，彼は完璧主義的なゴールと容易に距離を置けるようになった。息子は参加しても娘は来ないことを受け入れて，結婚式の日取りを決めたのだ。

続いて紹介するのは，抑うつ−マゾヒスティック性格構造を持つ女性に関わる3つの臨床例である。この性格構造は，抑うつ性パーソナリティ特性と自滅的なパーソナリティ特性の組み合わせで，通常は精神療法への適応可能性が高いものである。これらの女性たちもまた，Kernbergのスキーマでいう神経症水準で機能していた。

◆症例3-4

　36歳の女性が，表面的には「相応しい男性を見つけるのが困難である」ことを理由にして治療を求めた。彼女は舞台女優として成功しており，主として悲劇やシリアスドラマに出演していた。彼女は3姉妹の長女で，モンタナ[訳注2)]育ちであり，自分自身を非常に「アウトドア派」で

訳注2) カナダ国境に接する大自然溢れる州。

あると見なしていた。彼女の両親の結婚は幸せなものではなかった。患者がティーンエイジャーの頃，父親は浮気をし，しばしば夜遅くに酔っ払って帰宅した。父親のお気に入りだった彼女は，長年母親よりも父親と近い関係であったが，しかしながらそれは，ティーンエイジャーになって父親の不貞を知るまでの話であった。その時から彼女の忠誠は母親のほうに転じた。彼女は魅力的で人気者であったので，たくさんのボーイフレンドがいたが，最終的にさまざまなやり方で彼女を失望させるような者たちに引き寄せられていった。彼女のパーソナリティの主たる特性は，ヒステリー性と抑うつ－マゾヒスティックパーソナリティタイプであった。彼女には，溢れんばかりに快活で外向的な日もあれば，泣きそうになって悲しい日もあった。このような気分変動は，彼女が20代の初め，舞台に出ていた劇場から帰宅途上，見知らぬ他人に性的暴行を受けた後に一層顕著になった。この男は逮捕されて長い懲役に服することになったが，この結末は，いつか彼は釈放されて再び自分を害するであろうという彼女の恐怖を減ずることはなかった。

　この出来事が後の彼女の男性関係を歪めていった。彼女は今では男性を，危険か安全かという2つのカテゴリーのどちらかに割り当てるようになった。強健で雄々しく野心的な者たちは「危険」と見られ，受身的で服従的であり職場で「やり手」ではない者たちは「安全」だが面白みがなく，結婚相手としては芳しくないと見られた。彼女は，ボーイフレンドによって妊娠させられ中絶したことは一度あったが，結婚したことは一度もなかった。その当時，キャリアがちょうど軌道に乗ろうとしていたところだったので，未婚の母になることは彼女にとって大いに負担になっていただろう。しかしながら，彼女はこの決断を後悔しており，出産していたらどのような子どもになっていただろうかと思いをめぐらせていた。

　彼女は，当時付き合っていた男性との関係で味わった混乱状態のため，治療を求めていた。彼女が付き合っていた男性は，経済的に彼女に

依存しきっているといっていいほど雑多な仕事を「ぽつぽつ」こなすだけで，彼女に比べてはるかに成功度の低い人物であった。物語が徐々に語られるにつれて，彼女が引き寄せられる男性は，ハンサムで社交の場ではソツがないが，信頼できず受身的なタイプであることが明らかとなった。彼女にとってのメリットは，こういう男性は彼女を捨てたり拒絶したりする可能性が低く，それゆえ独りになってしまうという彼女が恐れ怯えている運命に陥ることはないと保証される点にあった。デメリットとしては，彼女がこういう男性たちを尊敬できないことと，彼らには家計を支える唯一の稼ぎ手になることを期待できない，という点であった。

　損益収支計算上，彼女がこのような男性関係を持ってしまうことそれ自体が，重要な根本的問題に関連していた。具体的にいうと，父親の浮気を発見して以来彼女の嫉妬心が獰猛になってしまったという問題である。暴行事件によって彼女の男性観は一層辛辣化し，最良の男性たちへの信頼すら減少したことで，嫉妬心は激しくなるばかりだった。皮肉なことに現在のボーイフレンドはあまりにも彼女に依存していたために，「彼女が成功に促されて自分を拒絶し，成功や収入で彼女と同レベルの男性を探すであろう」と不安が増していた。彼女が自分を捨てにくくなるように，(結婚を通じて)自分に束縛することを望んだ彼は，彼女の嫉妬傾向を知っていたので，前のガールフレンドの話をしたり，他の女性と付き合うと脅したりして，彼女を挑発した。その間彼女は，彼の仕事面での能力の乏しさをなじるのだった。お互いの詰責（きっせき）は口論に発展し，双方が謝って泣き出す形で終わっていた。

　ボーイフレンドが「もっと望ましい女性」を選んで自分を捨ててしまうという嫉妬と恐怖は，セラピーの早い段階で報告した夢で浮き彫りにされていた。夢の最初の部分で彼女は緑の蛇を見る。夢の次の展開で，彼女はボーイフレンドがあまり器量の良くない女性と一緒にいるのを見る。そうではあっても，彼女は嫉妬を感じてしまう。ボーイフレンドは

「その，彼女と僕はしっくりいくんだ。セックスした後，出かけて蛇を撃つんだ」と言う。この夢を論じて，彼女は**緑色**[訳注3]を嫉妬や焼きもちに，蛇をボーイフレンドが排除しようとやっきになっている嫉妬深い彼女自身になぞらえた。同じテーマはその後の彼女の夢のほとんどに繰り返し現れたが，その中には，彼女が数カ月後に報告した夢で，ボーイフレンドと一緒に豪華列車のダイニングルームにいるというものもあった。食事の最中に彼女は嘔吐する。ダイニングカーが吐瀉物で一杯になるまで，繰り返し嘔吐するのである。最後に彼女は彼に出ていくように言う。彼は同情しながらも，激怒しつつ去っていく。この夢を論じて，彼女は「その嘔吐物が私の嫉妬心を意味していたことは分かっています」と言った。嫉妬心は「反吐（へど）が出そうなもの」であり，すべてを台無しにしてしまう。つまり，それがボーイフレンドを追いやってしまうということだ。

　セラピーで彼女は，ボーイフレンドに対する自分の感情が傾（かし）いでいる事実との格闘を始めた。独りになることは彼女に多大な不安を引き起こしはしたが，彼にしがみつくよりも，彼を排除したいと思うようになった。実際にはボーイフレンドとの関係にしがみついていたものの，数カ月後彼女は，自分に恋する別の男性と浮気してボーイフレンドを裏切る夢を報告した。夢の中でボーイフレンドは最後に泣き出す。この夢は2人の破局の前兆となった。彼女はきっぱりと別れることには気乗りがしていなかったが，自分たち2人には未来がないと感じていた。しかしその迷いは，国内の別の地域で，女優としての素晴らしい仕事を与えられた後にきっぱりと断ち切られた。

　彼女は，巧みに情動を把握できた（これは彼女の職業上の成功に貢献していた）が，同様に象徴への取り組みにも長けていた。彼女はまた精神療法への動機づけが高く，嫉妬心に対して懸命に努力していた。サイ

訳注3）英語圏では伝統的に嫉妬心を緑色と結びつける。

コロジカル・マインド，良い性格，根気強さのすべてが，精神療法への優れた適応性を構成した。現実的に考えて「断るのはあまりにももったいない」仕事のオファーが来たので，治療は余儀なく中断となった。治療後の12年間，彼女はキャリアの上で素晴らしい経歴を積み重ね続けた。彼女は自分と成功レベルが近い男性たちと満足のいく持続的関係を数回持ったものの，独身のままであった。私たちの治療作業が終了に近づいた時点でも，彼女はまだ自分が結婚に怯えていることを認めていた。「母親になることは，新婚旅行に向かう車の後ろにつけられたブリキ缶のようなもの」だからである。彼女は，父親に辱められ情緒的に見捨てられた自分の母親のようになってしまうことを，とても恐れていた。そのような運命は，避けられないものではないと理解してはいたのだが。彼女にとってアルコール依存者でも女たらしでもないと判明するであろう男性を選ぶのは，あまりにリスクの高い賭けに思われたのだ。

◆症例3-5

23歳の女性が，満足のいかない恋愛関係を送るうちに発生した軽症の抑うつを理由にセラピー目的で紹介されてきた。彼女はその前年に大学を卒業し，当時編集助手として働いていた。彼女は3人姉弟の長子で，父親が引退するまで大会社の上級管理職についていたという家庭の出だった。彼女はかなり魅力的であったが，限られた交際経験しかなく，その理由を彼女は部分的に自分の長身のせいにしていた。彼女は身長が6フィート（約183センチ）あるため，身長がそれ以上ある男性を除いた大半の男性たちが，自分を誘うことを避けていると感じていた。しかし交際の機会が乏しい主たる理由は，彼女の見解では，彼女の顔であった。彼女は自分が醜いと確信していた。

彼女はティーンエイジャーの間，父親による蔑みの言葉の矛先にされ続けた。父親は，全般的に彼女に対して批判的で思いやりがない上，顔の造りの各部分に関して何かしらネガティブなことを言いつらねてい

たのだ。彼は２人の弟たちのほうを贔屓し，彼女に女性であることが呪われたことであるかのように感じさせた。彼女が弟たちよりも，クラスの大半の学生よりも学業の面で成果を挙げた事実は，ほとんど慰めにもならなかった。実際，彼女の見解では，背が高く，醜い上にとても頭がいいということは，３ストライクをとられて絶対的に不利という意味なので，彼女の学業での成功は逆効果と感じられていた。そんな女を誰が誘うだろうか？　現在のボーイフレンドとは８カ月ほど付き合っていたが，その交際期間は当時の彼女にとって最長記録であった。彼女がそれまで短期間関係を持った3,4人の相手は，彼女を性的に搾取して満足するような，多数の点で「不適切な」男性ばかりであった。最初の男は父親のように過度に批判的であり，２番目は吝嗇であり，３番目はマナーが悪く，とても異質な社会状況の出自であった。こうした不運な選択のすべてが，彼女のパーソナリティに抑うつ－マゾヒスティックな色合いを与えた。彼女は自分を失望させる運命の男性に，まるで倒錯的磁力でもあるかのように引き寄せられていた。この点で彼女の新しいボーイフレンドも変わりはなかった。彼は彼女と同様に裕福な家庭の出だったが，傑出した裁判官である父親と同じ職業に就くことを拒んだので，その父親から勘当されていた。彼女のボーイフレンドはこの憎しみを，不平不満として彼女にぶつけた。

　彼女の治療は，長椅子を使用した週３回の精神分析から成っていた。セッションの間，彼女はしばしばボーイフレンドによる冷遇を詳細に語っては涙し，その合間に，父親による同様の関わりを交えて話した。たとえば彼女の両親は数カ月に一度，中西部から彼女と数日を過ごすために旅してきたが，最高級のホテルに滞在する余裕があるにも関わらず，いつも彼女の小さなアパートにエアマットを敷いて寝泊りするのだった。両親と一緒に過ごす時間の多くは，室内装飾や彼女の外見をめぐり，父親と口論するか，父親からそしられて費やされてしまうのだった。彼女はあまりに臆病すぎて，両親にもっと上手に旅程を組むよう，

やんわり仄(ほの)めかすことすらできなかった。治療を始めた数カ月後，彼女はボーイフレンドと同棲を始めた。この同棲関係は，若い頃に家庭で過ごした年月と同じような戦闘の場に変わっていった。彼女は彼と同じくらい一生懸命働いていたが，彼は，自分が6時に帰宅した時に彼女が温かい食事を食卓に乗せられるように準備していないと激昂するのだった。一度彼は彼女にコーヒーカップを投げつけ，指を1本骨折させた。この出来事以降のセッションでは，このような，人の尊厳を踏みにじるような言動をなぜ彼女が我慢しているのか，その理由を真剣に話し合えるようになった。

　彼女は幸運にも，精神療法への適応可能性を担うあらゆる性質をあらかじめ備えていた。そこには，この恋愛関係の解消を生き延びる自分自身を思い描く自我の強さも含まれている。たとえば彼女は，ボーイフレンドとの生活で忍耐していた苦しみが，父親のせいで耐え忍んでいた苦しみと，多くの点で相似していることを理解し始めた。当初彼女は，彼女よりかなり年配のボーイフレンドが，付き合ううちにいつも求めていた「良き父親」であったことが分かるだろうと考えていたが，実際には両価的に愛している実在の父親と似ていることが判明しただけであった。この関係が絶望的であることをさらに確信するようになると，彼女は数カ月後にそれを断ち切ることができた。

　セラピーの焦点はそれから父親へと移行した。彼女は，思春期に自分の寝室で着替えをしている間に父親が入ってきたり，父親がまるで彼女が家にいることに気づいていないかのように，裸のままで彼女と廊下ですれちがったりしたことを思い出し始めた。彼は客人に娘を紹介しながら，「私のつ，いや，娘です」などと口を滑らせたりするようになった。こういった出来事は，彼が表面上，彼女に対して批判的で棄却的になったのと同時に起きていたために，そのことを思い出してから，彼女の父親の修正された像が出現し始めた。彼が秘密裏に彼女に魅力を感じており，否認と，そして反動形成を通じて自分自身を防衛していたというほ

うが真実に近いと彼女は思った。おそらくこの過程は，彼の意識的機制ではなく，彼が格闘していた近親姦衝動をはねつけるための無意識的機制であったのだろう。当然，私たちは彼から確証を得ることはできなかったが，この解釈は納得のいくものであった。私たちは，彼の振る舞いを「負の近親姦」と呼ぶことにした。父親は彼にとって受け入れがたい性的感情に対処するため彼なりに最善を尽くしていたのであり，娘を「醜い」と思っていたとは到底考えられない，と彼女は結論づけた。彼女の分析からは，メリットが3つ生じた。第1に，娘を醜いとは感じず，どちらかと言えば魅力的過ぎると見ていた父親によって自己像が形成されていたことを認識したので，彼女は自分の容姿をより良く感じられるようになった。第2に，彼女は父親を許せるようになった。そして第3に，彼女を粗末に扱う男性を探し出してしまう自身のマゾヒスティックな傾向を振り捨てられたのである。

◆症例 3-6

　40代後半の女性は20年以上に及ぶ結婚生活の末，最近離婚した。彼女は抑うつ状態になり，離婚による苦悩という当面の理由ばかりでなく，現在の孤独を一層耐え難くしている長年の悲観主義，自滅的選択，不運という理由もあってセラピーを求めてきた。大学時代，彼女は優秀な学生で才能ある作家(ライター)でもあったのだが，メイフラワー号で米国に来た一族の末裔である作家と結婚した。結婚相手は，有能どころかお高くとまっていたため，著述活動で財政的な成功は収められなかった。患者は子どもを1人世話するのみならず，一家の稼ぎ手になってしまった。患者は出版社で編集者として職を得，その職責を見事に果たしていた。しかし，残念ながら自分自身のための創造的著作の時間はほとんど残されていなかった。

　彼女のセラピーへの適応可能性に関して言えば，彼女は高度に発達した思索能力と並んで，鋭敏なサイコロジカル・マインドと内省力で治療

作業に臨み，ほぼ完璧な謹厳実直清廉潔白というに相応しいほど控えめで倫理的であった。彼女はユーモアに溢れた皮肉屋で，彼女が言うところの「何トンもの厭世観（tonnage of Weltschmerz）」を自分の人生の全活動に持ち込んでいることをよく自覚していた。動機づけも持続性もまた強かった。その一方で，彼女の唯一の弱みは自我の力にあった。言い換えると，彼女は**変化する**という決意を欠いていた。彼女は人生にある種の変化をもたらしたがっていたが，そのような変化を実行に移すことに関しては絶望していたのだ。彼女のパーソナリティの抑うつ－マゾヒスティックな性質は，治療を開始して数カ月経った頃，私に語った痛切な話に表れていた。赤ん坊が生まれた時，彼女は3つの任務をやりくりしようとした。仕事・母親としての務め・早朝の創造的著作活動である。彼女は短編物語を数編創作した後，赤ん坊のおむつ交換のためのテーブルの近くに，たまたまタイプした原稿を置いてしまった。それから彼女は不注意にも，使い捨ておむつと一緒に，その短編物語を捨ててしまったのだ。彼女はこれを凶兆であると捉え，これ以上フィクション作家として筆を執ることはすまい，と決めてしまったのだ。このエピソード自体が短編小説のネタになりそうだったため，私は彼女にまた筆を執ってこの経験を物語の元にするように薦めたのだが，そのアイディアが彼女をまた全面的に悲しくさせてしまい，彼女は助言に対して何も行動を起こさなかった。

　この時点で彼女は夢を見た。その夢の中で彼女は，私の待合室でコーヒーを飲みながら，私への小切手を書いていた。彼女は私の椅子にコーヒーを溢し，当惑している。それから彼女は何かを鉛筆で書くが，それは治療者の鉛筆であると思う。私が彼女に鉛筆を返すように求めるが，そのことを彼女は私の側のけちくささと感じた。彼女の最初の連想は，彼女のラグマットとソファとCDのコレクションとにコカコーラを溢した従兄弟に繋がった。その時彼女は彼を「ぶっ殺したい」と感じたのだ。とは言え，彼女は不注意という点では彼と全く同罪であった。結局のと

ころ，おむつと一緒に自身の「小説－赤ちゃん」を捨ててしまったのは，他ならぬ彼女であった。彼女は，夢の中で借りた鉛筆を「ペニス」と同等なものと考え，男性はその器官を付与されるという恵みを賜っているので，書くこともできれば好きなこともできると結論づけた。彼女はペニスそれ自体に羨望したのではない。彼女はFreudが論じた女性の「ペニス羨望」という考えはやや行き過ぎだと思っていた。そうではなく，彼女は夫のような男性たちが所有する文化的優位性に羨望したのだ。彼女が仕事と母親としての役割で奴隷のように身をすり減らしている間，夫は書くことができた。彼女には親しい男性の友人が多数いたが，そのうちの何人かは彼女自身の夫がしたように，ずっと年下の女性と一緒になるために，最初の妻を捨てていた。これも彼女の経験によれば，また別の羨望すべき男性の特権であった。羨望すべき女性たちもいた。この患者の息子の大学の友人で，その著述の才能のため患者の秘蔵っ子になった女性がいた。まだ20代前半の時にこの若い女性は誰もが羨む文学賞を勝ち取り，それから彼女の作品は権威ある雑誌に掲載されたのである。患者は，自分以外のすべての人の成功への鍵となることが，自分の運命だと感じた。

　50歳になると，患者は人生の中でたくさんの扉が閉じていくのを目にするようになった。別の男性に会うには遅すぎるし，創造的著作に戻るにも遅すぎると感じ，その上，今では独りで生活せねばならず，他のすべての面では夫を除去してしまって喜んでいたものの，その代わりに既婚女性であるという社会的地位も喪失せざるをえなかった。彼女は人生において，相対的に取るに足らない多くの状況にも圧倒されるように感じた。彼女はネズミがアパートに侵入し始めたことに気づいた。ネズミは害獣ではあるが害の程度が低い。そのことを知ってはいたものの，ネズミたちは彼女をとてつもなく怖がらせた。彼女はネズミ捕り用の罠を仕掛けるコツをつかめず，死んだネズミを捨てねばならないと考えただけで戦慄を覚えた。猫を手に入れるようにという私の提案は拒絶され

た。なぜなら彼女は猫のことも恐れていたからだ。セラピーの3年目に，彼女は離婚の痛みと孤独とを克服し始めた。結婚していた間はごく稀にしか会わなかった古い友人たちとも再開し，再び創作活動を行うことさえも考え始めた。しかし，この時点で彼女は癌にかかり，これが彼女の書くという野心を遮断し，11カ月後，彼女は生涯を終えたのである。

最後の臨床例は，現在なら回避性パーソナリティ障害——**恐怖症性格**（*phobic character*）という古い精神分析用語にとって代わった用語——と呼ばれる障害を抱えた若い男性に関するものである。たまたまこの男性は，社会的状況でというよりも，古典的な意味で恐怖症を抱いていた（彼は水と飛行を恐れていた）。彼は社会的状況を回避したり，新奇社会場面や人ごみの中で落ち着かなくなったりするどころか，このような環境では実に居心地よくいられ，他者に強い印象を与えることができた。彼の潜在能力を制限していたのは，ある特定の状況（特に飛行機内にいる状況）下における激しい不安という随伴的恐怖症症状であった。そのため彼は，昇進に必要な長距離出張に行くことができずにいた。しかし，やがて彼は，精神療法を通じてその恐怖を克服できるようになった。

◆症例 3-7
　26歳の男性が，結婚に踏み切れないことと併せて，飛行恐怖を理由に治療を受け始めた。職業柄，頻繁な飛行機での出張が必要であるため，この飛行恐怖は問題となっていた。彼は大学で統計学を専攻し，数学の学位を取得した後に卒業して，保険統計分析に優秀なことを買われて大手保険会社に雇用された。同僚や，上司に対してすら，彼は人を苛立たせるくらい自信満々で強引であった。女性に対しては要求が多くて批判的であった。彼はそれほど幅広い教育を受けていない従順な女性を選ん

では，無知を理由に叱責していた。傲慢とも呼べる彼の自己愛的傾向パーソナリティは飛行恐怖と奇妙に調和を欠いていたが，そのこと自体，彼には人生早期から，死と臨終に対して大きな関心を寄せずにいられない性向が染みついていることを示していた。

　治療開始当初，彼はサイコロジカル・マインドをあまり示さなかった。内省力もなく，夢を記憶していることは稀で，特に共感的でもなかった。こういった欠点にも関わらず，彼の適応可能性は動機づけの強さによって，高い水準に上がっていた。仕事上，急を要する状況にあることが，動機づけを増幅させていた。彼は既に，年齢相応以上の昇進を果たして中間管理職の地位にあったが，飛行恐怖を克服しない限り，野心はあってももうそれ以上の地位には進めなかったのだ。週2回の精神分析的精神療法という治療構造が設定された。

　彼は自分の母親を過保護であると見なしていた。彼はこの傾向を部分的に，母親が子どもの頃，交通事故で父親を亡くしたことに起因すると考えていた。母親の父親は，走行中の車に向かって押しやられて轢かれた疑いがあり，もしそうだとすれば，それは殺人であった可能性がある。母親は家族の誰にも，自分が育った都市を決して訪問させなかった。加えて母親は喘息もちで，多くのありふれた食品や動物に対してアレルギーがあった（母親は大げさに言うのが好きだったので，**死ぬほどアレ**ルギーがあると言っていた）。患者は12歳のサマーキャンプの際に，トラウマになるような経験をした。水中で何かに足をとられ，危うく溺死しかけたのである。すぐに救出されたのだが，それ以来水を避けるようになり，決して泳げるようになろうとはしなかった。飛行機に関して，彼は保険統計の専門家として商業飛行機がいかに安全であるか，極めてよく知っていた。しかし「コントロールできない」という考えは彼にとって耐え難かったのである。

　自動車の衝突，溺死，飛行機の墜落，殺人，他の災難についての心配事が充填されたような雰囲気の家庭で育ったために，死への思いが彼の

心から遠ざかることは決してなかった。この頃，死が彼の心に突き刺さったもう1つの理由は，ある意味彼が，「自分のことを覚えていてくれるような子どもがいない限り，自分は全面的に忘れ去られてしまう」と考えたためである[訳注4]。この考えが，結婚して跡継ぎを残すように彼を急がせた。そしてこの願望のほうが，子どもを生んでもらうべく選択した女性たちと恋愛関係にあるのかないのかという事実よりも優先する事項になっていた。

　私の経験では，彼は死んでいる夢を見るごく少数の神経症水準の患者の1人であった。数年前，彼は風船の中に入って飛んでいる夢を見た。彼はその外に落下し，地面に叩きつけられて死んでしまった。けれども，彼には人々が「ああ，死んでいる！」と言うのが聞こえた。治療を受け始めて数カ月後，彼はほぼ毎セッションの前に夢を思い起こすようになり，それを真剣に省みようとする姿勢が見え始めた。明らかに彼のサイコロジカル・マインドが増したのだ。死というテーマは，予期しないところに姿を現していた。父親側の不貞の証拠もないのに，彼は父親が母親を裏切ったら，「父は私にとって死んだも同然だ」と考えていることに気づいた。この極端な態度は，自身の結婚生活期間中，どれほど貞淑でいられるかという懸念の投影であると，私たちは後に結論した。実のところ，彼には長い一連の「征服」歴があった。彼は同時期に2人の女性と交際を続けていたことがあったのだった。

　水は彼の夢の常駐物であった。たとえばセラピーの2年目に，彼は教会のような大部屋にいる夢を報告した。その部屋の片端は岩層のままになっていたが，その場に水が一杯に満ちてきたので，呼吸ができるように岩の天辺(てっぺん)に登らねばならなかった。出口はなく，既に溺れた人々もい

訳注4）家庭内で死や死者に対する関心が高かったということは，反面，残された家族が死者を常に思い，忘れがたい存在として扱っていた様子を連想させる。患者は自分が家族を作らない限り，死んだ親族が生きている家族から追憶されたように自分が扱ってもらえなくなることを恐れたのだろう。

た。彼がこの夢を見たのは，数週間後に飛行機で国を横断して会場に移動し，会議に参加するよう会社から命じられた日のことであった。その日が近づくに連れて，彼はどんどん不安になっていた。2日後に彼は別の夢を見た。彼は会社のビルの近くで飛行機を操縦しており，川の上を旋回していた。緊急着陸をしなければならなかったが，安全にできるとは思えなかった。その時沿岸警備隊が無線連絡を寄こし，水中には着地する余地がないと言う。その間，飛行機は燃料切れになっていた。この夢は，彼がパイロットの権限下で機内にいる間にコントロール不能になった状態よりも，もっと悪い事態を指摘していた。この場合，彼自身がパイロットであるばかりでなく，さらに不運なことにコントロール不能であるとも感じたからである。

　彼は近づいている飛行予定日を懸念するばかりではなく，交際中の女性についても心を悩ませていた。この女性こそが結婚したい相手であると感じたが，彼は自分が良き養い手，良き父親になれるのか，また子どもを持った場合，快適な成人期をスタートさせてやれるまで充分長く生きられるのか，かなりの不安を抱えていたのだ。2つの問題のうち，飛行に関する問題のほうが対処しやすかった。私は彼に，短時間飛行を数回行い，1回ごとに前の回より少しずつ長い飛行にしていくという行動療法的介入を勧めた。最初の飛行の前には，アルプラゾラム[訳注5] 0.5ミリグラムを服用することにし，その飛行がうまくいったら，後の飛行の際には，万一に備えてポケットに薬を数錠携帯するだけにした。この戦略は効果覿面(てきめん)であった。仕事で大陸を横断しなければならない日までに，不安はほとんど消えていた。1カ月後，彼はガールフレンドにプロポーズした。彼は6カ月後に結婚しリオデジャネイロへの新婚旅行に旅立ったが，10時間にも及ぶ飛行を難なくこなすことができたのであった。

　私たちの取り組みを振り返ってみると，私たちは彼の飛行への不安を

訳注5) ベンゾジアゼピン系の抗不安薬の一種。第4章訳注6（p.170）参照。

主要な構成要素に分割し，各パーツごとに細かく取り扱えたと思われる。精神力動的介入が彼の恐怖の心理的意味合いを掘り起こし，支持的介入と行動療法的介入が，彼の不安克服のスピードを上げた。幸運なことに，彼のセラピーへの適応可能性は，これらすべてのアプローチに対して発揮された。機内で単なる乗客となることは，パイロットという別の誰かにコントロールを委ねることを意味した。高度35,000フィート（約1万メートル）でコントロール権を握っていないという恐怖が，暗闇の中に叩きつけられ，彼を覚えていてくれる子どももいないので忘却の中で死んでいくという第2の恐怖の到来を告げた。車という移動手段には，愕然とするほど大きなリスクがつきまとっているにも関わらず，顕著な飛行恐怖の人々の大半と同様，彼は恐怖に苛まれることなく車の運転ができた。結局のところ彼は，自身の車の「パイロット」なのであった。

これらの臨床例が具体的に説明しているように，ある特定の手法に基づく精神療法でその患者が回復するからといって，その患者の**治療可能性**（treatability）や精神療法への適応可能性が，その患者の**回復可能性**（curability）を保証するとは限らない。私が「回復可能性」という用語で思い浮かべるのは，一定の時間を要した後に，機能水準と適応水準全般の改善が明らかになるまで前進していかれる能力である。改善したと感じられるこの水準は，「正常(ノーマル)」を直感に反して定義しない限り，正常ということでもなければ完璧ということでもない。人は常に，完全解決がほぼ不可能な葛藤と格闘している。したがって，完璧に「正常」であることは人間の条件に当てはまらない。正常とは，人が自分の人生の主な問題に対処するという課題に対して充分な対応力があると感じられ，変えられない人生の側面に関しては（AAの12ステッププログラム^{訳注6)}で強調されているように）断念を受け入れられる状態と考えて

訳注6) 第1章訳注36（p.65）参照。

もいいだろう。何とかして満足や幸福を得てやろうとし，実際に手に入れる人々もいるが，私たちが正常と見なす人々は，満たされない状態をある程度我慢する能力も持ち，心の落ち着きを保ち，後悔をしすぎることはない。幸せは，努力して直接的に求めるものというよりは，こうした適応の予期せぬ副産物である可能性のほうが高い。アインシュタインは，幸せは「豚の野望」^{訳注7)}であると主張したと言われている。この言葉で彼が意図したのは，私たちを全面的にとりまいている惨状を認識せず，*tikkun olam*〔**世界の修復**（*restoration of the world*）を表すヘブライ語〕に対して少しも貢献することなく，「幸せ」になることが唯一の目標である人生は，楽しめるものであっても究極のところは虚無であるということだと，私は考える（あるいは，そうであるよう願っている）。

　これらの臨床例において，相対的に健康な患者は皆，神経症水準で機能していた。というのは，大半が最終的には自身の治療可能性を，「回復」の達成のために用いられたからである。彼らは，手の届かない良いものを望みつつも断念し，手の届く良いものを受け入れながら，親密な人々との生活において意義のある進捗を遂げ，要となる葛藤を解決したのである。この過程は，娘との親交回復を犠牲にして，道理に適った結婚に踏み切った教授の症例に具体的に示されていた。飛行恐怖を抱えた男性は，比較的稀な例であった。力動的精神療法によってパニック傾向がほぼ全面的に削減できた人物だからである。デンマーク人の精神分析家 Thorkil Vanggaard（1989）も類似の症例を報告しているが，もっとも，彼の患者は良く統合され高い評価を受けていた医師であった。

　何年も前におむつと一緒に自分の短編物語を捨ててしまった編集者は，これらの臨床例中の他の患者の大半に比べて，治療適応可能性は高かったのだが，セラピーから得られた利益は限定されていた。恐らく彼

訳注7）"Well-being and happiness never appeared to me as an absolute aim. I am even inclined to compare such moral aims to the ambitions of a pig."

女の治療の主たる利益は，孤独と失敗感覚が緩和されたことであった。しかし，それは彼女のウィットと知性とを敬い，離婚手続きの一部始終の間も最後の病の間も「そこに」いてくれたセラピストとの関係があったので得られたにすぎない利益である。言い換えれば，夢分析や彼女の力動に対しての作業は，この心地よい関係が引き出される媒介になっていたにすぎない。たとえば私は早い段階で，彼女が治療作業をそれほど多く「**こなす**（do）」可能性はなさそうだと認識していた。彼女は息子が生まれた時に断念してしまった本を書くことはないであろう。彼女は「相応しい男性」に出会うこともないであろう。ネズミに対してでさえ，何もしようとはしないであろう。それでも私が彼女を理解して好いていることと，その理解や好意が純真なものであることを知ると，彼女の抑うつは軽くなったのだ。Freud（1910/1957）は精神分析の将来の展望に関するエッセイで，類似したメッセージを伝えている。彼は「私たちの人生に対する態度は，精神衛生を熱狂的に信奉したり，あるいはセラピーを熱狂的に信奉したりする者の態度であるべきではないことを覚えておこう。私たちが心に抱く神経症疾患の理想的予防法は，あらゆる個人にとって有益というわけではないことを認めねばならない……われわれは皆，神経症の原因について考えた経験があるが，場合によっては神経症状が，その状況下で起こりえた最も軽い結末であると認めざるをえまい」（p.150） 訳注8) と記している。

最大の利益を得た患者は，初めの時点では最小限のサイコロジカル・

訳注8)「われわれが人生に対して，熱狂的な衛生家や治療家として立ち向かってゆくことは許されない，ということを思い出してみましょう。この神経症になるという理想的予防法も，すべての個人に好都合なものではないことをお互いに認めたいと思います……神経症がこのような葛藤の多い社会状況の中で，われわれに可能な可能性の中の最も穏やかな逃げ道であることをわれわれは承認しないわけにはまいりませんが，今までも皆さんの中で神経症の原因の背景に一瞥も与えなかった方があるでしょうか」（小此木啓吾・訳『精神分析療法の今後の可能性　フロイト著作集第9巻』井村恒郎，小此木啓吾，懸田克躬，高橋義孝，土居健郎，生松敬三・編. 1983, 人文書院, p.44-54）

マインドしか示さず（この性質は時間と共に改善したが），最も硬い性格構造でスタートした人物であった。彼は，喫煙に関する強迫性が弱まり，批判的でもなくなり，楽しめる仕事を持ち，充実した結婚生活と熱愛する子どもを手に入れた時に治療を終えた。ポルノ嗜癖の男性は，元々サイコロジカル・マインドが相当あったのだが，同じくらいの成果を上げた。物書きになるという（安定した収入が得られない）夢を諦めて，満足感はないが利潤を得られる父親の工場での地位に落ち着いたので，結婚と父親になることが可能になったのだ。新しい家族から収穫した報酬が，これをとても理に適った妥協策にした。

　一方はマゾヒスティックで，もう一方はヒステリー性の2人の若い女性たちは，自分たちの男性関係がひどく惨めなものであると分かり，2人とも職業上のキャリアや広がった友人の輪のほうに，より多くの満足を見出すことを選択した。彼女たちは，より伝統的な妻や母になるというゴールを自分たちの人生の一部にするか否かに関して，以前ほど不安焦燥を感じなくなったのであった。

参考文献

American Psychiatric Association: Diagnostic and Statistical Manual of Mental Disorders, 4th Edition, Text Revision. Washington, DC, American Psychiatric Association, 2000
Freud S: Future prospects of psychoanalysis (1910), in The Standard Edition of the Complete Psychological Works of Sigmund Freud, Vol 11. Translated and edited by Strachey J. London, Hogarth Press, 1957, pp 141–151
Gorenstein C, Gentil V, Melo M, et al: Mood improvement in "normal volunteers." J Psychopharmacol 12:246–251, 1998
Heath AC, Madden PA, Cloninger CR, et al: Genetic and environmental structure of personality, in Personality and Psychopathology. Edited by Cloninger CR. Washington, DC, American Psychiatric Press, 1999, pp 343–367
Horowitz M, Marmar C, Krupnick J, et al: Personality Styles and Brief Psychotherapy. New York, Basic Books, 1984
Kernberg OF: Borderline personality organization. J Am Psychoanal Assoc 15:641–685, 1967
Kernberg OF: Internal World and External Reality: Object Relation Theory Applied. New York, Jason Aronson, 1980
Phillips KA, Gunderson JG, Triebwasser J, et al: Reliability and validity of depressive personality disorder. Am J Psychiatry 155:1044–1048, 1998
Stone MH: Traditional psychoanalytic characterology re-examined in the light of constitutional and cognitive differences between the sexes. J Am Acad Psychoanal 8:381–401, 1980
Trull TJ, McCrae RR: A five-factor perspective on personality disorder research, in Personality Disorders and the Five-Factor Model of Personality, 2nd Edition. Edited by Costa PT Jr, Widiger TA. Washington, DC, American Psychological Association, 2002, pp 45–57
Vanggaard T: Panic. New York, WW Norton, 1989
Widiger TA, Trull TJ: Personality and psychopathology: an application of the Five-Factor Model. J Pers 60:363–394, 1992

第4章

精神療法適応可能性が中程度：
境界性パーソナリティ障害

　Kernberg（1967）が定義した神経症水準のパーソナリティ構造を持つ患者を対象とした長期に及ぶセラピーでは，セラピストは時として患者の満たされない願望の収納庫（repository）[訳注1]となる。この現象は，精神分析療法の場合，よりはっきりするであろう。精神分析療法では，今・ここで（here and now）を志向する実践的な精神療法よりも，無意識の奮闘〔striving(s)〕を掘り出し解決することを極めて重要視するからである。心の統合が進んでいる患者は相対的に，こうした転移を「実現化（actualize）」しようとする激しい願望をそれほど持たない場合がある。Thormä and Kächele（1992）は，自身の教科書で精神分析中のある女性患者の例を挙げ，それにまつわるエピソードを伝えている。「転移の中で彼女の性的好奇心が刺激されてきていた……私は最終的に，私との間に，私から授かった子どもを持ちたいという，彼女の無意識の願望を解釈した。**彼女は意識的には決してそのような願望を持ったことはなかったが**，この解釈は納得がいくと言った」（p.45 強調加筆）。この患者の場合，もし彼女が**本当に**そのような願望を抱いてい

訳注1）他に「容器・倉庫，陳列所・遺体安置所，秘密を打ち明けられる人，腹心の友」などの意味がある。

たのなら，それはたぶん潜められており，決して全身全霊をかけるほどの激情ではなかったと推測できるだろう。

　境界例患者との状況はこれと正反対である。境界例患者との長期精神療法に通常予期可能な特徴は，どの学派においても，患者が転移を顧み熟考し転移について探求するよりも，**転移を実現化する**ほうにかなり関心を持っていることである。この状況は力動的精神療法・認知行動療法・支持的(サポーティブ)セラピーも含め，精神療法のアプローチに関わりなく発生する。さらには，境界例患者がより重篤であればあるほど，内省力(ないせい)が弱ければ弱いほど，転移を実現化しようとする努力は強くなる。言いかえれば，患者はセラピストに働きかけ，自身がこれまでの人生の中でその紛失に最も痛手を被(こうむ)った人の代理にセラピストを転換しようと尽力することになる。患者の主要な葛藤と，患者を最も悩ます感情に応じて，患者はセラピストを友人（一緒に食事をしたり映画に行ったりする誰か），恋人，あるいは親に仕立てようとするだろう。逆に，親あるいは患者の対人関係の中で中心的役割を占めていた人物から受けたひどい行為を理由に，セラピストを「復讐する」対象と見なし，中傷をあびせかける患者もいるだろう。

　患者が，自分の主たる養育者は，自分より幸運な人々の養育者に比べて顕著に不親切だった，または一貫して信頼できなかったと感じていれば，その患者は成長の過程で何か本質的なものが欠落していたという感覚を持つかもしれない。この感覚は，私たちが境界例(ボーダーライン)と称する人々の「基底欠損」について，Balint（1968/1979）が語った際ある程度意図していたことと一部重複する。この現象はあまりによく見られるので，一部の患者たちが転移を無理やり実現化しようと試みる時に，彼らを「境界例」と分類しても間違いではないほどだ。換言すれば，こうした態度で振る舞う患者こそが，まさにその事実によって「境界例」**なのである**。この点に関してBalint（1968/1979）は，「患者たちは自分の分析家を知り過ぎるようになる……患者たちの関心は，分析家がこのよう

に言ったとか，あのように振る舞ったとか，そうしたことの『本当の動機』を見抜くことにますます集中するようになる……そしてこれが恐らく，この状態の患者が，良くなろうという動機，願望，変化する能力さえをも明らかに大量に喪失してしまう理由なのであろう……分析家への期待と，あらゆる現実的なこととの調和がとれなくなるのだ」(p.85)と言及している。

　Harold Searles (1986) の診ていた境界例患者は，ほとんどの場合，Balint の紹介例より重篤な水準にあった。Searles は毎回セッションの最後に「終わりですか？ (Time to go?)」と問う男性患者の例を挙げている。実際のところこの患者は，「**私たちの時間は終わりですか？(Time for *us* to go?)**」と匂わす語調で聞いてくるのだった。患者はしばしば，「私たち」はこれこれを週末にした，「私たち」は昨晩ひどい口論をした，「私たち」は先日の夜セックスをした，などと言ってセッションを始めた。Searles はその言い方に，「彼が私のことを自身の共生－アイデンティティパートナーである，と無意識的に言及した箇所がある」ように感じ，「転移の中で私は，彼と共生関係にある母親のいくつかの側面を主に表象していた」と述べた (p.86)。Minde and Frayn (1992) はこの現象を，統合失調症患者とのインテンシブな治療中に，頻繁に遭遇する過程として描写した。Minde and Frayn は，境界例患者との臨床作業では「心的境界線もぼんやりする場合があるため，患者はセラピストを主観的に体験することを通じて，願い求める理想あるいは恐れている欠損を経験することになる」(p.105) と描写した。加えて，この過程では非常に原初的な切望が喚起され，それはセラピストが「［原著者注：自分が］なじみのあるものとは奇妙に異なる転移役割」に割り当てられるところにまで達する，と述べている。セラピストは，場合によっては，近親姦願望を向けても叶えられない父親や養育的母親としてではなく，「死体，超自然の力，望まない感情を入れる無生物の容器」として見られるようになる。この現象は，一部の統合失調症患

者の力動を理解する際に，人間以外の環境がいかに重要であるかを連想させる。こういった統合失調症患者の中には，自宅の庭の木や家族の飼っている犬のほうをはるかに好む者がいるとSearles（1960）は述べている。患者にとってそうしたものは，どちらの両親よりも確実に慰めと温かさを与えてくれるように感じられているのである。

　こうした不気味な現象は，第1章で概略を示した治療可能性因子を特に欠いた，境界例患者との治療で表面化する可能性が高い。精神療法へのアクセス可能性が**中程度**であるこのような人々が，この章の焦点である。この領域に当てはまる患者の多数が，非常に幼い頃に極めて深刻なトラウマを経験している。そのため自分の身に何が起こったのか，容易に言語化することも正確に言語化することもできない。このような患者は，Bessel van der Kolk（1996）が熱心に研究した**身体**（bodily）記憶のみを，言葉の代わりに表出するだろう。匂い，音，または見えるものが，言葉によってはアクセスできないことを，意識に届かせるかもしれないのだ。このような私の患者の1人は，次のように語ることで，苦痛に満ちた記憶を思い出す試みを描写した。「なかなか到達できないのです；話す前にすべて起こってしまったのです」。他の境界例患者，特に年上の親戚（父親，継父，おじ）によって近親姦の犠牲となった者たちは，明らかに，自分に起こったことの多様な側面を覚えてはいるが，少なくともセラピーがかなり進み充分な信頼関係が確立するまでは，トラウマとなった経験に付随する言葉を，あえて声にして述べることはない。たとえ患者と親が今では異なる大陸や海洋で分離された場所にいるとしても，患者を傷つけた親は，どういうわけか批判的なコメントを「聞く」ことができ，秘密を漏洩した理由でその子どもを確実に「殺す」であろうという魔術的思考に，患者は今もなお飲み込まれたままなのだ。

　中程度の治療可能性水準を示している境界例患者において，近親姦の歴史は精神療法へのアクセス可能性を低減させる必要条件でも十分条件

でもない。このようなトラウマを経験した多くの境界例患者の精神療法へのアクセス可能性は高水準にある。しかしその他に，まったく異なる要因が理由で，特に「難しい」境界例患者（Colson et al.［1986］の定義による）の治療可能性が極小となる場合がある。これらの要因は簡単には一般化できない。なぜならそれは，多数の複雑な組み合わせで発生するからである。単独で，あるいは複合的に治療可能性を損なう要因には，以下のようなものがある。

・身体的虐待性にせよ，慢性的な言語的侮辱にせよ，親の残酷性
・親からの養育放棄（ネグレクト）
・際立って棄却的な[訳注2]（そして治療者－患者関係で明らかになるような）愛着様式（スタイル）（Diamond et al. 1999 参照）
・妄想性パーソナリティ，自己愛性パーソナリティ，受動－攻撃性パーソナリティ，統合失調型パーソナリティ，統合失調質パーソナリティのいずれかを併発していること（Conklin and Westen, 2005）
・自己内省（self-reflective）－潜在的能力（キャパシティ）の顕著な阻害
・職業外の趣味の顕著な欠乏（Kernberg［1967］が昇華経路の乏しさと述べたもの）と，それに呼応して高まる孤独への耐性のなさ
・職業経験および職業上の成功の乏しさ；自活を促進するであろうあらゆる類の職業訓練が充分でないこと
・適切に敏感で養育的な親が存在している場合であっても，情動障害への深刻な遺伝的または生まれつきのリスク
・低レベルの動機づけや根気強さ
・連続的危機状況や崩壊を伴う混沌とした生活状況
・強烈，慢性的で広範囲にわたる怒りと敵意
・薬物乱用，無食欲症／大食症，解離性同一性障害，執拗な自傷行

訳注2）第1章訳注4（p.6）参照。

為，または自殺の脅しといった深刻で破壊的な症状
・上述の絶え間ない危機状況に繋がりうる，比較的些細なストレスに
　対する極めて敏感な脆弱性（ぜいじゃく）

　これらの因子の多くは，DSM-IV-TR（American Psychiatric Association）で境界性パーソナリティ障害（BPD）を定義している基準の深刻版として理解できる。他の要因は，子ども時代の生育環境が甚だしい逆境的状況であったこと，あるいは，不利な体質的既定事項に関係している。この件はいまだ体系的に研究されていないが，境界例患者がこういったネガティブな因子を1つでも持っている場合，または複数持っていればなおのこと，その半数以上が治療開始早期に精神療法から脱落してしまう可能性が高い。Waldinger and Gunderson（1984）は，BPD患者における治療脱落率を40％ほどと見積もった。精神療法へのアクセス可能性が中程度の患者の脱落率はこの値よりかなり高く，予後の暗い患者の脱落率はそれよりさらに高くなる。

　治療可能性を制限してしまう要因には，おそらく**貧困**（*poverty*）も加えるべきであろう。経済的に窮乏した状況の患者は，しばしば予約をとることができず，より良く安全な住居を手に入れるために教育水準を改善し職業技能を向上させる手段もほとんどなく，騒乱に満ちた時に危険な関係に巻き込まれていることが多い。このような患者の人生は，自身の適応能力をはるかに超えた危機状況の連鎖であり，自らの現状を脱却するチャンスはほとんどない。

　極めて敏感な脆弱性さという要因によって当然生じる結果は，**勇気の欠如**（*lack of courage*）である。精神療法へのアクセス可能性が中程度である境界例患者の中には，ある種の勇気の欠乏のせいで，セラピーでの利得を確固たるものにすることが妨げられる人々や，一貫して努力し続けることを妨げられる人々がいる（この性質は，自己超越性の欠如と類似していることから，「スピリチュアリティ」因子に位置づけてもよ

い)。大半の人々が，たとえ境界例患者であったとしても適切に対処するようなストレス状況に直面すると，勇気の欠如した人々はそのストレスに屈服して諦め，自己破壊的行動に頼る。後者は，自傷行為や自殺そぶりのような極端な行動とは限らない。たとえば，仕事を辞める，以前は維持可能であった必要な関係を断ち切る，アルコールや薬物を乱用する，自分の身体的健康を無視する，治療を止める，などもありうる。

顕著な反社会性特性（*marked antisocial traits*）と境界性パーソナリティの組み合わせは，悲観的な予後を生み，ほぼ治療不可能，または完全に治療不可能といった状態を創造する。しかしながら，反社会性特性があったとしても，その傾向が比較的弱い場合は，精神療法へのアクセス可能性は中程度を保てるかもしれない。しかしそうであっても，このレベルで患者は，**極めつけの衝動性**（*impulsivity carried to an extreme*）を示すかもしれない。この性質が今度は，患者の生活に危機状況と中断とを絶え間なくもたらし，混沌状態の原因になる。たとえば，極度の衝動性は，酩酊中の運転，暴力や所有物の破壊という結果を招く恋人同士の口論，恋愛関係の破綻とその後の嫌がらせ，些細な原因による路上の喧嘩，万引き，他にも短期間だとしても患者を法的なトラブルに陥らせるような衝動的行動に繋がるかもしれない。時としてこのような行動は，セラピーで扱われている最中の葛藤が行動化された（アクティングアウト）ものかもしれない。しかし，行動化によって負傷したり，警察施設内への拘置を余儀なくされると，結果的にセラピーが数日または何週間も中断するかもしれないので，その後のセッションでその行動を探求することも，受け入れられやすい形にすることも難しくなってしまう。勢いは失われ，セラピー再開時には，患者を向こう見ずな行動へと駆り立てたものの本質を捉え直すことは難しかろう。

　この行動は，もっと安定している患者との凪いだ水面のようなセラピーの場合の，いわゆる**抵抗**（*resistance*）に相当する。しかし，衝動性が強く，行動に走りやすい境界例患者に関わることで遭遇する抵抗

は，明らかにもっと手ごわいものである。このような患者は，衝動性が少ない患者たちに比べて転移の実現化に多大な努力を注ぐのだが，この傾向は，こうした患者との治療で充分な結果を出すのに並外れて長い時間が必要となる理由の１つかもしれない。

このような境界例患者は，**異者形成型**（*alloplastic*）の適応を示す。患者はセラピストを，自分の内部でうまくいかなかったことの発見を手伝う人としては見ない。代わりに，外界に変化を強要することで，問題を「是正」しようとするのだ。治療状況で彼らはセラピストを操作して，友人，保護者，親，サンドバッグ（叩かれ役）にしようと試みる。または，自分の人生には欠如しており，存在していれば人生を問題なくしてくれるような，何かしらの「生命維持に関わるほど大切な」対象物にしようと試みる。そこには，セラピーが必然的に内包する，骨の折れるような探求など，何ら必要とされていない。

ひどく衝動的な境界例患者とセラピストは，共通の考えに基づいてスタートするわけではない。最終的に治療が成功する場合であっても，患者には**内的変化**（*internal* changes）をもたらすための前奏曲が必要となる。つまり，精神療法開始時にかなり余分な時間を割いて，自分自身の**内面を**見ること（looking *inside*）に価値があると，このような患者を納得させる必要がある。治療は，ただ１つの習慣を変えればよいというわけではなく，セットになった２つの習慣を変容することを目的にしなければならない。変容しなければいけない習慣とは，第１に，思考を伴わない行動という手段で非常に急速に葛藤に対処する習慣であり，（第１に取り上げた傾向が最小限に収まった後で）第２に，原初的な防衛である分裂（スプリッティング）を用いて，ステレオタイプな見方で非現実的に対人関係の世界について考える習慣である。

厳密に言うと「行動化」は，現在セラピーを受けており，治療者－患者関係を通じて生起した感情を表現する行動に耽溺している患者の振る舞いを指している。行動が患者の外界で起こっているので，事実上「ア

クト**アウト**」されている（being acted *out*）。つまり，セラピストのオフィス外で行動化されていることになる。この定義に当てはまる行動化は，「精神療法開始以前から患者にとって典型的な振る舞いで，治療中も継続し，セラピストへのあらゆる感情とは無関係である行動」とは異なっている。以下の症例は両方の種類の行動を示した患者に関するものである。

◆症例 4-1

　40歳の男性が，ガールフレンドとの関係で勃発し続けた問題を解決することを希望して，治療を開始した。彼は大会社で広報担当の重役を務めており，かなりの成功を収めていた。20代の時に短期間の結婚生活を送り，その後は2～3年だけ継続する異性関係を多数持ってきた。最も際立ったパーソナリティ特徴は，彼を境界例と定義づける怒り，嵐のような激しさ，衝動性，独りでいることに耐えられないことの他に，軽躁性，自己愛性，そして（軽程度の）反社会性パーソナリティという要素であった。飲酒行動に問題があったが，他の物質は乱用しなかった。スリルの追求が，彼のパーソナリティのもう1つの側面であった。彼は「ギリギリ生活」を楽しんでいたのである。

　彼の一番新しいガールフレンドの選択は，精神遺伝学者たちが好みそうな「同類交配」の気配を帯びていた。彼女のパーソナリティは彼のパーソナリティと顕著に類似していたのであった。彼女は炎や嵐のように激しく，不安定で操作的であり，彼と同じくらい騒ぎを起こしがちであった。2人の共同生活は，熱狂的に愛を交わす日々と悪意に満ちた口論の日々の間を行ったり来たりしており，口論はたいてい，取っ組み合いの喧嘩やお互いの所有物の破壊という結末になっていた。時々は警察が呼び出された。私の患者が皮肉っぽく言うことには，私は2人の関係を円滑化するために「雇われた」のだった。彼は，彼女が魅力的でまだ23歳であるという理由で，彼女に惹かれていた。頻繁に展開する修羅場に不

満は言っていたが，この嵐のような性質こそが情熱の炎を燃やし続ける酸素であり，彼が退屈したり落ち着かなくなったりしなくてすむようなスリルの供給源なのであった。

　彼がこの関係の円滑化を望んでいないことは，すぐに明らかになった。この関係が平静であったとしたら，彼はあらゆる関心を失っていただろう。つまり彼は単に破壊性が減って，激しさが少し落ち着くことを望んでいたのだ。たとえば口論後，時々彼のガールフレンドは彼の職場に乱入し，他の従業員の前で彼に物を投げつけたりした。この行動が彼の仕事を脅かしていたのだ。双方とも病的に嫉妬深く，少しでも浮気の兆候や関心の衰退が感じられると，非難の応酬と論戦へと繋がった。こういった諍い（いさかい）の後には毎回破局が起こり，とはいえ数日間しか続かないのだが，その間彼はバーで会った女性と1晩限りの関係を持つのだった。ガールフレンドとの関係は「既に済んで蹴りがついた」ことになっているので，これは彼の心の中では許される行為なのである。3日後，ガールフレンドからの涙々の電話があり，灼熱の情事再開続行となる。しかし少し経つと，ゴミ箱を漁った（あさった）彼女は，彼が彼女と別れていた間に別の女性と過ごした夜のシャンパンのコルクを見つける。彼女は，その短い期間に，かつての恋人とセックスしたことを告白するかもしれなかった。2人とも激怒し，彼女は彼の車に「鍵傷をつけ」，彼は車の外観を損なったとして彼女を殴り，彼女が彼のオフィスに乗り込んでいく，というわけである。そしてこのサイクルは繰り返されるのだ。これまでのところ，この行動のいずれもが，転移の行動化を意味するものではなかった。ただし，彼もガールフレンドも，それぞれの家族に関係したパターンを再演している（enact）という主張はできたであろう。真の行動化は，後から現れた。

　2年間治療を受けた後，彼はこのガールフレンドのような女性との結婚は，延々と続く駄作映画のようなものだと理解し始めた。彼は，「平穏抜きの1日はセックス抜きの1日より辛い」という年齢に到達していた。

今回の破局は決定的だった。しかし最終的に関係を断った後，まず彼は激しく孤独な抑うつ状態となり，アルコール乱用が悪化した。私の促しで，彼はAA[訳注3]に行ったのだが，「退屈だ」と感じ，集会に数回出た後すぐに辞めてしまった。セッションの予定のないある晩，かなり酩酊していた彼は私に電話をかけてきて，会いたいと要求した。私が都合をつけられなかったことに彼は腹を立てて反応した。数時間後，私のビルの守衛から電話があり，私の患者がロビーによろめきながら入り込んで，入り口を飾っている大きな花瓶に放尿したと知らせてきた。**これこそまさに行動化（true acting out）であった。**

　この男性は，ガールフレンドとの問題だらけの関係に，どのような形であれ合理的結論を下そうという動機づけは高かった。彼は，順調に治療が進む可能性因子を他にも多く示しており，その中で最も目立つのは廉直性[訳注4]と好ましさであった。多くの軽躁患者と同じように，彼は外向的で陽気でユーモアがあり，人を惹きつけ魅了した。しかし私は，このパーソナリティの形状を有する人々には多くの場合，サイコロジカル・マインドや内省性がないように感じる。彼がセラピーから何かしら利益を得ていたとしたら，それはガールフレンドとの関係の不毛性や彼の自己破壊性に関する私のコメントよりも，私が彼の同盟者であるという感覚のほうと関連していたであろう。

　上述の男性は，かなり良好な自我の強さを有しており，仕事ぶりは大変優秀であった。ただし心的繋がりを紡ぎだす素質はほとんどなかった。対照的に，次の臨床例の患者は素晴らしいサイコロジカル・マインドを持ってはいたものの，完膚なきまでに人を打ち砕くほど虐待的な児童・思春期に起源を持つ症状に圧倒されていた。彼女の精神療法への動機づけは熱烈であったが，頻繁な自殺そぶりで治療が中断されたため，

訳注3）第1章訳注23（p.32）参照。
訳注4）第1章訳注26（p.35）ならびにp.38参照。

根気強さ[訳注5]が損なわれてしまったのだ。このようなネガティブな因子が彼女の精神療法適応可能性のレベルを中程度にまで下げてしまったのだが，その様子は，彼女の物語が展開するうちに次第に明らかになったのであった。

◆症例 4-2

　この30代後半の女性が私に紹介された時，彼女はある病院の小児科看護師であり，私が治療を引き受ける以前に力動的精神療法を長期間受け続けていた。彼女の家族メンバーの精神病理は極めて高かった。父親は躁うつ病であった。母方の祖父母はそろってアルコール依存症であり，祖母は自殺していた。祖父は患者の母親と近親姦関係を続けていた。父方の祖父は孫娘（患者の従姉妹）と近親姦を犯していた。

　患者が10歳の時，父親が彼女にオーラルセックスを強制して近親姦関係を持ち始めた。近親姦は思春期青年期半ばまで続いた。彼女は20代までこの記憶を抑圧し続けていたが，その合間に短期間の抑うつ，解離のエピソードを経験した。彼女は当時，この経験に対して説明することができなかった。近親姦のことを思い起こし始めると，彼女は誰にも話せないと感じた。人間以外の環境の重要性に関するSearles（Searles 1960）の見解と一致するが，彼女は自宅の外にある木に対してしか，近親姦のことを話せないと感じていた。父親から溺愛されふんだんな関心が注がれていた幼い日々，彼女は父親を「神様」として崇拝していたが，その後近親姦が始まってからはひどく嫌うようになった。父親は家中を裸で歩き回るようになった。こういった年月の間，彼女は何度も彼に怒りの爆発を起こしたが，そのことについては従属的な母親から叱責を受けていた。母親は「あなたの怒りは，お父様を殺してしまいます」と言い続けたのだった。

訳注5）第1章訳注32（p.48）参照。

第4章　精神療法適応可能性が中程度：境界性パーソナリティ障害　169

　私が彼女のセラピストになる前の数カ月間で，彼女の症状はどんどんひどくなった。この症状増悪が生じた時期は，病院の小児科看護師としての新たな仕事を引き受けた時期と一致していた。その小児科病棟にいる子どもの多くが深刻な虐待の歴史を持っていた。子どもたちの話が，彼女自身のトラウマに満ちた過去の記憶を，再び呼び起こしたのである。彼女は解離エピソード，抑うつ，近親姦のシーンのフラッシュバック，生理期間数日前の症状悪化を経験した。彼女は数回，ひどく心をかき乱すような夢を報告した。この最初の夢で，彼女は自身を14歳の少女と見ていた。この少女は誰かに，たぶん家族に，暴露すべき何か「おぞましい」ことを抱えていた。彼女が言おうとしていることを誰も聞きたがらないようだった。そこで彼女は，周囲の者たちを殺してしまうような「有毒光線」を発し，自分を「邪悪」に感じた。後に彼女は，運の尽きた宗教集団のメンバーになっている夢を見たのだが，そのリーダーは「時は満ちた，我々は共に全員死なねばならない」と言った。彼女は，婚約者とセックスを試みた晩の睡眠時にこのような数々の夢を見るのだった。彼女はセックスの試みに心がかき乱されていることに気づいたが，その理由は，婚約者の積極的な性行動が父親の記憶を呼び覚ましたからであった。彼女は，セックスの最中に何らかの快楽をもって反応できないことを，ある種「死んでいる」ことと同等視し，セラピーを受けても，この情緒的に死んだような「身動きがとれない」状態のままになるのではないかと心配していた。

　彼女の婚約者は面倒見が良く，辛抱強く，性的に攻撃的ではなかった。ゆえに婚約者は父親とは非常に異なっていたが，彼女にとって，父親のイメージと彼のイメージとを別個に保つことは難しかった。夢の中で彼女が描く婚約者は，いつも現実の彼とは異なっていた。そのような夢の1つの例は，彼のベッドに蛇が何匹もいるというものだった。彼女は，近親姦のことを知ったら母親は壊滅してしまうだろうと想像し，母親に対する罪悪感を持ち続けた。さらに，父親はしばしば彼女のほうが母親

よりも「ベッドで巧（うま）い」と言っていたので，彼女の罪悪感は助長されるばかりであった。

　看護師という職業柄，薬物を容易に入手できるため，彼女はベンゾジアゼピン系^{訳注6)}の薬物を乱用し始めた。特に生理前には，男性の性器を傷つけるという敵対的な空想が彼女の心を支配し始めるようになった。彼女は，婚約者が怒りの反応を誘発するようなことは何もしていないことを分かっていながら，彼にさえ怒ってしまうようになった。私が彼女と治療を始めた半年後，彼女は深刻な抑うつ状態になって，将来について意気消沈してしまった。彼女は抗精神薬を混ぜたものを用いて本気で自殺を図り，短期間入院した。その後セラピーを再開した時，彼女は私に同じ薬物を処方するように要求した。薬物を悪用して再度自殺企画を図りかねないという懸念から，私は処方を拒否し，その結果彼女はその時点でセラピーを放棄してしまった。

　この患者は仕事を進める中で，幼い頃の自分と同じような扱いをされ，犠牲になった子どもたちに直面した際，**解離エピソード**（dissociative episodes）を経験した。彼女のこのような側面について思いを馳せると，彼女のように子ども時代に深刻な虐待（特に性的虐待）を被った人々の中に，なぜ解離症状を発症する人々としない人々とがいるのか，という疑問が生じる。解離症状を発する人々の多くには，遺伝的素因が存在するようだ。また，虐待が行われているその瞬間に，自分に起きていることから情緒的に自分自身を引き離そうとして行った精神的努力，つまり一種の**意志の力による**解離（willed dissociation）

訳注6）ベンゾジアゼピン系薬物は脳内のベンゾジアゼピン受容体に結合することによってGABA神経系の作用を間接的に増強する。不安や興奮を抑制するため，沈静催眠作用のほか，抗不安・筋弛緩・抗けいれん作用を持つ（抗不安薬）。副作用は比較的少ない。ベンゾジアゼピン系の代表的薬剤はジアゼパムだが，より強い薬効を表す薬剤が多数開発されている。GABAについては第7章訳注4(p.276)参照。（青葉安里，諸川由実代・編：『こころの治療薬ハンドブック2003年（第3版）』2003, 星和書店）

第4章　精神療法適応可能性が中程度：境界性パーソナリティ障害　　171

として説明する人々もいる。上述の患者は，間違いなく，この精神的努力を行った。近親姦の記憶が蘇った後，彼女は，父親が彼女に（ペニスを両脚の間にこすりつけるといった）性的行為を行っている間，「悪いこと」が起きている下半身を上半身と分離しようとして，いかに意図的努力をしていたか思い起こし始めた。彼女がその時積極的に認めたかった「彼女」は，「影響を受けていない」自身の上半身であった。下半身はもはや「彼女」ではなかったのだ。

　遺伝的素因に関係した解離と，意識的に意志の力でもたらされた解離とを区別することは，実態に基づく作業というよりも恣意的な作業であろう。意志の力による解離に従事するという「選択」をするのは，大半が，この症状選択を促進するような「配線」脳を持って生まれた人々なのかもしれない。そうであるなら，この関係から因果関係の相互作用モデルが仮定されることだろう。Anthony Ryle（2004）は，以下のように書いて，この二重概念を支持した。「遺伝的素因がある個人が，深刻な虐待にさらされると，手に余るこうした情緒の経験や予期が解離を誘発する……手に余る虐待体験から故意に自己を遠ざけたことによって，これ［訳補足：解離］がいかに生じたのかを説明する患者もいる」（p.12）。いずれにしても，近親姦の犠牲者や，他の深刻な虐待や養育放棄を受けた人々は，解離傾向によって治療者－患者間の対話に忌々しい妨害が負わされるために，しばしば，精神療法適応可能性を中程度しか示さない。

　次に示すのは，注意欠陥/多動性障害（ADHD）に由来する注意散漫傾向のせいで，精神療法の適応可能性が減少してしまった患者の症例である。ADHDを抱える多くの人々と同じように，彼には，短時間で済む用足し程度の課題から，仕事を続けるとか学校である課程を修了するといった長時間が必要とされる課題に至るまで，いかなる長さの課題であれ，その作業を持続するのが難しいという特徴があった。彼のパーソナリティ特性は，大半が劇的群（クラスタ），主としてBPDの特性に限定されて

いた。彼が示したこの群の他の特性の中には，権力と成功への没頭（自己愛性特性），無責任で前もって計画を立てられないこと（反社会性特性）が含まれていた。彼には内省的な心の性向がなかった。セラピーへの動機づけは，かなり高い状態（抑うつを経験している時）から不充分な状態（気分がより明るい時）までシフトした。彼の治療に関するさらなる詳細は，次の臨床例に示されている。

◆症例 4-3

　治療のために初めてやってきた時，患者は 21 歳の大学生であった。彼は 2 年間付き合ったガールフレンドと別れたばかりだった。彼女は彼が熱烈に恋に落ちた初めての女性で，彼は卒業後に結婚を希望していたが，彼女は彼から距離を置くようになり，最終的には関係を断ってしまった。彼は打ちのめされてしまい，抑うつを緩和しようとして，マリファナ[訳注7]，アルコール，ヘロイン[訳注8]，コカイン[訳注9]など，さまざまな薬

訳注7）中央アジア原産の大麻草を原料とした幻覚剤で，2003 年度の調査によると全米で最も一般的な違法ドラッグ。葉などを焙り煙を吸うと酩酊感，陶酔感，幻覚作用などがもたらされる。大麻による反応は，薬理作用と，非常に主観的な心理的作用（気分や期待，社会状況，過去のドラッグ経験）との相互作用に大きく影響を受けるため，極めて多岐に渡る。〔C.R. Bartol & A.M. Bartol（羽生和紀・監訳；横井幸久，田口真二・編訳；深田直樹・訳）：『犯罪心理学──行動科学のアプローチ──　第 12 章ドラッグと犯罪』（2006, 北大路書房），財団法人麻薬・覚せい剤乱用防止センターホームページ（http://www.dapc.or.jp/index.htm）参照〕

訳注8）第 1 章訳注 30（p.46）参照。

訳注9）南米原産のコカという灌木の葉を原料とする興奮剤。中枢神経系に作用する。葉から独自のアルカロイド成分・コカインが分離され，麻酔薬として使用されるようになった。粉末を鼻から吸引すると，少量の服用で多幸感が得られ，不眠性，注意，覚醒度が上昇し，集中力が高まり，頭がスッキリしたように感じる。耐薬性が早く極めて依存性が高く，止めることは容易ではない。皮膚と筋肉の間を虫が這い回るような幻覚（皮膚寄生虫妄想）が特徴的な中毒症状であり，脳や身体に致命的な影響を及ぼす。〔C.R. Bartol & A.M. Bartol（羽生和紀・監訳；横井幸久，田口真二・編訳；深田直樹・訳）：『犯罪心理学──行動科学のアプローチ──　第 12 章ドラッグと犯罪』（2006, 北大路書房），財団法人麻薬・覚せい剤乱用防止センターホームページ（http://www.dapc.or.jp/index.htm）参照〕

物を乱用し始めた。彼は自殺を図り，軽い睡眠薬を何度か大量服用したが，しかし何ら深刻な結末には至らなかった。抑うつのために学業生活を中断したので，彼は大学を中退し，実家に戻って両親と暮らし始めた。大学に通っていた頃ですら，彼は学業に集中することが難しく，すぐに退屈してしまい，しばしば授業をさぼっていた。家では両親と頻繁に口論となった。その口論の大半は，彼に対して別の学校でいくつかの科目を履修するか，職に就くか，趣味を追及するか，何か生産的なことをするようにという親の催促であった。しかしこのような活動に対する情熱は，彼には皆無であった。彼が週2回のセッションに誠実にやってくるのは抑うつ状態の間に限られており，その時だけは，抗うつ剤と気分安定薬物の組み合わせからいくらか利益を得ていた。

　数カ月後，改善が見られ始めると，彼のセッションへの参加は前より不規則になった。あらかじめ電話してくることもなく，セッションをさぼることも往々にしてあった。彼の落ち着きのなさと退屈感は，より顕著になった。とうとう実際に職に就いた際，彼は自分が就いた職種に関して何ら特別な訓練を受けていないにも関わらず，「それは充分にやりがいのある仕事ではない，自分にはより高額の給料をもらう価値やもっと良い地位に就く価値がある」と不満を言った。彼は仕事に遅刻した上，上司に尊大な態度をとり——そして解雇された。こうなると何もすることがなかったので，彼はもっと退屈して落ちつかなくなり，薬物の乱用を再開してしまった。そしてそれが何か生産的なことをする能力をさらに妨害した。時々彼は，薬物の支払いのために両親から小額をくすね取り，見つかっては叱責された。すると彼は，両親が自分を「子どものように」扱うと不満を言うばかりで，自身の未成熟で無責任な振る舞いによって自分が親からの叱責を引き起こしていることを把握できなかった。

　私の強い勧めで，薬物問題の克服に役立つよう12ステッププログラム[訳注10]に登録した時，彼はしぶしぶ数回の集会に行き，他の参加者をけなすコメントをした後，すぐに辞めてしまった。彼は友人と共にバーの

はしごに戻ったが，その理由は，彼いわく「動きがある場だから」であった。彼には何の趣味もなく読書するには落ち着きが足りず，人生に「ドラマ」をもたらすさまざまな活動に耽った。バイクで競争し，バーで女の子を引っ掛け，酒で「恍惚」となる，等々である。しばらくの間，彼は万事うまくいっているという見せ掛けを保っていた。彼には，この印象を強調するような爽やかな人当たりの良さがあった。しかし内面的には，彼も時に認めることができたように，迷いや方向性のなさを感じていた。状況はより深刻化し，セッションへの出席も不充分になり，ここに至って私は両親に会うことが必要だと感じた。彼には薬物使用の中止に焦点を当てた，居住型のケアが必要だという合意に達し，この計画は即座に実行に移された。彼はリハビリテーションセンターに素晴らしい適応を見せた。ひとたび薬物のない環境に入ると，彼は目標志向的になり，大学での学業課程を再開することを熱狂的に楽しみにするようになった。

しかしながら，この患者の人生が過去数年間にたどった経緯は，別の問題も指摘している。つまり，いまだ彼は外的なローカス・オブ・コントロール（locus of control：統制の所在）訳注11) に依存しすぎていた。ガールフレンドがいる限り，気に入った仕事がある限り，人々が世話をしてくれる12ステッププログラムがある限り，彼はうまく機能できた。しかし彼の状況は，好ましい環境状態に彼が過度に依存していたため，本質的に脆いものだった。Foon（1987）が強調したように，外的なローカス・オブ・コントロールを有する人々は，限界設定が課され，参加者の自己成長を促進的する活動に確実に関わり続けられるような，

訳注10) 第1章訳注36（p.65）参照。
訳注11) 行動を統制する意識の所在を示し，「自己解決型（内部統制型）」と「他者依存型（外部統制型）」に分類される。自己解決型は自分自身の行動とその結果は自ら統制できると考えるタイプであり，「他者依存型」は自分自身の行動とその結果は外部の力や影響（他者・偶然・運命）によって決まると考えがちなタイプである。

高度に構造化された形態の精神療法にはより良く反応する。多くの境界例患者，特にメンタライゼーション（Fonagy, 2001, p.165）や内省性が未発達である人々は，外的なローカス・オブ・コントロールを有している。力動的精神療法に最適に反応するかどうかは，内的なローカス・オブ・コントロールや充分な程度の内省性やメンタライゼーションに左右されるのだ。

　幸運にも，外的なローカス・オブ・コントロールを持っていること自体が，患者をまずい結果へと追いやるわけではない。たとえば，BPD患者の長期的追跡調査では，内省する素質はあまりなかったものの，支持的介入やその他の介入への反応が良好だった患者の中に，治療終結後 10 年なり 20 年なりを経てから最良の結果が現れる場合があることが明らかになった（Wallerstein 1986）。おそらく，物質乱用経験者向けの 12 ステッププログラムに登録したことを除けば，その後ほとんどセラピーを利用せず，自身の根気強さと「真の気概」によって改善したと思われる例もあった。逆に治療中は内省的で洞察に富み，自分の発言や夢の象徴的内容をすばやく把握できていても，後年になるとうまくいかなくなる患者もいたのだ。

　この症例 4-3 の患者のアルコール，マリファナ，コカイン，そして（程度は軽いが）ヘロインへの依存に関して注目に値することがある。それは，これら全 4 種の薬物が，直接的にせよ間接的にせよ，そして異なるメカニズムを通してではあるが，側座核（Chao and Nestler 2004; Nestler and Malenka 2004）と内側前脳束（Wise 1996）にある，ドーパミンに信号を送るドーパミン作用性経路の総量を増す作用を持っているということだ。換言すれば，これらはすべて，脳の快楽中枢を激しく興奮させるのである（Grigsby and Stevens 2000, p.181）。ドーパミン水準と，これらの薬物に魅了されやすいことと，**新奇性追及**（*novelty seeking*）（Cloninger 1986）というパーソナリティ属性との間には，相関関係があるように思われる。この新奇性追求とは，BPD や劇的群に

属する他の障害に共通するパーソナリティ属性である。行動という観点で捉えられる境界例患者の最も顕著な特徴は，求める対象が薬物であれ，アルコールであれ，食物（過食症に見られるように）であれ，セックスであれ，（頻度は低くなるが）賭博であれ，リスクを冒す他の行動であれ，それらを並外れて**渇望すること**（*craving*）である。

このような活動は，一部の研究者たちが「報酬不全症候群（reward deficiency syndrome）」（Blum et al. 1996）と呼ぶものに関係があると考えられている。「報酬」経路にある細胞にドーパミンが付着することを妨げる通常遺伝子の変異体（つまり対立遺伝子）が，要因の1つかもしれない（Carter 1998, p.64）。この対立遺伝子の持ち主は，渇望の対象を過度に追求するように駆り立てられる可能性がある。渇望が切迫したものであればあるほど，行動療法家にかかれば治療成功の可能性が高くなるが，精神療法に限定した治療の適応可能性はより低くなる。この見解は，「一部の境界例患者には，飲酒……，自傷，危険な性行動，浪費といった特定の行動が，苦痛な感情に対して手っ取り早い解決方法を提供してくれる。したがってこうした患者の，その苦痛な感情を精神療法的に吟味することは，事実上不可能である」と書いた Koenigsberg et al.（2000, p.252）らによって繰り返し述べられている。Koenigsberg らは，嗜癖行動の中には，探索的な精神療法を無意味にしてしまうほど認知機能を損傷するものがあることを認めているのだ。病的な渇望は，治療可能性に影響する因子である**症状障害**（*symptom disorder*）と捉えることもできる（第1章**表1-1** 参照）。症状障害が重篤である場合，渇望の強度を何とか低減するべく他の手段が持ち出されない限り，精神療法への適応性が妨げられる可能性がある。前述の臨床例でいうと，患者が回復するためには，まずは専門居住施設で薬物乱用の治療を行うことが不可欠であったということだろう。

次に示すのは，変化への動機づけは高かったにも関わらず，衝動性が顕著で内省性が欠如していたために，また操作的行動と欺瞞傾向を治療

早期に示したために，精神療法の適応可能性が中程度であった患者の症例である。

◆症例 4-4
　治療開始時，その女性患者は 26 歳であった。患者の祖父母 4 人は，全員が台湾から米国に移住してきた移民であった。彼女の父親は企業家として成功していた。彼女は多くの点で恵まれて育った。大きく快適な家で育ち，私立学校に通い，スタイリッシュな服装で，ほとんどのメンバーが彼女自身と同じ中国系米国人で構成される友人のサークルを持っていた。彼女が高校卒業のお祝いにもらったのは 1 台の新車であった。両親は温和で，彼女と彼女の兄（弟）に細やかな関心を注いでいた。彼女たちきょうだいは 2 人ともとても行儀よく，躾はあまり必要なかった。彼女の成育のどの時期においても，虐待やトラウマとなる経験を仄（ほの）めかすものはなかった。家族 4 人は休暇のたびに一緒に旅行に行き，機会を設けてはヨーロッパを訪れていた。
　教育を極めて重視した彼女の両親は，彼女と兄（弟）の宿題を手伝う時間を惜しまなかった。この学業の重視は，思春期に彼女が世間から引きこもることに繋がり，結果として彼女は，友人たちがデートを始めた年齢をずっと超えるまで，異性との交際を先延ばしにすることになった。注意深く育てられた彼女の中国系米国人の女友達さえ，この点では彼女より冒険的であった。これらの友人のうち何人かは，彼女の通う大学よりも有名な大学に入学を認められた。彼女はこの差によって，自分より友人のほうが優秀であると感じていた。
　彼女は 25 歳になって初めてボーイフレンドができた。この頃には，彼女は広告会社に勤務して高給を得るようになっていた。彼女は，最初のうちはボーイフレンドに夢中になっていた。自分が恋をしていると感じ，彼を良い結婚相手候補と感じていた。なぜなら，彼は野心的で既に仕事では出世コースに乗っており，どのような状況にも対処できるよう

に見えたからだ。しかし彼は，彼女を粗末に扱い始め，彼女の知識や料理，性的経験の少なさをけなし，貶めた。このような彼の残酷さを彼女が我慢した理由の1つは，自信が破壊されてしまい，もっとうまくやることなどできないと想像したためであった。もう1つ別の理由は，自分さえ自己改善をすれば，万事がまた「素晴らしく」なると彼女が予想したためだった。それゆえに彼女は望みのない状況にしがみついていた。1年後，彼が特に痛めつけるようなやり方で彼女を辱めた後，彼女は睡眠薬の大量服用で自殺を図り，短期間入院した。その時，彼が2人の関係に終止符を打った。

　Ryle（2004, p.19）に描写された境界例患者と似た形で，彼女は3つの苦悩状態を引き起こした：犠牲者（victim），憤怒（rage），復讐（revenge）である。復讐は彼の職場や家に頻繁に電話して，彼の仕事を邪魔することで成立していた。彼女は生まれてからこの方，卑屈なまでに従順で礼儀正しかったのに，今では彼女らしからぬ行為を起こすようになっていた。彼女は彼の残酷さを厳しく非難する手紙を認め，それを彼の家族にあてて頻繁に送りつけた。彼女はそれを別人からの手紙に見せかけ，あたかも人々が口をそろえて彼の親戚に彼を告発したがっているかのように書いたのだった。他にも，職場の上司に対して彼を非難する内容の手紙が送られた。その間，復讐の手紙の作成や，喪失を嘆いて制御できずに泣くことにあまりに多くの時間が費やされたため，彼女自身の仕事は台無しになっていた。彼女の元ボーイフレンドは，専門家に訴えると脅した。

　彼女の復讐行動は，自殺企画と同様に自己破壊的になっていった。しかし精神療法中にそのことを彼女に指摘することは，彼女への裏切りを仄めかす結果となることが判明した。彼女は私のコメントを「彼の味方をしている」サインと受け取ったのだ。彼女の心はグレーゾーンを認めなかった。彼女の自己−破壊性を食い止めようとする私の努力は，実際に私が「味方をしている」ことを意味してはいるが，彼女の元ボーイフ

レンドの味方をしているわけではないと彼女に納得させるのには，何カ月もかかった。深刻な 分 裂 （スプリッティング）の当然の結末として，彼女は2人の人間になっていた。一方は寛大で礼儀正しく思いやりのある自己（彼女が共に成長してきた自己）であり，他方は，自己‐毀損（きそん）的で復讐心に満ちた，自信に欠けた自己である。こちらは，ボーイフレンドとの惨憺たる関係を始めて以来，大半の時間に表面化していた自己であった。

　養育的な家族に恵まれトラウマがなかったことを考えると，彼女のメンタライゼーションおよび内省の潜在的能力がこれほど貧困であることは私を悩ませた。治療を行った3年間，彼女が夢を思い起こすことはめったになく，覚えていた時でも希薄な連想しか浮かばなかった。破局の余波の中，彼女はある夢について，ボーイフレンドが美しい中国人女優と派手な車に乗っていることに心を巡らせた。彼女は車に追いつこうとするが，彼はスピードを上げて去ってしまう。これに関する彼女の唯一の思考は，「私があそこに座っていたかもしれないのに」という嫉妬の悲嘆であった。1週間後，彼女は別の夢を報告した。中国本土出身の兵士と，彼女の祖先の出身地である小さな島である台湾出身の兵士との間で戦争が起きているというものだ。彼女のボーイフレンドは「誰も僕たちを征服できない」と彼女を安心させるが，近くに爆弾が落ち，2人は非業の死を遂げる。2人の肉体はばらばらに崩れ，米国にいる彼女の親類たちに向けて，彼女の腐敗していく遺体の映像がテレビに映し出されている。彼女はその時まで，たとえ彼が彼女を惨めにしたとしても，まだその初恋の喪失を埋め合わせることはできると思っていた——しかしその夢は，もはや彼女がそれに絶望していることを鏡のように映し出していた。さらにこの夢は，彼の拒絶が彼女の世界を全面的に破壊してしまったという，彼女の感情を表現していた。彼女の心の中では，この感情が，彼に向けた激怒や復讐行為を正当化していたのだった。

　セラピーは2年目を迎え，彼女は別の男性たちと交際を始めた。彼女は何人かをさまざまな理由で拒絶したが，こういった破局は彼女を狼狽

させはしなかった。その状況では，彼女がコントロールを握っていたからである。しかし他の男性たちとの間では，元のパターンが繰り返された。賞賛に値するように見えるが実際は自己中心的で，彼女を粗末に扱うような男性への死に物狂いのしがみつきの後に，抑うつ，憤怒，自殺思考，復讐の報復行為が続くのである。憤怒が理性を一掃し，彼女は（錠剤を少々過量に服用して）自殺そぶりに訴えるのだが，これは彼女の感情を傷つけた男性の高慢の鼻を折り，事実上「ねえ，あなたのせいで私はこうなったのよ！」と言って，彼を咎め立てる意味があった。あるいは「おあいこに」なるように，相手の男性を苦しませる意図で電話をかけたり，怒りの手紙を書いたりした。彼女の衝動性はこれらの行為のみに限定されていて，内実は，癲癇の爆発と大差なかった。薬物乱用も，性的放縦さも，器物損壊などもそこにはなかった。その時の彼女は，憤怒期と号泣期の交代劇から気分を紛らわしてくれるように思える読書，スポーツ，趣味，他の有用な活動から，何の安堵感も得られなかった。

　3年目の間に，良いほうに向かう漸進的変化が起きた。この頃までには彼女も，失望したり怒ったりした時は10まで数えられる程度には自分の弱さを意識できるようになっていた。さらに，自分が困った状態に陥る元となった過去にやってしまったことはどんなことであれ，**しないでいられる**（*not* do）ようになったのだ。彼女の改善は，一種の行動訓練がもたらしたものである。しかし内省や洞察はほとんど関係していなかった。彼女は，自分の主たる問題と可能な解決方法のリストを作成することが有用であると感じた。彼女のセラピーは，Ryle の認知分析療法（Ryle 2004）の特徴を取り込んだものであった。ただし，実際の Ryle の治療方法はもっと系統化されており，たとえば，患者の宿題，投函はしない怒りの手紙の作成，時間制限つきフォーマット（24週間プログラム）などを含んでいる。3年目の終わり頃に，彼女は自分自身とよく似た生い立ちの，もっと相応しい男性に出会い，結婚した。この頃までに彼女はずっと落ち着きを取り戻していた。陽気で外交的で思いやりのあ

る自己が，再度表面化して優勢となっていたのだった。

解離：治療可能性を妨害する深刻な症状

　解離は，境界例患者との治療に多数存在する逆説的状況の1つであるが，**解離性障害**（*dissociative disorder*）あるいは，もっと稀な〔かつて**多重人格障害**（*multiple personality disorder*）と呼ばれていた〕**解離性同一性障害**（*dissociative identity disorder*）を示す人々に，ほぼ例外なく発生する。BPDとこれらの障害の相互関係は複雑だ。解離性同一性障害患者の大多数（およそ60％あるいはそれ以上）が，BPDも抱えていると論じた研究者たちもいる（Horevitz and Braun 1984; Ross et al. 1990）。Fink（1990）は，解離性同一性障害とBPDとの間には，重複する多くの症状が存在するものの，解離性同一性障害はDSMのパーソナリティ障害のどれとでも同時に起こりうると記した。しかし彼は，境界例患者の**分裂**防衛（the *splitting* defense）は，進行した解離性同一性障害の患者における（1つのパーソナリティから別パーソナリティへの）**スイッチング**（*switching*）とも，（「交代人格〔alter(s)〕」を現出しない）解離性障害の患者における**離人症**（*depersonalization*）とも異なることを強調した。

　解離性同一性障害を抱える患者は，必ずしも境界性水準の精神構造で機能するわけではない。より高い（神経症）水準を示す者も，より低い（精神病）水準を示す者もいる。観察する自我と経験する自我の分離は「洞察型のセラピーに必須である」（Kluft 1991, p.697）。しかし，実際に交代人格が存在する患者にとっては，それは有用ではないかもしれない。なぜなら，Kluftが書いたように，彼らは「全面的記憶や思索的自己観察から分断されていて……特定化されたパターンで反応しがちであり……経験から学ぶことを困難に感じるから」（p.697）である。重要な記憶は論理性を受けつけない容器の中に隔離されている。「多重」人格

が（この課題用に特殊化された技法を通じて）まとまった単一人格へと変換されるまでは，伝統的な精神療法は効果がないままになるだろう。

　BPDと解離性障害のグループ全般に共通するのは，子ども時代のトラウマ，特に性的なトラウマ（最も顕著なのは，年上の親戚による，子どもが10歳またはそれより幼い時に起きる近親姦［Stone 1990］）である。精神療法の適応可能性という観点からいえば，次のような逆説的な側面がある。すなわち，より劇的な解離性同一性障害を持つ者はさておき，軽症の解離性障害を持つ境界例患者は，自身の中に肯定的な治療可能性因子をふんだんに包含しているのに，少なくとも初めは，そのような因子にアクセスできなかったり，利用できなかったりするかもしれないということだ。彼らはセラピーのセッション中にストレスがかかると瞬時に解離してしまい，恐ろしく頻繁にセラピストと患者間の対話の流れを中断するかもしれない。このパターンは，Kluft（1991）が解離性同一性障害の患者を論じて描写したものである。解離は治療の流れにギクシャクとした性質を与え，それはまるで，3つおきに単語が削り消された小説を理解しようとする試みのようだ。そのような患者の1人である女性は，おじとの近親姦という痛みを伴う話題を切り出し始めたところ，突然「周波数が合わなくなり」，突然もう少しで眠りこけそうになり，話し合われていることとは無関係な言葉，たとえばレシピの原材料や洗濯に出す物のリストなどをもごもごと口にするのだった。時には何分間も，セッションの残り時間のすべてさえもが，この回り道で剥奪されてしまうのである。治療を受け始めた他の境界例患者の中にも，解離があまりに顕著なので，まず解離状態に対して治療を施し，患者の精神療法へのアクセス可能性を回復する方策がとられるまでは，意味のある精神療法を何ら開始できない者がいる。以下の症例が示す通りである。

◆症例 4-5

　1960年代，ある患者が一般精神病院から，徹底した精神療法を専門と

する病院に転院させられた。患者は寡黙な若い女性で，時として緘黙のように見え，多数の自殺そぶりや自傷行為を行っていた。彼女は，自分が過度に罪深く悪であると感じていること以外は，ほとんど何も明かすことができなかった。しかし彼女はこのような耐え難い感情の理由に，首尾一貫した説明を与えることもできなかった。

その時代は，統合失調症という診断がほとんどあらゆる入院患者に適用されており，このような「統合失調症」患者には過激な治療が実施されていた。当時，他の治療法に抵抗性を示す精神疾患患者には，一般的に電気ショック療法（ECT）が施行されていた。したがってこの女性もECT治療を何度も受けることになり，結果として彼女の短期記憶は長期にわたって傷つけられ，機能を果たさなくなってしまった。元々彼女にとって自身の過去と「力動」とを意識することは難しかったのに，ECT治療の結果，それはさらに輪をかけて難しくなってしまったのである。

ECTからは何の利益も得られなかったので，別の病院で別のアプローチを試みる決断が下された。新しい病院で迎えた初めての年，彼女の症状は緩和しなかった。具体的には，彼女はほとんどの時間を寡黙なまま過ごし，自己破壊的なままであった。2年目になって，セラピスト因子（ファクター）が重要であることが明々白々となった。この年，彼女は別のセラピストに割り当てられたことで，それまでに感じたことがなかったような形で理解され受け入れられていると感じるようになった。彼女はこのような感情が生じた理由を，新しいセラピストの持つ静かな強さ，情緒応答性，聴く能力にあると考えた。解離した状態に仕舞いこまれ錠を掛けられていた素材は，すべてが一気に現れたわけではなく，詳細の大半は何年も表面化しなかった。しかし彼女は，子ども時代に経験した，数人の親戚の手による深刻で長引いた虐待を思い起こし始めた。この記憶想起が，再統合への長い過程の第一歩となったのである。

この症例の展開は，境界性パーソナリティを有する患者に，何が悩ま

しい頻度で起きるのかを具体的に説明している。彼らの回復は，快適に関わりあえる（あるいは「しっくりくる」）セラピストに割り当てられる幸運といったような，偶然の出来事にしばしば左右される。このような幸運を得損なえば，自殺による悲劇的な死という結果に終わるかもしれない。前例の女性は，同じセラピストとの数年間の治療のうちに，目覚しい回復に至り，職業上でも成功し，結婚し，子どもを授かった。加えて，時間経過と共に彼女は，経験した虐待の性質をより精緻に思い起こせるようになり，解離傾向は消散し，非常に長い間彼女の手をすり抜けていた統合を達成したのだ。この患者は，良くても中程度，もしくはそれ以下の治療可能性でスタートしたが，ひとたびポジティブな因子，この場合，彼女の廉直性，スピリチュアリティ，内省性やメンタライゼーションの優れた能力が動員されるとなったら，ついには高いレベルの治療可能性へと至ったのである。

参考文献

American Psychiatric Association: Diagnostic and Statistical Manual of Mental Disorders, 4th Edition, Text Revision. Washington, DC, American Psychiatric Association, 2000
Balint M: The Basic Fault: Therapeutic Aspects of Regression (1968). New York, Brunner/Mazel, 1979
Blum K, Cull JG, Braverman ER, et al: Reward deficiency syndrome. Am Sci 84:132–145, 1996
Carter R: Mapping the Mind. Los Angeles, University of California Press, 1998
Chao J, Nestler EJ: Molecular neurobiology of drug addiction. Annu Rev Med 55:113–132, 2004
Cloninger CR: A unified biosocial theory of personality and its role in the development of anxiety states. Psychiatr Dev 3:167–226, 1986
Colson DB, Allen JG, Coyne L-F, et al: Profiles of difficult psychiatric hospital patients. Hosp Community Psychiatry 37:720–724, 1986
Conklin CZ, Westen D: Borderline personality disorder in clinical practice. Am J Psychiatry 162:867–875, 2005
Diamond D, Clarkin J, Levine H, et al: Borderline conditions and attachment: a preliminary report. Psychoanalytic Inquiry 19:831–834, 1999
Fink D: The comorbidity of multiple personality disorder and DSM-III-R Axis II disorders. Psychiatr Clin North Am 14:547–566, 1991
Fonagy P: Attachment Theory and Psychoanalysis. New York, Other Press, 2001
Foon AF: Locus of control as a predictor of outcome of psychotherapy. Br J Med Psychol 60:99–107, 1987
Grigsby J, Stevens D: Neurodynamics of Personality. New York, Guilford, 2000
Horevitz RP, Braun B: Are multiple personalities borderline? An analysis of 33 cases. Psychiatr Clin North Am 7:69–87, 1984
Kernberg OF: Borderline personality organization. J Am Psychoanal Assoc 15:641–685, 1967
Kluft RP: Hospital treatment of multiple personality disorder: an overview. Psychiatr Clin North Am 14:695–719, 1991
Koenigsberg HW, Kernberg OF, Stone MH, et al: Borderline Patients: Extending the Limits of Treatability. New York, Basic Books, 2000
Minde K, Frayn D: The contributions of infant studies to understanding borderline personality disorders, in Handbook of Borderline Disorders. Edited by Silver D, Rosenbluth M. Madison, CT, International Universities Press, 1992, pp 87–120

Nestler EJ, Malenka RC: The addicted brain. Sci Am 290:78–85, 2004

Ross CA, Miller SD, Reagor P, et al: Structured interview data on 102 cases of multiple personality disorder from four centers. Am J Psychiatry 147:596–601, 1990

Ryle A: The contribution of cognitive analytic therapy to the treatment of borderline personality disorder. J Personal Disord 18:3–35, 2004

Searles H: The Non-Human Environment in Normal Development and in Schizophrenia. New York, International Universities Press, 1960

Searles H: My Work With Borderline Patients. Northvale, NJ, Jason Aronson, 1986

Stone MH: Incest in the borderline patient, in Incest-Related Syndromes of Adult Psychopathology. Edited by Kluft RP. Washington, DC, American Psychiatric Press, 1990, pp 183–204

Thomä H, Kächele H: Psychoanalytic Practice, Vol 2. Translated by Wilson M. Berlin, Springer-Verlag, 1992

van der Kolk B: Trauma and memory, in Traumatic Stress: The Effects of Overwhelming Experience on Mind, Body, and Society. Edited by van der Kolk B, McFarlane AC, Weisaeth L. New York, Guilford, 1996, pp 279–302

Waldinger RJ, Gunderson JG: Completed psychotherapies with borderline patients. Am J Psychother 38:190–202, 1984

Wallerstein R: Forty-Two Lives in Treatment. New York, Guilford, 1986

Wise RA: Addictive drugs and brain stimulation reward. Annu Rev Neurosci 19:319–340, 1996

第5章

精神療法適応可能性が中程度：境界性パーソナリティ障害以外のパーソナリティ障害

　境界例患者の治療が難しいことは一般によく知られているものの，先行章で論じたように，治療可能性要因という視点から見える境界例患者の姿は千差万別であるように思われる。最適な治療可能性要素を持つ患者には，良い結果が得られ最終的に報われるという一般的傾向があるが，当初は悲観主義を吹き込むものの最終的にうまくいく患者もいる。しかしその逆もまた真である。うまくいきそうなポジティブな要素をずらりと揃えていながら，うまくいかない患者である。ポジティブな要素がほとんどない群は，通常，治療が極度に困難であることが次第に判明し，失望するような人生経路を辿ってしまうことが多いが，そうした中にすら，好ましい治療結果を達成できる人々がいる。ポジティブな治療可能性要素を欠き，好ましくない治療結果が予想される極めて悪性の特徴を持つ，反社会性パーソナリティ，精神病質パーソナリティ，サディスティックパーソナリティの患者を除けば，残りのパーソナリティ障害に関しても大体同じことが言える。この後者グループには後続章で焦点を当てることとし，この章では，DSM-IV-TR（American Psychiatric Association 2000）のA群，C群障害の患者の一部と，自己愛性，演技性，抑うつ性（または抑うつ-マゾヒスティック）障害を抱える患者の

表5-1 多様なパーソナリティ障害に関する精神療法：関連文献

パーソナリティタイプ	力動的精神療法	認知行動療法	他の精神療法（短期精神療法を含む）
統合失調型	Vanggaard 1979		Stone 1996
統合失調質	Grinberg and Rodriguez-Perez 1982; Liberman 1957	Eidelberg 1957	Leszcz 1989
妄想性	Meissner 1976; Modlin 1963; Salzman 1960	Beck and Freeman 1990	
自己愛性	Cooper 1986; Goldberg 1989; Kernberg 1974, 1989; Kohut and Wolf 1978	Beck and Freeman 1990; Young et al. 2003	
反社会性（軽度）		Barley 1986; Black 1999; Meloy 1996	
演技性	Easser and Lesser 1965	Fleming 1988	

（次ページに続く）

中程度の治療可能性に着目したい。

　特定のパーソナリティ障害の治療のために書かれた広範な文献には，精神力動的アプローチ，認知行動的アプローチ，支持的(サポーティブ)アプローチ，集団療法アプローチ，他のセラピーと組み合わされた「ECT」アプローチといった，多様な治療法が紹介されている。短期技法を考案し選択する者がいないわけではないが，長期的精神療法を提唱する者が大半である。表5-1は，特定のパーソナリティ障害に焦点を当てた一部の本や論文に関する参考リストである。第2章と第4章で論じた境界例患者に

第5章 精神療法適応可能性が中程度：境界性パーソナリティ障害以外のパーソナリティ障害　189

表5-1（続き）

パーソナリティ タイプ	力動的精神療法	認知行動療法	他の精神療法（短期精神療法を含む）
ヒステリー性	Chodoff and Lyons 1958; Easser and Lesser 1989		Horowitz et al. 1984
強迫性	Salzman 1973	Guidano and Liotti 1983	Davanloo 1986; Horowitz et al. 1984; Sifneos 1997
回避性	Gabbard 1994	Brown et al. 1995; Emmelkamp and Scholing 1990; Marks and Marks 1990	Alden 1989; Barber et al. 1997; Winston et al. 1994
依存性		Overholzer 1987	Winston et al. 1991
抑うつ性および抑うつ－マゾヒスティック	Brenner 1959; Jacobson 1971; McWilliams 1994		Millon and Davis 2000, pp.452-471, 493-511
受動－攻撃性			Millon and Davis 2000, pp.471-491

関する文献はこの表に含められていない。境界性パーソナリティ障害（BPD）を除くパーソナリティ障害患者の一部にも中程度の治療可能性を示す患者はいる。しかし，文献が取り上げるその手法に文字通り適応性がある患者向けの治療法と，ほぼアクセス不可能である患者向けの治療法とを，区別して論じている文献はほとんどない。サディスティックパーソナリティと精神病質パーソナリティに関する参考文献は表に含められていない。なぜならこの2つのパーソナリティ形状を持つ人々

は，ほぼ不変的に，治療可能性が最も低いか，まったくないかのいずれかだからである。

　以下の臨床例の中で，精神療法へのアクセス可能性が中程度とされるパーソナリティ障害患者が，2つの大きなグループに分けられることが明らかになるだろう。一方は，治療への動機づけは良好だが，サイコロジカル・マインドおよび内省のような意識的属性を持つ関連因子も，共感やメンタライゼーションのような無意識的属性を持つ関連因子も，あまり発達していない群である。もう片方は，このような心理的属性がほどよい水準で機能しているものの，動機づけと根気強さ[訳注1)]とが欠如している群である。時として，患者は適切なサイコロジカル・マインドと動機づけを持っているが，人を麻痺させ無力化するような不安や好ましくない生活環境に囚（とら）われているといった，他の要素が妨害する場合もありうる。このような患者にとって，変化することに対する恐怖は，変化したいという願望を圧倒してしまう。

　以下に，A群パーソナリティ障害患者に関する2つの臨床例を示す。1例目は統合失調型（スキゾタイパル）パーソナリティ障害の症例で，2例目は統合失調質（スキゾイド）パーソナリティ障害の症例である。

◆症例5-1

　42歳の女性が，自分の人生には方向性が欠如していると感じ治療に訪れた。彼女は大半の時間，軽い抑うつ状態で孤独であった。数人しか友人がおらず，姉（妹）とは最低限の接触しかなく，結婚したこともなければ，重要で親密な関係を持ったこともなかった。やや体重過剰の彼女は，ぱっとしない衣服を身につけ，魅力的とはいえない外見をしていた。彼女は働いておらず，亡くなった父親の残したかなり潤沢な信託資金で生活していた。大学卒業後，彼女は田園地帯を放浪しながら欧州を周遊

訳注1) 第1章訳注32（p.48）参照。

した。彼女は人生の半分を大卒者として過ごしたのに，過ぎ去った長い年月に説明がつかないことに驚いていた。

　彼女には拠り所としている2つの関心事があった。音楽と占星術である。バイオリンを始めたのはほんの数年ばかり前であったが，彼女は「偉大な」バイオリニストになるという野望を持っていた。彼女のたった1人の親しい友人は占星術に熱狂しており，自分の庇護下に患者を置き，この偽科学を患者に指導し，占星術で患者の人生を導こうとしていた。患者には多くの奇異性(エキセントリックさ)があったが，その中でも唯一私に彼女のパーソナリティが統合失調型であろうと注意を向けさせたものは，この占星術への関心事であった。彼女の家族はより深刻な精神病を患っていた。兄（弟）の1人は妄想型統合失調症の診断を受けていた。患者は父親の所有する大邸宅で主に乳母の手で育てられた。その大邸宅の敷地には，いとこのさらに大きな邸宅が隣接していた。彼女は12歳になるまで，最寄の街に行くことも，普通の環境で普通の子どもたちとしゃべることも許されていなかった。母親と接することはほとんどなく，母親は，何カ月もの間，海外「旅行中」だと聞かされていた。私との治療が始まって3年後，彼女は45歳にして，おばから，母親が妄想型統合失調症で頻繁に精神病院に収容されていたことを聞いた。彼女の父親には妻や息子のような深刻な精神疾患はなかったが，かっとなりやすく暴力的な爆発を起こしがちで，彼女が幼い頃，乳母たちは彼女を父親から庇(かば)おうと努めていた。

　彼女が「自分の人生をどうにかしよう，自分の真の天職を発見しよう」と強く動機づけられていることは明白だった。しかし彼女は自分の限界をほとんど意識しておらず，はかなき幻影（will-o'-the-wisp）^{訳注2)}を追い求め奮闘してきたために手に入れられたはずのものをいかに避けてきてしまったか，洞察することがなかった。たとえば彼女は，近所の男性

訳注2）鬼火，人を惑わす狐火，幻影，達成できないもの（目標）の意味。人をまどわすもの。Wisp は「微(かす)かななごり」「たなびき」などの意味である。

に強烈にのぼせ上がり，数多くの「口説きの手紙」を彼の家のドアの下に滑り込ませて送った。また彼のためにクッキーを焼いて，朝，ドアの外に置いておくこともあった。彼は有名なミュージシャンで，たまたま同性愛者であり，安定した関係にある男性パートナーと20年以上も暮らしていた。彼女のこの男性に対する期待が非現実的であること，そして彼が彼女の心の中では，空想上の母代理になっていたことを，私がどれほど細やかにしかしはっきりと指摘しても，彼女はこの固定化した行動パターンに固執した。リスがそこにないドングリを取り出そうと，前足で地面を掻き続けるように。

　彼女は，就職を叶えてくれるような課程を履修するため，大学に復学したいという願望を表現した。しかし，彼女の信託資金は株という形でのみ投資されていたため，学費を払うのに充分な収入を与えてくれなかった。私は，信託の管理者に電話し，現在の生活費の3倍の額を捻出するため，株から証券に変更してもらうようにと繰り返し提案した。このステップを彼女が実行するまでに3年という月日が過ぎた。彼女は音楽史課程を履修し始めた。何かしら生産的なことをしているので彼女の気持ちは高揚していたが，プロのバイオリニストになれるという希望をいまだ大事に抱いていた。私は，音楽に関連した方法で彼女が満足を感じられそうな提案をした。今や彼女には意欲的な若手バイオリニストのために，自分の名前を冠した奨学金のスポンサーになるだけの金がある。そして彼女は賞を与える審査員の1人になることもできる。したがって彼女は，彼女が今の年齢では達成できない芸術上の高度な技を追及する誰かを育てることで，音楽界の「重要な存在（ファクター）」になることができるはずだった。この道は私には理に適った達成可能な妥協策に思われた。が，彼女にはそうではなかったようだ。

　彼女の占星術への没頭は，非現実の世界にじっと身を潜めた状態が別の形で埉れたものであったが，私にとって懸念の種であった。私は一度，数分しか違わない2つの出生時刻を示して，星に対する彼女の信奉に挑

第 5 章　精神療法適応可能性が中程度：境界性パーソナリティ障害以外のパーソナリティ障害　　193

戦を挑んだ。彼女は，彼女の「友人はその 2 名がどう違い，どう育つかを言い当てられる」と主張した。紙の一片には，私が勤めていた入院病棟の，最優秀精神科研修医である女性の出生時刻が書いてあった。もう一片には，同病棟の重症統合失調症患者である女性の出生時刻（偶然にも同年同日の 9 分遅れであった）が書かれていた。私は，彼女と彼女の友人がテストの性質を疑い，それで 2 人とも反応しなかったのだと考えている（この状況は 35 年前に起こったことだ。私は，現在ではこのような患者の信念をくじくような真似はしない。患者にとっては，力の源かもしれないのだから）。

　治療全体を通して感じられたことは，どのようにして彼女が今ある姿に成長したのか発見することを邪魔する要素を見つけることにも，彼女が長く求めていた「方向性の感覚」を発見することを邪魔する要素を見つけることにも，彼女の関心を向けることは難しいということだった。象徴は彼女の手をすり抜けていった。彼女は一度，自分が育った領主の館[訳注3]（マナー・ハウス）に住んでいる子どもになって，自分の寝室にいる夢を見た。父親が家の他の部分で，足を踏み鳴らしながら怒鳴り散らしているのが聞こえた。部屋の天井に突然穴が開き，ベッドに寝ている彼女の上に何十個ものバイオリンが落ちて来て彼女を傷つける。この夢は大いなる明白性を伴って，彼女の人生の中心となる主題（テーマ）を描出しているように思われた。彼女の父親は，音楽のレッスンをくだらない活動だと見なしていたので，彼女がレッスンを受けることを禁じていた。この夢は父親の暴力に対する彼女の恐怖（バイオリンとバイオレンスという語呂合わせで具体化した）と，彼の軽蔑を買うであろう趣味の技能を獲得する試みの回避を表現していた。彼女はその時点で大学院課程を履修していた

訳注3）中世イングランドにおける荘園において，貴族やジェントリに属する地主（マナー）が建設した邸宅。中世以降のカントリー・ハウスとほぼ同義であるが，マナーハウスはやや下級に位置する貴族が所有する邸宅であること，中心となる時代，役割および性質の点で相違がある。現代においては，小規模から中規模の田舎の邸宅の名称として使用されることもある。

ので，自分の人生に前より不満を感じなくなっていた。そして彼女は最終的に隣人への愛が絶望的であることを受け入れ，この時点で徐々に治療から離れていった。

◆症例 5-2

　20 代後半の女性を担当していたセラピストが，彼女を私に紹介してきた。彼女がボーイフレンドのことで取り乱して見えるという理由だった。彼に対する彼女の不満は募る一方であったが，それでもなお関係を破棄することはできなかった。これは彼女の 2 大問題の 1 つであった。患者は南アフリカに生まれたが，当時は米国の公立学校の英語教師になっていた。上司とうまくやっていくのが困難で，仲間と調和したり，仲間に受け入れてもらうことができなかった。このような困難によって，彼女は将来に関して気を挫かれていて，30 歳になるまでに結婚して落ち着いていなかったら自殺するという意図を私に表明した。この期限設定は私にとって，彼女を「全面的に改善」させるために与えられた時間が約 15 カ月間であることを意味していた。

　この課題が怪力無双のヘラクレス的大力を要することは，急速に明らかとなった。人生に秩序を与えたいという彼女の高い動機づけにも関わらず，彼女はパーソナリティにおいて顕著に妄想的で，大半の知人の気分を害しやすく，すべての知人を誤解しがちであった。彼女の共感能力は，良く見積もっても貧弱といったところで，四六時中他人の意図を読み間違えていた。たとえば職場である学校で，悪循環が形になって現れていた。彼女はしばしば自分の生徒を厳しく叱ったが，それが上司の目に留まり，この上司が彼女の仕事について批判した。すると彼女はいじめられたと感じ，上司の何人かに人種差別的な罵倒語を投げつけたり，侮蔑的な言葉遣いをするようになった。このようなやり取りのせいで，彼女は自分の仕事に怒りを募らせ，もっと生徒に腹を立てがちになった。彼女の話し方は非常に堅苦しかったが，この話し方のために，彼女

が他の教師たちとの昼食に参加しようとするたびに敬遠された。すると彼女は「自分は孤立し拒絶されている」と感じ，これが彼女の人間全般への不信や嫌悪という火に油を注ぐことになった。彼女のボーイフレンドといえば，辛うじてその日暮らしをしているような有様で，失業中で，まともな衛生状態を維持することもできず，経済的に彼女に依存しているにも関わらずしばしば口論をふっかけて，時には身体的な虐待に出るような男性であった。しかしながら，彼女は独りになることをひどく恐れており，明らかにデメリットが生じているにも関わらず，この報われない関係にしがみついていた。

　彼女は洞察を得る手段としても，またそのような洞察を通じて彼女の問題を克服する手段としても，セラピーをほとんど活用できなかった。彼女には内省やメンタライゼーションの素質がまったくなかった。私は当初，彼女と週2回のセッションを持っていた。これは彼女の寂しさを緩和する役に立ったかもしれない。数カ月後，彼女はボーイフレンドに出ていくように主張することができた。しかし，それから彼女は仕事を終えるとバーに頻繁に行くようになり，長続きする関係が見込めない男性たちと一晩限りの関係を持つのだった。こういった経験は孤独を一時的に和らげてくれるが，特に男たちの何人かが粗野な性格だったために，自身の品位を貶めるように感じさせた。彼女の社会的技能(ソーシャル・スキル)と話し方を改善することを期待して，私はデール・カーネギー[訳注4]の講座と，効果的な装い方を人々に教えている講座に登録するよう，彼女に助言した。彼女は熱意を持ってこれらの講座に通い詰めたが，半年間に及ぶ出席後も，社会の中で気楽にいられるようにはなれず，リラックスして話せるようにもならなかった。しかしながら彼女は自殺することなしに，30歳の誕生日を越えた。その時，彼女は南アフリカに戻り，次の15年間をこれまでと同様，教職に就いて過ごした。彼女は姉（妹）夫婦と生

訳注4）Dale Carnegie は米国の実業家・著述家で，自己啓発やセールステクニックのコースを多く企画・運営した。

活していたが，米国時代と同様の孤立した生活を続けており，誰かと付き合うことはごく稀であった。

　45歳の時，彼女は米国に戻り，以前の勤務先と同じ学校に戻った。今回は週に1セッションのみの設定であった。彼女のパーソナリティは以前とほぼ同じであった。彼女はすぐに上司や同僚の粗(あら)を捜し，奇妙な話し方と対決的な態度で他人を苛々させた。残り少ない友人とも，彼女の気難しさや批判的コメントのせいで不和になってしまった。しかしまた彼女は，バーで出会った黒人男性にセックスを許してしまった何年も前の出来事が自分の人生を「破滅させた」という理由で，自分自身のことも責めていた。

　このように恐ろしく非現実的な思考の一部は，彼女が米国に戻った直後に語ったある夢に現れていた。「少年が邪悪な行いとして，ブードゥーの儀礼(訳注5)をしていました。それから彼は茶色い木の彫像に変身しました。私は彫像の中の悪に触り，そのせいで自分も悪になってしまいました。できるだけ速く，飛んで逃げねばなりませんでした」。その前日，彼女は生徒を大声で叱ったという理由で，黒人女性である学校の上司から叱責されていた。私が，「学生に怒鳴るということは，あなたが教室ではうまく自制を効かせられないという意味であり，それについて上司があなたを諭(さと)したとしても上司を咎めることはできない」と指摘しようとすると，彼女は「あなた方ユダヤ人は，いつだって黒人を弁護するのよね！」と言って私をひどく責めた。もし上司が彼女自身と同じように白人の長老教会派(訳注6)であって，同じように生徒に大声を挙げたという理由で彼女を叱ったとしたら，そんなに驚いたかどうか尋ねると，彼女は「驚かなかったと思います」と，少なくとも認めることはできた。

訳注5）西インド諸島ハイチなどで行われている民間信仰。
訳注6）キリスト教プロテスタント，カルヴァン派の教派の1つ。教会の統治は牧師と長老らによって執り行われ，現世における禁欲主義をモットーとし，娯楽を戒める傾向があるとされる。〔小林章夫：『スコットランドの聖なる石　ひとつの国が消えたとき　第1章　スコットランド人気質』（2001, 日本放送出版協会）参照〕

今や彼女は50歳という年齢に近づいていたが，彼女の人生は私が初めて診た時と相も変わらず孤独であり，人々と関わりあう能力も向上していなかったので，彼女はより苦々しくなり，経済的社会的に自分より恵まれていると考える人々に嫉妬し，他人への不信を強めていた。彼女はひどく極性化した態度を私に示した。私は彼女が話しかけられる大切な人であったし，私が長年彼女の問題に一緒に取り組んできたおかげで孤独感が減ったと彼女は感じていたのだが，しかしそれでも彼女は，私が彼女を失望させ，彼女の人生を転換することに失敗したと感じており，さらには彼女のことを好きではなく，彼女を「ごみ白人」だと見なしているために「故意に」失敗したとまで感じてもいた。「あなたが私の特徴だと見なしている態度は，あなたが自己批判する際にしばしば言葉にしていたものと似ている」と私がコメントすると，彼女はいくらか洞察を示した。彼女は約30年も前に1度，黒人男性と関係を持ったという理由で，「汚れた女」として自分自身を責め続けていることを思い出した。私は彼女に，「あなた自身の偏見にも関わらずこの関係を持ったのだとしたら，それはあなたのどうしようもない孤独の表現であったに違いなく，それを許しがたい道徳上の罪と見なす人などいない」と，数え切れないほど多くの機会に指摘した。人々は彼女の人種的偏見を許さない可能性はあるにせよ，私はこれを，自分が無価値であるという感覚に対抗して構築された彼女なりの浅薄な防衛として理解できたからである。

彼女は，あたかも自己嫌悪が彼女自身の大切な一部になっており，手放すのが嫌でたまらないかのように，このような解釈に鈍感であった。60歳で仕事を引退した後，彼女は再び南アフリカに戻った。彼女の刺々しさ，堅苦しい話し方，孤独，そして孤立は，私が彼女と出会ってから後の32年間という長きにわたり，ほとんど変わらなかった。彼女の主たる慰めの源は音楽であった。米国での治療第一期の頃に楽器を始めるように私から勧めたことは確かだが，彼女は今や他の音楽家とアンサンブルで演奏するほどの，一廉(ひとかど)のフルート奏者になっていた。この音楽家た

ちは「友人」に最も近い存在ではあったが，音楽を演奏する以外に彼女と会うことはごく稀であった。この趣味のおかげで，彼女にとって人生は以前ほど不毛に感じられなくなり，自殺は魅惑的な「解決法」には思われなくなった。今は，彼女が生まれ故郷の都市で，別の音楽家グループを見つけられることが望まれる。

振り返ってみれば，この女性はDSM-IV-TRのアスペルガー障害（診断コード299.80）の基準を満たしたかもしれない。というのは，この診断に関連している社会的疎外という性質のうち数項目を，彼女が明らかに示していたからである。しかしながら，彼女はこの病態の他の重要な要素を構成する，限定的・反復的・常同的行動パターンを示さなかった。彼女のパーソナリティ特性のうち，何よりもまず，社会的相互作用における暗黙のルールを把握することへのハンディキャップが，この障害の診断項目をすべて満たすアスペルガー障害患者と類似していたという点で，彼女は一種，出来損ないの（manqué）アスペルガー障害を抱えていたと見ることもできる。

以下の臨床例は，BPDとは別のB群障害（この場合は自己愛性パーソナリティ障害）の患者に関わるものである。

◆症例5-3

40歳の男性が，結婚生活に深刻な問題を抱えているという理由で，セラピーを受けるよう私に紹介されてきた。彼のパーソナリティ構造は，開口一番の彼自身のコメントで明らかになったように，圧倒的に自己愛的であった。治療を求めたきっかけを質問した時，彼は「髪の生え際が後退し始め，その結果，海辺でティーンエイジャーの少女を誘うことが今より難しくなるのではと，かなり強く悩んでいる」と答えた。このナンパが彼の主たる満足源だったのだ。彼の「主たる訴え」は，私の他の患者の間でより顕著に現れる自殺傾向やパニック状態よりも，かなり深

刻度が低いように思われた。私は当初，彼のこの訴えは表面的な層であり，その下に自分の男性らしさや魅力についての不安という，深い問題が覆い隠されているのだろうと想像した。この解釈によって，私は彼の苦境にもっと容易に共感しやすくなるだろう。共感はセラピストの最初の態度の重要な構成要素であり，この反応をほとんど，あるいはまったく引き出さない患者の治療は，容易ではない。

　私の潜在的な共感能力はあっという間に限界まで追い詰められた。彼が結婚していると判明した時だ。彼の妻は20代後半の魅力的な女性で，大会社の中級管理職として働いていた。彼は6年間失業していたので，彼女の給料だけが2人の唯一の収入源であった。加えて，彼女は最近1人目の子どもを出産しており，現在その子は生後7カ月であった。彼は失業していたので，大半の時間，家に留まりその子の世話をしていた。彼はこの状況を苦々しく思っていた。親としての義務が，海辺での1日を楽しく過ごす彼の能力を侵害していたからだ。いずれにしても，彼は幼い子どもの世話をすることを不愉快に感じていた。彼は仕事についても同様に苦々しく思っていた。数年間，雑誌の編集者として働いてはいたが，彼は自分の真の天職は写真家であると感じていた。しかし彼はこの分野で一度も成功したことはなかった。彼は，「自分の芸術的作品集（ポートフォリオ）はどこをとっても『競争相手』に引けを取らないが，写真業界は権力者たちがお気に入りの提出した写真だけを買うような『閉ざされた分野』なので，自分には入り込めない」などと不満を述べていた。

　しかしながら彼は，生え際の後退という理由や，写真家として正しく評価されないという理由よりもむしろ，海辺で会った若い女性の1人に電話をしていたところを妻が発見した時の，彼と妻の間の大喧嘩が理由で治療を求めていた。この出来事は，ある朝，彼女がオフィスの鍵を忘れ思いがけなくアパートに戻って来た時に起こった。彼女は離婚すると脅かした。もしそうなったら，彼女が家族で唯一の家計を支える人であるから，彼にとっては大惨事がもたらされることになる。

私はこの危機が，少なくとも私にとっては，セラピーにテコ入れをするきっかけとなってくれると感じた。危機を解決して結婚を保持するためには，いくつかの変化が，しかも早急に必要だったが，この患者はこういった変化を考えてみることに気乗りがしないのだった。彼が望んでいることはほぼ，彼がまだ女性にとって魅力的であるという保証と，彼の写真家としての技能は彼が信じたがっている通りであり，群を抜いたものであるという保証だけであった。最もやっかいなのは，彼を養ってくれている妻を裏切り続けながらも結婚にしがみつくことができるという，いわば，おいしいケーキを食べることとおいしいケーキをとっておくことをどうにか両立できるとでも言わんばかりの，彼の特権意識であった。私は，Larry Rockland（1989）が支持的精神療法の本で言及した介入のいくつかに頼ることにした。（行動化を抑制するための）限界設定と（強制的に提供される提案である）訓戒(くんかい)[訳注7]を含むものである。私は彼に「経済的依存は別にして，あなたには奥様に対して正直な姿勢で接する義務がある」と伝えた。それはすなわち，結婚に留まってうまくいくように努力するか，離婚するか，どちらかということだ。第1の選択肢には，彼が不貞を働かないということが欠かせない。離婚という選択肢を選べば，彼が他のパートナーを持つことが許されるだろうが，現状では慰謝料はとても期待できないので，自活するための仕事を見つけねばならないであろう。

　彼の結婚は，致命的な危機に瀕していた。年を取ることへの彼の懸念など，重要度でいえば大差をつけて2番手であった。彼には動機づけがないわけではなく，何カ月間も週2回のセッションにきちんと来つづけた。しかし彼の動機づけは，変化することよりも，彼の行動パターンを是認し写真業界の不公平性について彼に同意してくれる味方を見つけることにあった。それにも関わらず彼は，結婚生活を継続することに決め

訳注7）第2章訳注2（p.89）参照。

た。この道は不貞に関して妻に謝罪し，他の女性を追い求めないと約束することを意味した。時間と共に私は，実現可能性のなさそうな偉大なことについて空想を肥やしながらのらりくらりと怠惰に過ごすよりも，何かに対する努力をするほうが良いと，患者を説得できた。

　この男性は，最終的には実際に結婚と職業生活に秩序を回復したが，これは通常，自己愛性パーソナリティを持つ者にとって例外的な状況である。通例，成功している自己愛者はセラピーを受けつけない。なぜなら彼らは自分の世界を全面的にコントロールしていると感じ，他の誰よりも自分のほうが勝っていると想定しているからだ。彼らがそのような状態である時には，精神科医のサービスを必要とするような問題は何も抱えていないのである。多くの政治家や大企業のトップはこの像に合致する。しかし何らかの理由で挫折すると，脆弱になり，その時点では治療適応可能性が出てくる。この患者は失敗した自己愛者としてスタートしたが，主として偽のプライドのせいで，ほとんど治療適応可能性がなかった。さらに，彼は他人を利用することに良心の呵責を何ら覚えなかった。この倫理観欠如のために，彼は自らの好ましさを引き下げる強力な逆転移感情を誘発した。このような雰囲気では，セラピーは難しくなる一方である。彼は最終的に，偽のプライドの背後に隠された要因を理解できた。自分自身のことを「単に今の時代では評価されない」優れた写真家と考えることは，彼の自尊心を支えると同時に，働かないことを合理化する手段でもあったということだ。それほど栄誉あるものではなくても，いくばくかの収入をもたらす仕事を請ければ，人々一般は（そして妻は確実に）彼をもっと良く思うだろうという考えが，彼には思い浮かばなかった。彼はひとたび（ファッション写真ほど華やかではない分野の）仕事でいくらか成功を収め始めると，若い女性に対する自分の魅力を通して，自己の価値を証明するというプレッシャーを感じることが少なくなった。その時点で彼は治療を止めた。私は30年後，彼の結婚と人生全般が満足のいく進展を遂げ，彼が写真撮影を職業ではな

く，趣味として追求することに満足していると知った。

次の2つは，不安関連のパーソナリティ障害を抱えた患者の臨床例である。1例目は強迫性パーソナリティ障害，2例目は抑うつ-マゾヒスティックパーソナリティである。後者はDSM-IV-TRの診断項目ではないが，抑うつ性パーソナリティ特性と自滅的なパーソナリティ特性の組み合わせで構成されている。

◆症例5-4

30代半ばの男性が性嗜好障害（paraphilic disorder）の治療のために紹介されてきた。彼は独り暮らしで自動車検査士として働いており，ディーラーに送り出される前の車の車両点検を担当していた。仕事に関しては異常なほどに細部までこだわり，パーソナリティに関しては顕著なほどに強迫的であったので，彼はほんの僅かな欠陥があっても車を不合格にしてしまい，同僚や上司の多くから疎外されていた。彼はしかしながら，決して解雇されることはなかった。というのも，彼の完全主義は高く評価されており，彼が「合格」のスタンプを押した車はどれでも自信満々に売ることができたからである。彼には1人か2人しか友人がおらず，数人の女性と何気なく数回デートをして，それから投げ出すということはしていたが，女性と長期間の交際をしたことがなかった。彼は時として，売春婦とセックスをしていた。

治療開始の1カ月前，彼は公園で10代の少女たちに局部を露出した。少女たちが告訴したため，彼は裁判所から露出症に対する治療を受けるように命じられたのだ。私たちは精神分析的精神療法という枠組みで週2回のセッションをもった。彼はこのアプローチへの適応可能性をほとんど示さなかったが，当時これが私の知っていた唯一の方法であるという主な理由から，私はこの方法にこだわった（彼の治療は35年以上前のことで，当時は性嗜好障害への行動的アプローチは，現在ほど開発され

ていなかった)。この患者は，完璧主義という人柄に予想される通り，規則正しく時間厳守でセッションにやって来た。彼は固苦しく椅子に座り，仮面のような表情をまとい，どのような類の感情もほとんど露わにしなかった。彼は，自発的に記憶や他の素材を持ち出そうとはしなかった。私が彼に質問を浴びせなかったら，面接は果てしない沈黙となったであろう。

　彼は，現在の症状に甚大な関連がある子ども時代のエピソードを，少しずつ打ち明けた。彼は大家族の末っ子で，唯一の男児であった。彼が全員を心底嫌いになるほどに，姉たちは彼をからかい，いじめ，苦しめた。しかし，母親による扱いはより一層屈辱的だった。最も痛ましい記憶として抜きん出ていたのは，彼が育った都市の中心部を母親と歩いていた時のものだった。彼は急に尿意を催し，母親にトイレがどこかにないだろうかと尋ねた。彼女は歩道近くに駐車してあった数台の車の間のスペースを指し，「車の間でしてらっしゃい——隠さなきゃいけないものなんて何もないでしょ！」と彼に言った。これが，彼の露出症症状の源泉に思われた。彼は大人になってから，実際に何かちゃんと隠さなければならないものがあることを（たとえば，公園にいた少女たちに）見せるように駆り立てられたのだ。しかし，車間での出来事の後，彼は他人が，特に姉たちが隠さなくてはならないもので頭が一杯になった。もう少し年を重ねてからは，姉たちが着替えているところを盗み見られるように，鏡を装備するようになったのだ。

　セラピーで，母親に露出を強いられたことと，後の自主的な自己露出とをひとたび私たちが結びつけると，彼は露出症的衝動からの解放を経験し始めた。露出しているところをまた捕まったら懲役刑に直面することを彼は知っていたのだから，裁判所は彼から感謝されてもいいほどである。この気持ちが，彼を実際に治療に向けて行動させたのかもしれない。彼はめったに夢を報告しなかったが，実際に報告した僅かな夢は，身の毛もよだつ性質を帯びていた。最初の夢で彼が見たのは，巨大な火

山が噴火しており，大数の人々の上に高温の溶岩が何トンもドロドロと流れ落ち，事実上，世界を壊滅させているという光景であった。後の夢では，彼は強制収容所の司令官になり，女性たちを次から次へと焼却炉の中へと投げ込んでいた。また別の夢では，女性たちがサディスティックな権威者から拷問を受けていた。夢の中で彼は常に目撃者であって，単に自分の知らない人々（主として女性）に恐ろしいことが起こるのを見ているだけである。このような点で，彼の夢には非人間的な性質が備わっていた。時として彼は，あたかもこのような大災害の驚くべき光景に快楽を得ているという信号を送るかのように，微かな薄ら笑いを浮かべた。大災害は（大半が）彼の人生において彼を馬鹿にした女性への「復讐の時」であった。

　この患者は合計で2年間セラピーに留まり，この間に女性への敵対的態度が，劇的にではないが，著しく緩和された。彼は時折同じ社会階級の女性とデートをしたが，このような関係は表面的なレベルに留まった。公の場で露出を控えることへの精神的努力は，もはや必要なくなった。その症状が彼の治療開始動機であったから，彼の見解では，症状の消失によって治療を終結することが正当化された。彼は，親密な関係を築くための能力を向上するメカニズムとして精神療法を利用するという動機づけを感じなかった。この理由から，私は彼の長期的予後について希望を持てなかった。治療を止めた時，彼は30代後半で，症状は改善したが女性との親しい関係は持てておらず，その分野で大幅な前進をするには年を取りすぎているように思われた。

　私の悲観主義は，あてにならなかったことが判明した。20年後の追跡調査で，彼が前の仕事を辞め，今では自分で事業を成功させていて，結婚して3人の子どもを育てていることを知ったのだ。思い返してみれば，女性に対しての恨みを減らすという目的の力動的精神療法を追求していたことは，おそらく有用であった。彼は主に，異性愛への願望と女性嫌悪との間で葛藤していた。行動療法的技法が露出症傾向の減少に成

功していたら，症状は解消したように見えたかもしれないが，親密な関係において女性を信頼する能力はいまだ持てずにいたことだろう。私は，彼の女性に対するネガティブな感情を減らすことと，（家庭での子ども時代の経験のせいで衰弱してしまっていた）男性らしさの感覚を支えることに焦点を当てた。このアプローチが露出症の衝動を取り除いてくれることを望んでいたからだ。このアプローチが，数年後に彼が良い人間関係を確立できたことに貢献したか否かを知ることは難しいが，最終的に彼の硬直化した強迫性が緩和され，充実した人生を送る能力が向上したことを知り，私はとても嬉しく満ち足りた気持ちを味わったのである。

◆症例 5-5

　30歳の女性が恋愛関係の破局の後で抑うつ的になり，その時点で治療を求めた。家族の5人の子どものうち，ただ1人の女性であったために，彼女には年老いた両親の世話という重荷が圧し掛かっていた。兄たちは，親の世話は「娘に適任」と感じたか，もしくは誰もが両親のどちらをもあまり好きでなかったために，親に対しての責任を放棄していた。彼女は5人の中で一番年下でもあり，唯一の未婚者であったから，兄たちに言わせれば，ますますもって親の世話は彼女に任せるべきなのだった。一方彼女は，大きな会計会社の中間管理職という職位にあったため，仕事に関連しない活動に割ける時間などほとんどなかった。しかし，両親は健康状態が悪く，特に兄たちには，親がらみの用件を処理する際も援助を求められず，親の居住場所に関わる決断の際ですらも頼れない，という不文律があったため，親のニーズのほうが彼女の社交生活よりも一層優先されていた。

　患者にはかなりの度合いのサイコロジカル・マインドがあり，見たところ，手に負えないような家族生活の問題を解決しようとする動機づけは強かった。しかし彼女のことを少しずつ知るようになるにつれ，私には彼女が，抜き取り難い「悪運引き寄せマグネット」が配された，不運

な人間であるように見えてきた。彼女は両親の老齢期の相手役として指名されており，その義務からの逃避は，親を全面放棄するに等しい行為なのだった。兄たちはもはや，親を訪問することすらしなかった。したがって，もし彼女が自身の子どもを育て始めた場合は言うまでもなく，相応（ふさわ）しい男性に出会って結婚するとなると，両親は独力で生活しなければならない，というわけだ。介護施設への入居というアイディアは受け入れ不可能だったので，代替案というものは存在しなかった。

患者がデートのためにとっておいたささやかな時間は，実際にはひどく不適切な男性と過ごすことに費やされていた。そのうちの何人かとは，激しい文化的・宗教的な差異があった。他の者たちは職歴が将来有望とは言えなかったり，彼女をぞんざいに扱ったりと，深刻なパーソナリティの問題があり，性的関係を回避する傾向があった。私は多くの機会に，彼女は自分のニーズと親のニーズとの間の葛藤を解決する手段として，こういった不適切な男性に惹かれるという解釈をした。彼女が「負け犬」たちを選んでいる限り，「自分では自身の将来を充分に考えているのに，意地悪な運命に呪われているせいで，相応しい男性に決して出会えないのだ」という錯覚を維持できた。治療開始2年後に父親が亡くなった後も，この状況は改善しなかった。患者は母親を自分の小さなアパートに引き取った。日中は雇った介護士が母親の面倒をみて，夜間は彼女がみた。母親と同居するという変化によって，彼女と男性との関係はほぼ消失した。彼女と母親はそれから別の都市に移り，彼女の治療は中断した。

数年後に治療が再開されたが，その頃までには彼女は結婚しており，夫の勤務地に近い場所で働くために，故郷に近い職場の仕事を引き受けていた。私に電話してきた時，彼女は抑うつと不安を感じ，身動きがとれないと感じて危機状態に陥っていた。それは，夫が支配的で短気で，時には身体的虐待をはたらくことが判明したからだった。彼は金銭に関しては秘密主義で，家計費として足りるか足りないかの額をけちけちと

出し，「エベレスト級の」借金を愚痴ったが，それでも自分自身の趣味や娯楽のためには惜しげなく浪費した。彼女が夫の振る舞いやけちぶりに反発すると，彼は家をそっと抜け出し，何時間もの間，場合によっては一晩中でも姿を消した。彼女が弁護士である友人にこのような出来事を話すと，その友人は彼女に離婚を勧めた。

　この，離婚を視野に入れた行動路線は，一部には経済的理由から，一部には再び結婚相手を見つけられるか悲観的に感じるという理由から，患者には不可能に思われた。彼女の精神療法はこの頃までに，完全に支持的で危機介入的なものになっていた。彼女が結婚の終結という選択肢を持つことを可能にするため，私は彼女にもっと給料の良い仕事を確保できるように履歴書を送ることを薦めた。彼女は自滅的になっており，決してこの課題をやりぬくことができないように思っていた。最終的に2つの面接に出かけたが，2回目の不採用の後，あきらめてしまった。夫側の残虐エピソードをまた1つ語っては，「なぜ夫はこういうことをするのでしょう？」と私に尋ね，答えを懇願するのだった。私の反応は，彼女に「喜びがなく，時に極めて危険な結婚に，なぜあなたは留まっているのでしょうか？」と問うことだった。悪い状況を抜け出すことへの躊躇には，独りになることへの恐怖が一役買っていたのだが，彼女は私の問いに答えられなかった。自分でも必要だと分かっている変化を，彼女が実行する気になれなかったので，精神療法は行き詰まりを迎えた。

　この患者は抑うつ-マゾヒスティックパーソナリティの典型的な症例である。とはいうものの，このような分類が，彼女の行動を方向づけていた複雑に絡み合う力を充分に表現しきっているとはいえない。彼女の問題の一部は，彼女の善良な性格に付随する副産物であった。兄たちと違い，彼女は晩年の両親を見捨てることはなかった。かといって，単に老年期の親の相手役として奉仕することに満足していたわけでもなかった。彼女にも結婚や子どもを求める願望があり，それゆえに葛藤が生じ

たのである。もっと仲良くやっていかれるパートナーに出会うまで独りで生活するということをあまりにも恐れていたので，彼女は結婚生活を終わらせることができなかった。しかしそれより若い頃も，自分自身の人生を送るという野心を実現しやすくするため両親を介護施設に置くには，罪悪感が強すぎた。この選択もまた，恐怖に掻き立てられていた。両親の静かな不同意という恐怖である。神経生物学者は，遺伝的に受け継がれたものとして，あるいは成長期に生じた家族内での反復的な恐ろしいやり取りの副産物として，彼女が過活動扁桃核(へんとうかく)（LeDoux 1996, pp.157-165; LeDoux 2002, pp.120-124）を有していると疑うかもしれない。脳構造の差異のために，彼女は兄たちよりも立派な人物として見られたかもしれないが，満たされず，不幸で，変化することもできなかった。洞察能力，善良な性格，動機づけが備わっていたにも関わらず，彼女は自己充足のチャンスをすべて駄目にして，彼女の「罠」のバネをはね返すことを目的とした治療努力をほぼ完全に阻(はば)んでしまった。したがって彼女は中程度の治療可能性を示したことになる。両親がもっと早くに亡くなり，彼女が親の傍に留まらないことについて感じていた罪悪感からもっと若い頃に解放されていたら，彼女は自分の多くのポジティブな性質を彼女自身の将来に向けてより有効に活かせていたかもしれないが，この解釈は推測にすぎない。

　次の症例は，パーソナリティとその基盤にある症状障害との相互作用を具体的に説明している。この例に描写されている男性は，以前は「爆発－易怒型」と呼ばれていたパーソナリティの特性に加え，自己愛性パーソナリティ障害の特性も示していた。前者は Kraepelin の「刺激性気質」（1921）[訳注8]の特徴といくつか共通点があるが，Kraepelin はこれが躁(そう)うつ病に関連していると感じていた。この男性は，気分障害の1つである双極Ⅱ型障害も併発していたので，彼のパーソナリティ傾向は

訳注8）第1章訳注11（p.14）参照。

一層強く表現されることとなった。彼は，自身のすべての対人関係，特に妻との関係と職場での部下との関係に不都合が生じるほど，憤怒の爆発を起こしがちであった。

◆症例 5-6

　46歳の男性が，2局面でのトラブルのせいで精神療法に紹介されてきた。そのトラブルとは，結婚生活上の深刻な葛藤と仕事上の危機である。彼のトラブルはいずれも，共通の原因から派生していた。彼の爆発的癇癪と，その癇癪が彼の生活ならびに彼と関わりを持たざるを得ないあらゆる人々に与える衝撃である。彼は筋骨隆々のハンサムな男性であったから，有無を言わさないほどの女たらしで，ビジネスにおいては非常に威嚇的な競争者であった。彼は自身が所有しているビジネスのため各国を訪問していたが，モーツァルトのドン・ジョバンニ[訳注9]のように，訪問したどの国でも女性と性的関係を持っていた。このような情事が過去2回の結婚の破綻に繋がっていたが，現在の夫婦関係には，このような問題はなかった。問題は彼の癇癪のほうだった。彼は妻にはほとんど不満がなかったが，義理の親族を嫌っていた。どのような件であれ，彼女があえて自分の親族の味方をすれば，彼は怒りで爆発し，彼女を不忠者呼ばわりして，時に殴ることもあった。別の時には，ひとたび家に帰ると仕事に関するフラストレーションをぶつけて，食卓をひっくり返したり，ドアを粉砕したりした。彼は，業績の良い従業員には誠実に接し，称賛することもあった。しかし，彼の機嫌を損ねるような成績の者たちは，彼の激怒や屈辱的な言葉を被ることになった。

　彼は気分変動傾向にあり，時々だが，より深い抑うつ状態と入れ替わ

訳注9）スペインの放蕩者ドン・ファン（Don Juan）伝説に基づき，ロレンツォ・ダ・ポンテ（Lorenzo Da Ponte）が台本を書き，Mozartが1787年に作曲したオペラ。スペイン語のDon Juanは，イタリア語でDon Giovanniとなる。1000人以上の女性と関係を持っては棄ててきた主人公ドン・ジョバンニが最後に天罰を受け，石像に変わって地獄に落ちる。

る軽度の軽躁エピソードがあった。このパターンは双極性Ⅱ型障害の診断に合致した。彼の症状は，気分安定剤にあまり反応しなかった。他の面で，彼は悪性の自己愛的特徴を示した（Kernberg 1992, p.77）。彼は通常は陽気で，快活なユーモアのセンスがあった（彼は自分の薬を，私の『M&Ms』[訳注10]と呼んでいた。なぜなら薬がこの菓子と比べてそれほど大きな効果があるように思われなかったからだ）が，突如として深い悲しみに沈みこみ，前日に妻を殴っていれば，心から良心の呵責を感じて泣くこともあった。

　半年ほど私の治療を受けた後，気分変動傾向が強まった。彼は当時自社売却の真っ只中で，売却が成立すれば快適に引退できる可能性がある反面，失敗すればもう何年間か，満足のいかない労働に従事しなければならない可能性に晒(さら)されていた。ある日，彼は株を購入する可能性がある相手と苛立たしい1日を過ごして帰宅したところ，妻に対する行動をコントロールできなくなり，彼女の顔を殴って目の周りに青あざを作ってしまった。彼は彼女を殺すと脅した。これは以前にも数回あったことだったが，ただ，今回妻はかなり怯えてしまった。私は双方と緊急に会うように日程を調整した。私は数日間，一種の冷却期間として別居することを主張したが，彼はこれに気乗りがしなかった。私の言い分をしっかり理解させたいと願って，彼だけと話せるように，私は妻に席を外すことを求めた。対話はこんなふうに進んだ：

患者：どうして私がどこか他所(よそ)に行かねばならないなどとおっしゃるのです？　癇癪を起こしただけですよ。彼女を殺したりなど，絶対にできません。時々は大嫌いになりますが，彼女は私の唯一の友なんです。

セラピスト：いいですか。「絶対に」殺したりできないかどうか，私に

訳注10）錠剤のような形の人気チョコレート製品。

は分かりません。奥様の目の周りに青あざを作ったんですよ。生きた心地もないほどに奥様を竦（すく）ませ脅かしたのです。キッチンのドアを粉々にしたそうですね。とんでもなくコントロールが利かなくなっていたのです。それに「どこか他所」の場所には行かなくてもいいのです。3，4晩，職場で眠ればいいのですよ。自分自身をしっかり取り戻して，それから様子を見ましょう。

患者：そんなことはできません。妻がいないとどうしていいか分からなくなってしまいます。3日間1人でいることは……手を上げたりしないと約束しますから……。

セラピスト：奥様は自分が安全だと知る必要があります。それが第一です。奥様抜きの3日間，何も悪いことが起きないようにするためと思えば，ささやかな代償です。あなたは220ポンド（100キロ）のウェイトを挙げられるんですよね。奥様は100ポンド（45キロ）の女性ですよ。意図しなくても，事故で殺してしまうかもしれません。殺害された既婚女性を発見した時，警察官は何を知っているか分かりますか？　90％の場合，その犯人は夫なのです。そして5％は元夫です。裁判は体裁を取り繕うだけのものです。犯人はあなただと分かっているのですから。20年もの間，まずい食事と女性なしの人生になりますよ。3日間奥様と離れなさい。寂しくなったら，私に電話してください。

私はこのように彼を言い包（くる）め，4夜を職場で過ごすように説得することができたが，その期間が終わる頃には彼も平静を取り戻し，自己コントロールが随分向上した状態で妻の下に帰った。これは危機的な時であったため，私は訓戒的なコメントが必要とされていると感じ，そのコメントをより飲み込みやすくするためにユーモアを織り交ぜた，支持的介入を行った。その危機と現在のこの著作との間の数年は，彼と妻は安定的に良い関係を保つことができており，彼はどのような状況になっても妻

に「暴力」は振るわないという約束を守っている。仕事における結果はこれほど良くなかった。最終的には引退するまで彼は暴君的な上司(ボス)のままであったが，引退によって苛立ちの主な根源が取り除かれたので，爆発的癇癪も減少することとなった。

　この患者の人生に対するアプローチの意味を汲み取る方法は多数あり，彼の行動を理解可能にしてくれるような，パーソナリティ発達に関するさまざまな理論に由来する概念も多数ある。彼の子ども時代は，**最優秀学生（*the* top student）ではなく，ただの優秀学生であるとして絶えず彼を軽んじた母親のせいで**，台無しにされた。彼女は彼が弁護士になるようにしきりに勧め，彼がビジネスでのキャリアを好んでいることを扱き下ろした。加えて，母親は彼の妹（姉）を依怙贔屓(えこひいき)していたが，その夫のことは慎ましい稼ぎしか得られないという理由で，「無力だ」と見下していた。患者は母親の敬意を勝ち取ろうと絶え間なく努力して育ったが，いつもいつもこの努力ははかなく無駄に終わった。一方彼は，父親のような「凡人」で終わらないように努力もしており，こちらは成功したのだった。精神力動的な観点からは，こういった経験を彼の自己愛的防衛の種子と見なすこともできる。彼の女性をたぶらかす行為，すなわち，自分の魅力を使って女性を誘惑し，そして棄ててまた別の女性に走るという，情緒的に女性を傷つける行動パターンは，自分が母親からは決して大切に思われなかったため，こういった母親の身代わり（無意識に彼はこう見なしていた）である女性を得て，気にかけてもらい，それからその女性に復讐するという，終わりのないサイクルと見ることもできた。

　しかし私はまた，Jeffrey Young et al.（2003）が提言した，認知行動スキーマ理論による説明にも惹きつけられる。彼らの自己愛性パーソナリティの理解では，3つの顕著なスキーマに注意が向けられている。3つのスキーマとは，孤独な子ども・自己誇大化する者・分離された自

己慰撫者，である。「孤独な子ども」として，自己愛的な者は情緒的剥奪と格闘し，特権感覚を伴う過度の補償という適応様式を活用するようになる。これによって，こうした人々は「最も自分に近しい人々に対して，最大を要求し最小を提供する」（Young et al. 2003, p.374）という行動パターンに至る。Young et al. はさらに続けて，自己愛的な者は典型的に，競争的・誇大的・虐待的・ステイタス追求的であると述べている。さらに，症例の患者が示したように，自分の要求を満たせない相手を罵ることが多い。他人をいじめ，暴君のように振る舞うのだ（Young et al. 2003, p.377）。Young et al. が指摘したように，多くの自己愛的な者にとって，愛し慈しむ対象として他者と関係することは困難である。それまで彼らは，愛されているとも，大切にされているとも感じなかったからである。その代わり，親が親自身の現実化しなかった夢を叶えるために彼らを利用したのとまったく同じように，人生に必要な物を引き出すための対象として，他者と関係を持つのだ。

　この男性は，母親の愛情は，彼が学年で卒業生総代になり，彼の職業選択ではなく彼女の職業選択に従えば与えられる，条件つきのものだと感じていた。しかし彼はどちらも実行しなかったので，母親の愛情は封じ込められたままであった。彼の気分障害に関して言えば，双極性疾患の多くの男性，とりわけ攻撃的な人々は，サイコロジカル・マインドも他者感情への感受性も，ほとんど示さないと私は感じている。（欲動のおかげで）この男性を高みに上らせた男意気（machismo）は，（彼の人を苛立たせる傾向のせいで）彼の足を引っ張り，引きずり落としかけた。彼の好戦的な様式をかわすために，私は街角の警官のように彼に話しかけるパターンに陥ったと考える。

　一般に，中程度の治療可能性があるパーソナリティ障害患者に対峙する時，セラピストは最もアクセス可能性の高い患者を相手にする場合に比べて，患者と向き合うためにより多くの努力をしていることに気づく。セラピストは，こなすべき課題により相応しいアプローチに自分の

スタイルをずらして合わせていくため，俳優の能力，あるいは多分，販売員の能力をいくらか身につけると役立つ。たとえば，ヒステリー性の人々を診るセラピストは，習慣的に行っている以上に慎み深く，正確に対応している自分に気づく。情動の隔離が不毛なセッションを生み出すような強迫性の人々とでは，しばしば私たちの話し方は芝居めいたものになる。前出の症例の場合，私はユーモアと荒っぽい語り方を織り交ぜることによって，この患者の心を動かすことができたのだ。たまたま私はこの男性を非常に好ましいと感じたが，彼もこのことを知っていたと思う。患者が妻に対するあらゆる攻撃衝動をコントロールできるだけの内的な強さを得るまで，妻と離れて生活することも含めて，自ら進んで「正しいことをする」という前向きの姿勢をとることができたのは，私たち2人の間に親愛の情があったからである。

参考文献

Alden L: Short-term structured treatment for avoidant personality disorder. J Consult Clin Psychol 56:756-764, 1989

American Psychiatric Association: Diagnostic and Statistical Manual of Mental Disorders, 4th Edition, Text Revision. Washington, DC, American Psychiatric Association, 2000

Barber JP, Morse JQ, Krakauer ID, et al: Change in obsessive-compulsive and avoidant personality disorders following time-limited supportive-expressive therapy. Psychotherapy 34:133-143, 1997

Barley WD: Behavioral and cognitive therapy of criminal and delinquent behavior, in Unmasking the Psychopath: Antisocial Personality and Related Syndromes. Edited by Reid WH, Dorr D, Walker JI, et al. New York, WW Norton, 1986, pp 159-190

Beck A, Freeman A: Cognitive Therapy of Personality Disorders. New York, Guilford, 1990

Black DW: Bad Boys, Bad Men: Confronting Antisocial Personality Disorder. New York, Oxford University Press, 1999

Brenner C: The masochistic character: genesis and treatment. J Am Psychoanal Assoc 7:159-226, 1959

Brown EJ, Heimberg RG, Juston HR: Social phobia subtypes and avoidant personality disorder: effects of severity of social phobia, impairment, and outcome of cognitive-behavioral therapy. Behav Ther 26:467-486, 1995

Chodoff P, Lyons H: Hysteria, hysterical personality and "hysterical" conversion. Am J Psychiatry 114:734-740, 1958

Cooper AM: Narcissism, in Essential Papers on Narcissism. Edited by Morrison AP. New York, New York University Press, 1986, pp 112-143

Davanloo H: Intensive short-term psychotherapy with highly resistant patients, I: handling resistance. International Journal of Short-Term Psychotherapy 1:107-133, 1986

Easser R-R, Lesser S: Hysterical personality: a reevaluation. Psychoanal Q 34:390-405, 1965

Easser R-R, Lesser S. Transference resistance in hysterical character neurosis: technical considerations, in Essential Papers on Character Neurosis and Treatment. Edited by Lax RF. New York, New York University Press, 1989, pp 250-260

Eidelberg L: A schizoid patient. J Am Psychoanal Assoc 26:298-300, 1957

Emmelkamp PMG, Scholing A: Behavior treatment for simple and social phobias, in Handbook of Anxiety, Vol IV. Edited by Noyes R Jr, Rith M, Burrows GD. Amsterdam, Elsevier, 1990, pp 327–361

Fleming B: Cognitive therapy with histrionic personality disorder. International Cognitive Therapy Newsletter 4:4–12, 1988

Gabbard GO: Psychodynamic Psychiatry in Clinical Practice: The DSM-IV Edition. Washington, DC, American Psychiatric Press, 1994, pp 601–608

Goldberg A: Self psychology and the narcissistic personality disorders. Psychiatr Clin North Am 12:731–739, 1989

Grinberg L, Rodriguez-Perez JF: The borderline patient and acting out, in Technical Factors in the Treatment of the Severely Disturbed Patient. Edited by Giovacchini PL, Boyer LB. New York, Jason Aronson, 1982, pp 467–485

Guidano VF, Liotti G: Cognitive Processes and Emotional Disorders. New York, Guilford, 1983

Horowitz M, Marmar C, Krupnick J, et al: Personality Styles and Brief Psychotherapy. New York, Basic Books, 1984

Jacobson E: Transference problems in the psychoanalytic therapy of severely depressed patients, in Depression. Edited by Jacobson E. New York, International Universities Press, 1971, pp 284–301

Kernberg OF: Further contributions to the treatment of narcissistic personalities. Int J Psychoanal 55:215–240, 1974

Kernberg OF: An ego psychology object relations theory of the structure and treatment of pathologic narcissism: an overview. Psychiatr Clin North Am 12:723–729, 1989

Kernberg OF: Aggression in Personality Disorders and Perversions. New Haven, CT, Yale University Press, 1992

Kohut H, Wolf E: The disorders of the self and their treatment: an outline. Int J Psychoanal 59:413–425, 1978

Kraepelin E: Manic-Depressive Insanity and Paranoia. Edinburgh, E & S Livingstone, 1921

LeDoux J: The Emotional Brain: The Mysterious Underpinnings of Emotional Life. New York, Simon & Schuster, 1996

LeDoux J: Synaptic Self: How Our Brains Become Who We Are. New York, Viking, 2002

Leszcz M: Group therapy, in Treatment of Psychiatric Disorders. Edited by Karasu T. Washington, DC, American Psychiatric Press, 1989, pp 2667–2678

Liberman D: Interpretación correlativa entre relato y repetición: su aplicación en una paciente con personalidad esquizoide. Rev Psicoanal 14:55–62, 1957

Marks IM, Marks M: Exposure treatment of agoraphobia/panic, in Handbook of Anxiety, Vol IV. Edited by Noyes R Jr, Roth M, Burrows GD. Amsterdam, Elsevier, 1990, pp 293–310

McWilliams N: Psychoanalytic Diagnosis. New York, Guilford, 1994

Meissner WW: Psychotherapeutic schema based on the paranoid process. Int J Psychoanal Psychother 5:87–113, 1976

Meloy JR: Antisocial personality, in Synopsis of Treatments of Psychiatric Disorders, 2nd Edition. Edited by Gabbard GO, Atkinson SD. Washington, DC, American Psychiatric Press, 1996, pp 959–967

Millon T, Davis R: Personality Disorders in Modern Life. New York, Wiley, 2000

Modlin HC: Psychodynamics and management on paranoid states of women. Arch Gen Psychiatry 8:263–268, 1963

Overholzer JC: Facilitating autonomy in passive-dependent persons: an integrated model. Journal of Contemporary Psychotherapy 17:250–169, 1987

Rockland L: Supportive Therapy: A Psychodynamic Approach. New York, Basic Books, 1989

Salzman L: Paranoid state: theory and therapy. Arch Gen Psychiatry 2:679–693, 1960

Salzman L: The Obsessive Personality. New York, Jason Aronson, 1973

Sifneos PE: Psychoanalytically oriented short-term dynamic or anxiety-provoking psychotherapy for mild obsessional neuroses, in Essential Papers on Obsessive-Compulsive Disorder. Edited by Stein D, Stone MH. New York, New York University Press, 1997, pp 113–123

Stone MH: Schizoid and schizotypal personality disorders, in Synopsis of Treatments of Psychiatric Disorders, 2nd Edition. Edited by Gabbard GO, Atkinson SD. Washington DC, American Psychiatric Press, 1996, pp 953–957

Vanggaard T: Borderlands of Sanity. Copenhagen, Munksgaard, 1979

Winston A, Pollack J, McCullough L, et al: Brief psychotherapy of personality disorders. J Nerv Ment Dis 179:188–193, 1991

Winston A, Laikin M, Pollack J, et al: Short-term psychotherapy of personality disorders. Am J Psychiatry 151:190–194, 1994

Young JE, Klosko JS, Weishaar ME: Schema Therapy: A Practitioner's Guide. New York, Guilford, 2003

第6章

精神療法適応可能性が低い：
境界性パーソナリティ障害

知人者智，自知者明。
——老子〈老子道徳教〉訳注1)

　何年も前のことになるが，私は，さまざまなパーソナリティ障害に関して，精神療法による治療が最も適切なものから最も困難なものまでを整然と順序づけようと試みた（Stone 1979）。この分析結果はDSM-Ⅲ（American Psychiatric Association 1980）出版の直前に著された。私は，その著作の中でパーソナリティ障害「群」(クラスタ)について言及していないが，実際にはDSM-ⅢでいうとC群，つまり不安群としてまとめられることになっていたパーソナリティタイプに高度の治療可能性

訳注1)『人を知るものは智なり，自ら知る者は明なり』。原著英文を邦訳すると「他人を理解できるのなら，鋭いといえる。自分自身を理解できるのなら，洞察力があるといえる。Lao Tzu（老子），The I Ching（易経）」。解釈を数例以下に示す。
　・他人（の善悪）を知る人は知者であり，自分（の賢愚）を知る人は，（真の）名利力のある人である（野村茂夫：『鑑賞 中国の古典 第4巻 老子・荘子』1988, 角川書店）。
　・人を知るのは智という働きである。人物を識別する力である。ところが自分を知るのは「明」という働きである。これは自己を反省する能力である（斉藤晌：『全釈漢文大系 第15巻 老子』1979, 集英社）。

（treatability）訳注2) を割り当てていたことになる。私はこの分類において，治療可能性が高い群に，強迫性・依存性・「恐怖症」(回避性) タイプに加えて**ヒステリー性**（*hysteric*）タイプを含めた。**ヒステリー性**タイプは劇的パーソナリティタイプの軽症版であり，分類上，現在はより重症度の高い**演技性**（*histrionic*）タイプと一括りにされてしまっている。私はまた，より治療可能性が高いタイプとして，抑うつ－マゾヒスティックタイプにも言及したが，これは，Kernberg（1967）の境界性パーソナリティ構造を持つ患者の類型論に関する知見と一致していた。治療可能性最低群としては，統合失調質・妄想性・反社会性パーソナリティ障害患者を想定した（中でも反社会性パーソナリティ障害患者の治療可能性が最悪であると想定した）。そして，境界性または自己愛性パーソナリティ（そして受動－攻撃性パーソナリティ）患者は，治療可能性高群と最低群との間に収まるだろうと想定した。全体として，このような配置は，現在の基準に照らし合わせてみたとしても，それほど的外れではない。重要なパーソナリティは当時私が独自に作成したリストにすべて網羅されているが，リストから外れた軽躁病性パーソナリティ，爆発－易怒型パーソナリティ，サディスティックパーソナリティ，精神病質パーソナリティを分析対象に加えるとしたら，治療適応可能性（amenability）訳注3) 低群に分類されるだろう。

　この章の初めに挙げた老子から引用した題辞と一致するのだが，しばしば（しかし常にではないが），他人のことは分かるが自分のことが分からない患者に比べて，いくばくかの自己－内省能力がある境界例患者のほうが，最終的にうまくいくことが明らかになっている。境界例患者，中でも特に精神療法の適応可能性が低い者たちは典型的に，その瞬間に自分に影響を及ぼしている情緒がどのようなものであれ，その強い情緒のなすがままになってしまうので，そのような情緒を誘発した状

訳注2）治療可能性（treatability）：治る可能性。
訳注3）治療適応可能性（amenability）：治療に反応を示す可能性。

況について考える (think about) こととそれに対して反応する (react to) ことを，同時並行して進めることができない。そのため彼らは考えずに反応してしまうのだ。彼らは，洞察も，理論的に言えば洞察から生まれるはずの自己コントロールも，簡単には手に入れることができない。

　毎日の臨床経験の中でこのようなパーソナリティタイプを順序づけしても，それはただの近似値に過ぎない。こうした一般化は，芳しい治療反応が望めない群の中でも極端に反応が悪いタイプ，つまりサディスティックタイプと精神病質タイプにおいては説得力がある。しかし，［訳注：理論上たとえ治療可能性高群に分類されたとしても］不安群障害の患者のうち，強迫性パーソナリティ，依存性パーソナリティ，回避性パーソナリティの患者の中には，あらゆる精神療法に高い抵抗を示す患者もおり，セラピーには能動的に従事するものの，何年治療しても何の前進もない不活発さを示す患者が，必ず一定の割合で実際に存在している。

　DSM-IV-TR（American Psychiatric Association 2000）に定義された境界性パーソナリティ障害（BPD）患者の治療可能性レベルは幅広く，そのバリエーションは随伴するパーソナリティ特性によって大きく変化する。主として抑うつ−マゾヒスティック特性や依存的特性を持つ患者は，自己愛的特性や妄想的特性が大半を占める患者よりも，精神療法での治療結果が良好となる傾向がある。反社会的特性の混合が特に強いと，精神療法へのアクセス可能性と長期的結果は相応して悪くなる。加えて，治療可能性は，関連するDSMのパーソナリティ障害とは無関係に，いくつかの特性から影響を受ける。たとえば，境界例患者はしばしば過度の怒りを示す。この特性はBPDを定義する属性の1つである。しかし境界例患者の中には，特定の対象，たとえば家族の誰か，恋人，セラピーの外の世界の他者に限って，怒り（あるいは完全な憤怒）を爆発させる者もいる。このパターンは多くの場合，セラピストに直接表現

表6-1　BPD患者における低い治療可能性と関連する諸要因

1. 執拗な怒り，敵意，あるいは短気さ。特にその感情が，セラピスト，あるいは患者の対人関係生活における重要な他者に対して向けられた場合。

2. 混沌とした生活（たとえば，まったくの他人との多数回にわたる見境のない短期的な性的接触，約束を守れないことや仕事のために時間を厳守できないという無責任さ，次々と性急に仕事を辞める，誰にも言わずに何日も姿を消す，など）。

3. セラピストに対する顕著な棄却性*または侮蔑性。

4. セラピストあるいは患者の外の世界の誰かとの，恋愛妄想的没頭（特にストーカー行為を伴う場合）。

5. 精神療法への動機づけの低さ。

6. 顕著な不信感と妄想傾向。

7. 虚偽性と他の反社会的特徴。

8. 極端な操作性（たとえば，顕著な誘惑，要求の多さによって現出される）。

9. アルコールや他の物質の慢性的で繰り返される乱用。それに加えて適切な12ステッププログラム**への登録を拒絶するか，または，激しく嫌がること。

* 第1章訳注4（p.6）参照。
** 第1章訳注36（p.65）参照。

される怒りや敵意よりも，精神療法の中で取り扱うことが容易である。セッションの中でセラピストがただ怒りを傾聴すればよい場合と比較して，セラピストが怒りの標的になる場合は逆転移という問題がより熾烈になり，より巧みな介入（とセラピスト側の一層の冷静沈着性）が要求される。境界例患者における精神療法適応可能性の低さと相関する属性について，パーソナリティ特性，症状，態度という観点でまとめたものを表6-1に示した。また，具体的な臨床例はこの章の後半で提供され

る。

　表6-1に示された諸要因は，最適な治療可能性に関連した諸要因とは対極的な性質を持ち，第1章の表1-1に示された治療可能性尺度の正反対版として理解できる。しかし，この2つのリストは厳密な対を成していない。たとえば，境界例患者の中には，特にサイコロジカル・マインドを欠き，メンタライゼーション能力が限定された状態でセラピーを開始しても，ある種の治療アプローチへの反応が良く，後にはこれらの属性が大幅な改善を示し始める者もいる。同じことが，希望を持っているか，許すことができるかといった，いくつかのスピリチュアルな因子に関しても言える。これらは治療開始当初にはほぼ欠如していても，治療が進むにつれてかなり見られるようになる要因である。

　第2章の前半で注目したように，境界例患者の場合，他のパーソナリティ障害患者以上に，患者−治療者間の心理的「相性」次第で精神療法へのアクセス可能性（accessibility）訳注4)という劇的変遷(シフト)が起きる。この定義し難い性質は，しばしば口語で，**しっくりくる**（*clicking*）とか，ぴったりの**親和的化学反応**（the right *chemistry*）という用語で言及されるが，これは母子の絆や性的魅力の根底にある，ほとんど無意識的なプロセスに類似しているに違いない。境界例患者の中には，「しっくりこない」セラピストから別のセラピストへ，そしてまた別のセラピストへと漂流していく者もいる。その期間を観察した者は，こういった患者の治療可能性は低いと結論づけるかもしれない。しかしこれらの患者の一部には，最終的には自分に合ったセラピストを見つけたとたん，突然，治療適応可能性が変化し，急上昇するように見える者がいる。この現象ゆえに，「まずセラピストと患者の間の『親和的化学反応』の影響を除外した上で，それでもなおセラピーへのアクセス可能性に影を落とすような，表6-1に示すネガティブな性質を患者が有しているかど

訳注4) アクセス可能性（accessibility）：治療を利用できる可能性。

うか再検討する」という姿勢が重要になるのだ。

　私は**表6-1**にリストアップした他の要因と比べると，不信感，物質乱用，恋愛妄想（エロトマニア）の治療可能性や予後はそれほど暗くないと見なしている。緩和が難しい物質乱用もあるが，そのほとんどに対して，アルコホーリクス・アノニマス（AA）^{訳注5)}の12ステッププログラムや他のリハビリテーションプログラムが存在する。物質乱用を抱えた境界例患者を評価するにあたっては，第1章の**表1-1**でスピリチュアリティという見出しの下に概要を示したパーソナリティ属性が重要である。たとえば，充分な謙虚さ，辛抱（あるいは忍耐），そして他者志向性を有する患者は，AAまたは類似したプログラムで大いに利益を得られる可能性が高い。物質乱用問題を克服した後には，精神療法へのアクセス可能性が，低い状態から適切な状態へと激変するかもしれない。

　私は，ある特定のセラピストと，あるいは複数のセラピストに次々とかかっても「しっくりくる」ことに失敗する境界例患者の中には，（はるかに修正しにくい）顕著な妄想性パーソナリティから生まれた不信感が原因で失敗するのではなく，人間全般に対する恐怖感から生まれた不信感が原因で失敗する者，そして，（実際には持つことのできなかった内在化された「理想の」親イメージに基づき）僅か一握りのセラピストにしか見られない優れたパーソナリティ素質との最高の組み合わせを求め，そのニーズが満たされないことが原因で失敗する者がいると確信している。セラピストへの恋愛妄想的固着は，同じコインの反対側を表しているのかもしれない。過度に理想化されたセラピストは，患者の眼には神のような理想的親または理想的恋人に映っており，患者を救済できるただ1人の人物として崇められているということだ。このタイプの境界例患者の役に立とうと心底思うなら，セラピストは神のような至極の存在ではないこと，またそうである必要もないということを，時間も手

訳注5)　第1章訳注23（p.32）参照。

間もかかる辛い過程を通じて，患者が理解できるように援助することが課題となる。「**ほどよい母親**（the *good enough mother*）」（p.145）という句を創ったWinnicott（1965）風に言うならば，セラピストは**ほどよいセラピスト**（the *good enough therapist*）であれば，充分なのである。

　対照的に，欺瞞性や渾沌とした生活や根深い敵意は，治療可能性に対して，ほぼ打ち勝ち難い障壁を創り出す。セラピストを慢性的に騙そうと試みる患者は，事実上，衣装をまとった患者であり，彼らはセラピストの目前に偽りのペルソナをかざし，その陰に隠れている。多くの患者（境界例患者も他の患者も）が，他者を感心させようとして，あるいは，患者よりもその分野で大幅に成功を収めている同僚や友人と自分とを同等に見せようとして，実績のない性的功績や所有したことも稼いだこともない金銭について自慢話をする。セッションの中で，面子を保つためのこうした軽い嘘をつき続ける限り，少なくとも患者にはセラピストを欺こうというつもりはない。しかし意図的な虚偽をセッション内にも繰り返し持ち込む患者の場合，治療の前途はずっと暗いものになる。このような患者を紹介できる嘘つき匿名会（Liars Anonymous）など，存在しないのだ。このような組織に一番近い様態があるとするなら，大量に嘘をつく患者で構成されるセラピーグループであろう。このような患者の1人ひとりは，他のメンバーの虚偽を素早く見抜くであろうし，全員が，セラピストからの直面化よりは仲間からの必然的な直面化のほうを，受け入れやすいと感じる可能性が高いからである。しかしながら，嘘つき匿名会が存在しえない以上，二者で構成される形態のセラピーを採用せざるを得ないわけで，患者がこのような人であればなおのこと，患者の生活で何が実際に起きているのかを打ち明けてくれるような家族や友人へのアクセスがなければ，セラピストの使える手段はかなり少ないと言えるだろう。

　私が**渾沌とした**（*chaotic*）境界例と見なす患者は，衝動性があまり

にも極端で，判断力もあまりにも阻害されているので，その生活がかつての人気映画シリーズ，『ポーリンの冒険（The Perils of Pauline）』にだんだん似てくるような人々だ。1914年から1915年にかけて上映された20章からなるこの古典的無声映画で，主演のヒロインは，海賊・インディアン・ジプシー・どぶねずみ・鮫・鉄道の線路に彼女を縛りつけた悪党どもによってもたらされた生命の危機から何とか逃れようとする。しかしこれらに類似性は必ずしも成立しない。なぜなら混沌とした境界例患者は自分**自身**の生命（their *own* lives）を危険に晒すからだ。たとえば，見知らぬ他人の車に乗り込んでレイプされる危険に自分自身を晒したり，コンドームを使用しない性行為や多様な自己破壊的または自傷的行為に繰り返し耽ったり，逃走したり，セッションをすっぽかしたり，残酷なパートナーとの破壊的関係に巻き込まれたり，成分や効果の不明なストリートドラッグを不注意に大量服用したり，教師や家族と無意味な口論をしたり，職場で無責任な行動をとったりする。このタイプの境界例患者の中には，セラピーへの良好な動機づけは保たれるが，セッションにしばしば遅れてきたり，違った日に現れたり，請求書の処理を忘れたりする者がおり，そのためにセラピーは円滑性を欠き，いずれの場合も差し迫った身近な危機への対処のために時間を吸い取られてしまう。連続的な危機に陥る患者は，自分の生活に対する秩序や見通しを回復する方法を考えるどころか，基盤にある力動や自分の行動化の性質を熟考する余裕もない。

　過度の怒り（*inordinate anger*）は，BPDの定義づけとなる特徴の1つであり，また境界性パーソナリティ構造（Kernberg 1967）という，より広範囲の分野でもかなり一般的な特徴である。怒りが精神療法へのアクセス可能性を低めるかどうかは，他の多くの要因次第で決まる。セラピストに向けられる絶え間ない怒りは，一種の極端な棄却性を表し，セッションでの作業同盟や協力的な雰囲気を達成するためのあらゆる努力を破壊してしまう。この種の怒りは通常，セラピストに対する大

第6章 精神療法適応可能性が低い：境界性パーソナリティ障害　227

きな不信を醸し出す。これは Thomä and Kächele（1987）に描写された理想の状況とは正反対である。Thomä and Kächele は「患者の信頼が不信を上回れば，異論の余地のない安定した転移が……期待できる」（p.61）と書いている。著者らは，早期の母子関係と，後の人生における適切な治療同盟形成との関連性を詳細に論じた（pp.61-71）。

　すべてではないが多くの境界例患者は，さまざまな理由により，早期の母子関係において困難を経験している。中には，適切な母親がいたが，「過熱した」神経組織を持って生まれたせいで，充分に関心を注ぐ養育的な存在として母親を知覚することが妨害された者もいる。Fonagy（2001）が研究したような客観的な基準に照らして，実際に不適切といえる母親に愛着を形成した者もいる。さらに，ほどよい母親がいたかもしれないが，近親姦を犯した父親や，子どもと過ごす「時間が長すぎる」と母親を殴った父親のせいで，母親としての効力が帳消しにされてしまった者もいる。大多数の境界例患者が向けてくる怒りの「容器（コンテイナー）」にどの程度なれるかは，セラピストによって相当異なっている。ここでもまた，2人の当事者の間の心的化学反応が重要となる。怒りの爆発や長期間嫌われることに平然としていられるセラピストの場合，初めから怒っている患者も大いに治療可能と経験されるであろう。しかし同じ患者でも，そのようなネガティブな感情を受け入れる懐がないセラピストには，ほぼ治療不可能な患者，または完全に治療不可能な患者として経験されるであろう。主としてセラピーの外の人間，つまり親，恋人，配偶者のみに対象を限って怒りを向ける境界例患者ですらも，長期間にわたって激しい怒りや敵意が持続すれば，治療がほとんど不可能だと思われるかもしれない。こういった患者は，忠実にセッションに来て適切な動機を見せるように思われるかもしれないが，はるか昔に受けた不当な扱いへの激昂や，振り返ってみればそれほど悪くなかった可能性がある人に対する減じることのない敵意に嵌（はま）りこんで，「身動きがとれない」ままになっているかもしれないのだ。

低い治療可能性に関連している要因

不 信

不信を表出する境界例患者は，**著しい妄想傾向**（significant paranoid trends）を示す人々と，あまりにひどすぎる虐待を受けた生育歴に起因する**用心深さ**（wariness）を示す人々とに群分けすることができる。顕著な妄想的特性を持つ患者も，その多くが成育歴上，虐待された体験を持つが，子ども時代に虐待を受けたとしても必ずしも妄想観念に繋がるわけではない。しかしながら，用心深さや知らない人間がいる場での落ち着きのなさは，早期虐待に一般的に随伴する特徴である。

以下の2つの臨床例は，不信が妄想の特徴と関連していた境界例患者を描いている。

◆症例 6-1

甚大な妄想傾向を有するある男性境界例患者の両親は，彼がかなり幼い時に離婚していた。彼の家庭の雰囲気は，ある種の総力戦，いうなれば「万人の万人に対する闘争」というホッブス風戦争[訳注6]の様相を呈しており，離婚の後ですらそれが終わることはなかった。彼と幼い妹は母親と生活を続けたが，彼女は些細なことで子どもたちに向かって喚きたて，彼らを罵るような状態と，抑うつ的で涙にくれ絶望に崩れこむ状態とを交互に繰り返していた。患者は，20代後半に達する頃には，自己愛的（で傲慢で侮蔑的）な上に，深刻な人間不信という顕著なパーソナリティ特徴を呈していた。彼はあらゆる人間を嫌い信じていなかったが，唯一の例外は，彼が中間管理職をしている銀行の上司（ボス）であった。孤独で誰とも親密な繋がりを形成できないという理由から，彼は治療を求めた。

訳注6) 英国の政治哲学者 Thomas Hobbes（1588-1679）が主著『リヴァイアサン（Leviathan)』（1651）で批判的に描写した無節制で利己的な全面戦争。

孤立に関する絶望から彼は何度も自殺そぶりを見せており，自身の人間嫌いと誰かに愛されたいという欲求のパラドックスを痛切に意識していた。並外れた知性とエネルギーの主である彼は，職場で自分より上の地位にある（ボスを除く）全員に嫉妬し，部下には短気であった。

　セラピーは初めのうち，ほどほどにうまく進展しているようだったが，数カ月後に彼は偶然，私がある殺人事件の証言者となっていたことを知った。彼は自身が語った殺意に関する思考を理由に，どういうわけか，私が彼を警察当局に密告するのではないかと恐れ始めた。彼は実際に殺意を持っていると囁(ささや)いたことすらなく，これまでの人生で，誰一人として攻撃はおろか脅したことさえなかったのだが。私がどれほど解釈しても，繰り返し保証しても，彼の信頼を回復することは適わず，彼は3カ月目に治療を止めた。ここでは，彼の好ましさは問題ではなかった。私はこの男性に大いなる敬意と好意を持っており，彼が経験した本当に惨めな子ども時代に対して同情を感じていた。おそらく彼はこのような感情を理解できず，盲目であったのだろう。

　もう1つ，私たちが話し合うチャンスを逃したために解決できなかった逆説的(パラドキシリカル)な状況は，嫉妬に関係したものだった。彼は，私がパーソナリティ障害の分野で「ある種の名声」を得ていたために，私の治療を受けることを選んだと私に語っていた。しかし，この状況は「八方塞がり（catch-22）」[訳注7]であった。私が「評判になっている」ということは，（私が彼の3倍の年齢であることには関係なく）彼にとって私が彼より「上」であることを意味し，それゆえに「彼を見下す」であろうことを

訳注7）不条理な規則に縛られ身動きが取れない苦境。ジョーゼフ・ヘラー（Joseph Heller）の小説『Catch-22』（1961）（飛田茂雄・訳：『キャッチ＝22』1979，ハヤカワ文庫NV）から生まれた。主人公は混沌と不条理が渦巻く軍隊の中で，上司によって出撃回数が理不尽に増やされることに反抗し，狂気を装い出撃任務の免除を申請しようとするが，「出撃という現実的危険を回避しようとする合理的精神がある＝正常である」と見なされ免除は適わない。成文化されていない，この暗黙の軍規名が「Catch-22」である。（安河内英光，馬場弘利・編：『60年代アメリカ小説論　馬場弘利　ジョーゼフ・ヘラー「キャッチ＝22」』2001，開文社出版, pp.55-86）

意味していた。彼が，ボス以外の職場の上司たちは自分を見下していると想像していたのと同じように。両親の離婚後，彼は街の貧しい地区で子ども時代を過ごしたので，学友が自分を馬鹿にしていると感じていた。さらに，裕福な父親を持ち，5歳まで立派な家に住んでいたという事実が，それ以降の困窮生活に対する患者の反応に拍車をかけることになったのだろう。治療を止める直前，彼は私に，「先生がこの分野で『無名の』人間であったなら，少なくとも自分はもっと気楽だったろうが，おそらく自分を治療することはできなかっただろう」と認めていた。

◆症例 6-2

　妄想的特徴を持つ女性の境界例患者が，精神療法への適応可能性は限定されていたものの，ボーイフレンドとの困難な関係を整理したいという希望から治療を始めた。彼女がまだ幼い時に両親が離婚し，その後彼女は双極性障害の母親と暮らしていた。母親は裕福な親戚からの信託資金で養われていた。母親は嵐のような女性で，娘を窒息させかねないほどの溺愛と，娘を家に入れることを拒絶するほどの憤怒の爆発との間を激しく揺れ動いていた。

　患者のボーイフレンドも同じような突然の変容を起こしがちだった。まとわりつくように依存的な時が半分で，残りの半分は病的に嫉妬深かった。彼は彼女が「裏切っている」のではないかという不信をひどく抱くようになって，彼女へのストーカー行為を始めた。この振る舞いは彼女をひどく悩ませたが，彼女は「彼を失って独りになってしまう」という考えのほうが一層ひどいと思っていた。彼女は聡明で魅力的な20代前半の女性でありながら，現在の関係が暗礁に乗り上げたら別の男性を見つけるという，自分の能力に確信が持てなかった。

　私とのセッションにおいて彼女はとても秘密主義的だった。また，嫉妬心から彼女をスパイし，あらゆる動きをチェックするように駆り立てられる男性と一緒にいて，彼女がどれほど快適でいられるかについて私

第6章 精神療法適応可能性が低い：境界性パーソナリティ障害　　231

が少しでも疑問を呈すると，彼女は対抗的になった。彼女はほとんどサイコロジカル・マインドを示さず，私は彼女と自分が有意味な繋がりを持っているとは少しも感じていなかった（治療同盟は萌芽していなかった）。治療を開始し約1カ月が経った頃，彼女は「嫉妬深いボーイフレンドを警戒した家族からのプレッシャーという理由だけで，不本意ながら私にかかった」と打ち明けた。彼女はまた，既に治療を受けており，この数年間，前世への退行を施すセラピストにかかっているとも語った。私はこの「セラピー」を詐欺行為であると見なした。この患者が，ヒンズー教や仏教のような，輪廻転生への信奉が強調される宗教の下で育てられていなかったために，私の見解は一層強まった。彼女は前世退行セラピストに強い愛着を抱いていた。そしてこのセラピストは，彼女に嫉妬深いボーイフレンドとの交際継続を思い留まらせようとしなかったので，交際を思い留まらせようとする私が，彼女をこのセラピストの下に留まるのを止めさせるのは不適切だと感じた。私が使い得たはずの多様な解釈の矢，たとえば，彼女の母親とボーイフレンドの間の不気味な類似性と，彼女と母親との両価的な関係の隠された側面をボーイフレンドが象徴していると指摘することは，矢筒に残しておくしかなかった。彼女は元々のセラピストと治療を継続したいと私に言い，このような通例でない状況下では，唯一の理に適う代替案であったから，私はこの決定に直ちに黙従した。数年後，私は彼女がこのボーイフレンドと結婚したことを知った。何とかやっていくことは可能だが，いくらか不安定な取り決めの中での結婚だった。彼はなおも嫉妬深かったが，彼女が家庭での主たる稼ぎ手であったため，彼女は個人的な自由の面で犠牲にしたものを権力の点で補うことができたといえるだろう。

　過去のせいで他者を警戒して見るようになった境界例患者については，次の臨床例が具体的な説明になる。

◆症例 6-3

　10代後半から20代前半に至るまでずっと入院生活を送っていた若い女性は，当初，彼女に割り当てられた数人のセラピストの誰とも繋がりを持てなかった。彼女は強烈な絶望感と自己懲罰を示し，これらの年月の間に何度も自殺企画を行い，自らの人生を終わらせたいという，心を離れることのない強い衝動にかられていた。前のセラピストに治療を受けている際，彼女はしばしば，彼女の思考や印象を書きとめた。ある書き込みに彼女は「何を言うか，それをどう言うか，私には分からない。C先生に会ったけれど，またしても時間の無駄だった。私は諦めかけていると思う。私の良いところなんて何もない」と書いた。少し後では「C先生とのセッションはおぞましく不快だった。言いたいことはたくさんあるのに，どうしたって言葉が出てこない……先生に分かるとは思えない」と書いた。数週間後には「自殺しなければならない。誰にも話せない。助けを求められない。頼れる人はここには誰もいない」と書いた。2カ月後，彼女は新しい精神科医に割り当てられた。交代後の最初の書き込みに彼女が書いたのは「(最後のメモ)以来，たくさんのことが起こった。本当に素晴らしい新しい医師についた。ほとんど希望を捨てかけていた。T先生がとても気に入った。誰かのことをこれほど好きなのに，その彼が自分を好きではないと分かっているので彼を恐れているなんて，想像できる？」という文章だった。このような心情は長年にわたる自己嫌悪の反映であるが，彼女が新しいセラピストにかかるうち，徐々に消えていった。1年後に彼女は最後の書き込みを書いた。「ああ，びっくり……私はずっと良くなった……今では事態はずいぶん改善した」。

　症例のこういった短い断片からは，患者の元々の病態の深刻さにも，彼女がやっと「しっくりくる」セラピストによってもたれされた，思いがけない深遠な変化にも，公正な評価を下すことはできない。彼女は，これまで彼女を治療した臨床家が，たとえどんな能力があろうとも彼女

を諦めてしまったほどに，手の届かない状態で長年悩み暮らしてきた。しかし自分を理解し尊重してくれる担当者に治療が引き継がれた時，彼女の人生は突如として開花したのだ。この変化は，文字通り一夜にして彼女を，セラピーの適応可能性が低い患者，あるいはゼロにも見える患者から，反応性が高く，過程において治療可能な対象者へと変容させた。この患者は最も見込みのないスタートから「確実な道」へと進み，その後の40年間，多大な進歩を維持できた。

　先の患者の物語は，私たちをドキリとさせると共に神妙にもさせ，インスピレーションも与えてくれる。私たちに，多くの境界例患者の人生はギリギリの均衡状態にあり，あるセラピストとの偶然の出会いによってのみ死が避けられる患者がいることを思い出させるのだ。このような患者にとってそれは，自殺に繋がる途切れることのない絶望から，回復への大きな分かれ道を生み出す出会いである。時としてセラピストは，患者の人生に莫大な変化をもたらしうると知り，私たちは勇気づけられる。どの患者がどの特定のセラピストとの間に生命を守る愛着と作業同盟を形成する可能性が最も高いか，より適切に予想することさえできれば，驚愕的に高い境界例患者の自殺率――長期的リスクで3〜9%（McGlashan 1986; Stone et al. 1987）――の低下も夢ではない，と思うと厳粛な気持ちにさせられる。

物質乱用

　物質乱用を併発していると，どのようなタイプの個人精神療法であっても，その適応可能性は劇的に下がる。たとえ充分なサイコロジカル・マインド，好ましさ，動機づけ，そして他のセラピーを促進するような要因が存在したとしても，それらのポジティブな効果は，問題となる物質に誘発された一時的または長期的な脳の変化のせいで，減じたり無効化したりしてしまうからだ。アルコール依存症に関しては，断酒を促進させるAAや他の自助組織の役割を，Babor et al.（2003）が論じてい

る。中でも AA は，アルコール依存症の人々の治療において大いに尊重されるべき手段（リソース）と見なされている。ただし，断酒達成への動機づけが最も高い人々は，他の形式の支持的（サポーティブ）セラピーでもうまくいくかもしれないとも述べられている。著者らは，Ogborne and Glaser（1981）の研究を引用して，パーソナリティという変数に着目した場合，AA に入会して辞めずに参加し続けるアルコール依存症者と，そのようにしないアルコール依存症者との間では違いがないとつけ加えている。

アルコールとコカイン[訳注8]の同時乱用は境界例患者ではよく見られ，アルコールのみの乱用者よりも治療結果は悪い。（単独またはアルコールか他の物質との組み合わせで）マリファナ[訳注9]乱用も多い。特定の治療プログラムに加入し留まり続けることは，マリファナ乱用克服の鍵である（Gruber and Pope, 2003）。このようなプログラムには AA，ナルコティック・アノニムス（NA）[訳注10]，マリファナ・アノニムスなどがある。コカインへの心理的嗜癖（アディクション）は，特に薬物乱用以外の理由で相当乱雑な生活を送っていることの多い深刻なパーソナリティ障害（BPD，反社会性パーソナリティ障害）患者にとって，かなり強烈で克服困難である。コカイン嗜癖を一掃するための滞在型治療法やその他の治療モダリティについては，Jin and McCance-Katz（2003）が概要を示している。

私自身の臨床的印象は，「AA に留まり利益を得る傾向にパーソナリティ変数は影響を与えない」という Ogborne and Glaser の見解とは一致しない。私の念頭にあるのは，物質乱用に加えて 12 ステップイデオロギーに対する棄却性や侮蔑，横柄さや根気強さの欠如，衝動性を示し，自分の病態を否認するアルコール依存症患者である。私はこの自己愛性パーソナリティ特性と衝動性パーソナリティ特性の混合物の持

訳注8）第4章訳注9（p.172）参照。
訳注9）第4章訳注7（p.172）参照。
訳注10）第1章訳注31（p.46）参照。

ち主は，AAに留まることはおろか，その受け入れにすら強く反発すると思っている。こういった患者にとってお決まりのパターンは，アルコール依存症の継続と下り坂の人生行路である。私の長期追跡調査研究（Stone 1990）では，AAを拒絶したBPD患者の行く末は極めて暗く，彼らの自殺率は，他のどの要因を組み合わせた境界例患者の自殺率よりも高かった。症例数は少なかったが，AAを拒絶した7名のBPD患者のうち，3人が10〜25年の追跡期間に自殺既遂していたのである。

　加えて，アルコール症と**暴力**（*violence*）の結びつきを強調する著作は実に多い。矯正されていないアルコール依存症のこういった側面は，Klassen and O'Connor（1994）が検討している。Volavka（2002）が指摘したように，BPDは部分的に「衝動的，攻撃的行動で定義されて」（p.189）おり，反社会性パーソナリティと重複する場合がある。この特性が組み合わさった人々は，AAにも，物質乱用抑制のために企画されたAA以外のあらゆるリハビリプログラムにも留まろうとしない（あるいはきっぱりと拒絶する）。Goldman and Fishbein（2000）とLinnoila et al.（1983）はアルコール依存症に関連した脳内セロトニンレベルの低さ，その低さと自殺行動・攻撃的行動・衝動的行動との相関関係について説明している。彼らの見解は一致しており，「アルコール依存症は個人を衝動的にし，既存のパーソナリティ特性として衝動性がある場合は，それを激化させる」と述べている。さらに，このセクションの冒頭で言及した**他**のパーソナリティ特性（*other* personality traits）は，基底にある物質乱用障害と相互作用し合い，その影響下にある人を治療に向かわせたり，あるいは治療から遠ざけたりする。このうち後者は，社会的規範をふてぶてしく無視し，疾患を否認し，そしてスリル探求と無責任な人生への趣向が継続している人々が好む方向性である。

　以下に示すのは，私が経験した2人のアルコール依存症境界例患者に関する2つの臨床例である。一方はAAの規則を遵守するふりをした例で，もう片方は（初めは渋々と）AAを受け入れた例である。

◆症例 6-4

　51歳の女性が，彼女の人生に「方向性が欠けている」という理由で，セラピーに紹介されてきた。彼女は母親の死後，数年間にわたってアスピリンや抗ヒスタミン薬の大量服用で自殺そぶりを見せていた。彼女は大学を卒業していたが，卒業後25年間，短期間の臨時職以外は稀にしか仕事をしていなかった。この間，彼女は生家に住み続け，引退した裕福な商人であった父親に養われていた。最初のセッションで，私は彼女の外見にショックを受けた。彼女の髪は完全に白髪で，肩甲骨のところまで届いていた。彼女が口にした実年齢よりずっと老けて見え，体重はおそらく40キロほどで病的に痩せていた。彼女はティーンエイジャーだった時に拒食症だったことは認めたが，摂食障害が止んだという証拠はなかった。彼女は「ボビーソクサー」[訳注11]の服を着ていた。ソックス，スニーカー，ミニスカート，そして不適切に肌を露出したホルタートップ[訳注12]を身につけており，これはダンスパーティに行く20歳には相応しいかもしれないが，精神科コンサルテーションに来る51歳には相応しからぬ服装であった。

　彼女の話し方は速く，とりとめがなく，やや不明瞭であり，彼女の人生における出来事を筋の通った全体像として捉えることは困難であることが判明した。彼女は結婚したことがなかった。彼女は20代の時に短い恋愛を経験したが，30年近くも会っていないのに相手の男性をなおも恋人と見なしていた。主として彼女が老父の世話をし，父親もそれと交換に彼女の世話をしていた。というのは，彼女はしばしば，自動車事故，階段での転落，または夕食中に倒れるなどといった理由で怪我を負っていたからだ。彼女は適切に金銭を扱えず，父親が彼女の外出先と家との往復にちょうど充分なだけの金額を施し与えていた。彼女の自己イメージはモデルか女優であった。前者に相応しい年齢をはるかに超えてお

訳注11）1940年代にフランク・シナトラのファンである若い女性を指して作られた語。
訳注12）首周りの紐状生地で衣服を吊り下げるスタイルを指す。

り，後者に対する訓練を受けていないことは，彼女にとって矛盾に思われなかったのだ。彼女は快活な物腰の，愛嬌のある人物であった。

　彼女のセラピーへの動機づけは強固に思われ，週2回のセッションが彼女の1週間の重要な出来事であるかのようだった。私は彼女の話しぶりがアルコールの過剰摂取を反映しているのではと考えたが，彼女はこの可能性を熱を込めて否定した。しかしながら，1カ月後，彼女の携帯用ケースの中にウォッカのハーフボトルを見つけたと，彼女の父親が電話してきた。父親は，「娘（患者）は自分が気づいているよりもはるかに多量に飲酒しているのでは」という疑惑を私と共有していた。私がアルコール使用とアルコール問題の深刻性に関して彼女に直面化した際，彼女は飲酒していたことを認めたが，「その時1度だけ」と言っていた。彼女がロビーにいる間に茶色い袋から何かを飲み込んでいるのに気づいたと，オフィスビルのドアボーイが私に告げたのは，その僅か1週間後のことであった。

　その時点で，私は彼女にAAの集会に行き始めねばならないと伝え，彼女は行くと約束した。彼女はある程度定期的に出席し始めたが，隠れての飲酒は続いていた。クリスマス休暇の時期，誰かが守衛への贈り物として，ギフトボックス入りの4本の蒸留酒をロビーに置いていった。この箱は，その患者がロビーで待っている間に，不思議なことに消えてしまった。彼女は，表向きは1日父親から逃れるために，予約の5時間前にロビーに来ていたのだ。彼女はそれからビルの地下に迷い込み，ボトルの1本を飲んでいるところを発見された。このような無責任で破壊的な行動に直面して，私は彼女をアルコールリハビリテーションユニットに入院させるしか選択肢はないと感じ，その日の遅くにこれは実行された。

◆症例6-5
　20代半ばの男性が，大学卒業後順調に人生を歩むことができなかった

ために，治療を受けるように促された．彼は両親に養われながら，アパートで独り暮らしをしており，卒業以来，実質的に仕事に就いたことがなかった．この数年間彼と交際していた女性は，2人の関係を破棄していた．彼は人生に目的を持てず，アルコール乱用がひどくなり始めて，同じような行動をとっている若者集団に入り始めた．これが恋人との別れの，もっともな原因であった．彼はさらに，自分の衛生面を無視し始めてもいた．

彼が家族の1人に悪質な悪ふざけをし，また喫煙中に眠ってしまい寝室でぼやを出した時，危機的状況が頂点に到達した．こういった行為で，数週間の入院が必要になったのだ．スタッフは，他の治療介入と並行して彼がAAに加入することを退院の1条件として主張した．私が彼の治療を再開した時，彼はまだAAの集会に参加していたが，集会を不愉快に感じていて，AAは時間の浪費であると強く抗議した．この時期に，私たちの間で以下のような対話があった：

患者：どうして私が行き続けることを強要するのですか？ 神様がどうこうというクソくだらない話があって……「高き力」とかいう話も．私の家族は無宗教ですし，私にも信仰心はありません．本当にイライラします．

セラピスト：そもそも私はAAを宗教的組織とは見ていません．Bill Wilsonと彼の友人はアルコール依存症者で，共に敬虔なクリスチャンですが，彼らが実際に始めたのは1930何年かだいたいその頃です．それにこの2人ですら，人々を聖公会派に改宗させようなどとしていませんでした．私の理解では，AAが「高き力」で意味しているのは，社会的動物として，私たちは皆，人類共同体全体に責務があるということだけです．私たちは誰しも，私たちが依存している他のすべての人々抜きでは生き延びることができません．そういうわけで，これが「高き力」なのです．集会に行く時に一緒になる30

人そこそこの人々と，その人々による支え，つまりあなたが飲酒の誘惑にかられたら，たとえ真夜中でも電話できる人は皆，あなたのことを気にかけて，酒を断つ手伝いをしたいと望んでいます。正にそこには「高き力」があるのです。私１人では大したことができませんが，あなたが全くの無神論者であっても，それでもなお，あなたが私にそう望み，実際に私がAAグループの高き力を活かせることをあなたに理解してもらう役に立てれば，その時は私もまた，その高き力の一部となるのです。そのほうが受け入れやすいのであれば，「神」を**全人類**（*the whole human race*）の象徴とお考えなさい。あなたを助けようとしているAAは，その一欠片なのです。肝心なことは，お願いですから，**行き続けることです**（*keep going to it*）！……説教終了。

幸運にも私の「説教」はこの患者には効果があった。数週間のうちに彼のAAへの不平は減り始めた。支援者たちともうまくいき，支援者たちはたとえ何時であろうとも，彼が必要とする安心やサポートを彼のために提供してくれた。次第に彼はすべての飲み仲間たちと離れ，既に長期間の断酒を達成していた他のAAのメンバーと固い友情を形成し始めた。12ステップを前進するにつれて，彼はスピリチュアリティについて語り始め，そしてストレスの多い時期に彼が誘惑に耐え持ちこたえられるよう助けてくれた，既に断酒した人々の集団の絆の必要性についても語り始めた。振り返ってみれば明白なことではあるのだが，今では当初の軽蔑の代わりに，この男性を救った組織に対する純粋な感激があった。１年半後，彼は，初めはとても低い地位から仕事を開始した会社で，高給の管理職にまで昇進した。

既に書き記した不信と同じように，物質乱用も精神療法適応可能性を変動させる可能性が高い。アルコール依存症患者の場合，**緩和要素**

（a *mitigating* factor）の有無が，治療的に「リーチできる」患者となるか，それともあらゆる治療的努力を阻むような患者となるかを決定づけることになるのだろう。つまり，AAや関連組織から提供される援助の必要性を認められるだけの心構えの持ち主は，後者（症例6-5）のように，甚大な改善を達成できる患者になりうるのである。

エロトマニア（恋愛妄想）あるいは強迫観念的愛

境界例患者の最も顕著な特徴の1つは，愛着への渇望である。実際，進化精神医学者のMcGuire and Troisi（1998）は，一部のBPD患者がしばしば，親密なパートナーを確保してしがみつくために異常なまでの極端な行為をしかねないことに言及して，BPDを「愛着への試みの失敗」と捉えている。嵐のような関係，操作的自殺行為，拒絶に対する病的な反応など，DSM-IV-TRにおけるBPD診断の定義づけ項目の多くは，持続した親密な愛着を構築するための見当違いの，誇張された努力として理解することができる。慢性的虚無感，退屈する傾向も，この像に一致する。というのは，その時点で，要求された愛着を**欠いている**（*lack*）多くの境界例患者によく見られる情緒状態を反映しているからである。

境界例患者を診ている臨床家が，de Clérambault（1923/42）の著述した**強迫観念的愛**（*obsessive love*）の症例，またはそれに相当する**エロトマニア**（*erotomania*）の症例に出遭うことは驚きではない。強迫観念的愛は，（頭から他のことが消えてしまうほど）愛の対象に熱烈に没頭する状態を指し，愛する人からの関心が薄れる，または完全に拒絶されるという事態に直面しても，その人を手放すことを頑固に拒絶することがセットになっている。**恋患い**（*lovesickness*）という用語も，孤独や他のタイプの不安への解毒剤として無条件の愛情を渇望する状態を示すために使用されてきた（Tennov 1979）。病的な嫉妬心はしばしば，強迫観念的愛というコインの反対側となる（White and Mullen 1989）。

エロトマニアもまた愛の対象への熱烈な没頭を含むが，エロトマニアの人独特の特徴は，彼女たちが「私はひそかに誰かから愛されている」と確信している点にある。その誰かとは通常，はるかに高い社会的ステータスにある男性であり，彼には自身の愛をオープンに打ち明ける「自由がない」。私がここで，エロトマニアにおける愛の対象を「男性」とした理由は，身分の低い境遇の女性がお城からやって来る貴族の男性（またはそれと同等の身分の人）に愛されることを想像するのが，通常のパターンだからである。この状態は**成就不可能な愛**（unattainable love）の一種である。

境界例患者の間には，時として別タイプの成就不可能な愛が見られる。それは，「セラピストは患者（である私）を愛しているが，彼は既に結婚しているので，その愛の表現が妨げられている」という内容である。もう1つのバリエーションはより強迫観念的恋愛に近いもので，「患者（である私）は情熱的にセラピストに恋しているが，セラピストは妻に対する類似の情熱で全面的に憔悴しており，それゆえ他の誰に対しても，とりわけ患者に対してポジティブな感情が残っていない」という確信に苛まれるパターンである。そしてこの種の患者は，それと同時に自己誹謗中傷を通して，自分自身を無価値で好ましくさえないと見ているのである。以下の臨床例では，強迫観念的愛を抱えた境界例患者について述べている。

◆症例 6-6

20代半ばの女性が，プライベートクラブのテニスコートで，同年齢くらいの男性に会った。2人はしばらく交際したが，彼の彼女への情熱は，彼女の彼に対する情熱よりも，ずっと低かった。この関係はセックスを含むところまでは進まなかったが，約2カ月後，彼は彼女に，「2人はお互いにとって相応しい相手だと思えないので，お互い他のパートナーを探したほうがいい」と言った。彼女はひどく打ちひしがれた。彼女は既

に，職場やアパートに独りでいる時に，彼の妻になるのはどのような感じか感触をつかもうとするかのように，自分の名に彼の苗字を加えた氏名を紙切れに書き始めていた。

　彼女は，破局は単に一時的なものだと自分自身に確信させた。2人は共に定期的に同じクラブに通っていたので，顔を会わせる機会は多かった。時として彼女は（デートは男性のほうから誘わねばならないという）自分自身の掟に違反して，彼を誘った。彼は常に丁重にその申し出を断った。このような拒絶はどれも，彼女の彼に対する没頭を減少させず，「彼は神によって彼女の『意図された』人として運命づけられており，遅かれ早かれこの運命を認めて彼女のもとに戻ってくる」という確信に疑いを投げかけることもなかった。彼女は彼がこのことを認めるのに「遅れ」ているため抑うつ的になり，数回の自殺そぶりとリストカットをし，そのうち2回は短期の入院が必要になった。今では破局から4カ月が過ぎていた。彼女は彼の職場や自宅に1日20〜30回の電話をかけ始め，彼の居住地に車で向かい，双眼鏡で彼の家を見つめるようになった。

　この時点で，起こっていることの正確な像をつかむことは難しかった。なぜなら彼女は，（「かつての」ボーイフレンドではなく）今のボーイフレンドについて，根拠のないとりとめのない話や，彼女自身の人生を彼に投影しているような話を語ったからだ。たとえば彼女は，彼が父親から性的虐待を受けたとか，彼が父親に裸体写真を撮られたと語った。しかし，彼女をセラピーに紹介した医師は，彼女がその医師に話した素材から，彼女が思春期に実父から性的虐待を受けていたようだと確信していた。以前のセラピストは彼女が18歳の時に治療を始めており，彼女の父親は彼女がほぼ20歳の時に亡くなっていた。近親姦の行為には，セックスと，彼女が裸の時に写真を撮ることの両方が明らかに含まれていた。私が彼女の治療を始めた頃，彼女はボーイフレンドの留守番電話にメッセージを残したり，手紙を送ったりして，「私は**あなたの性的トラブル**（*his* sexual trouble）を知っており，助けたいと強く思っている」と

伝えだした。彼の反応は，彼女が嫌がらせを行っていると主張して，訴訟を起こすというものだった。彼女は，6カ月間一切の接触を控えれば訴訟は取り下げられるという書類にサインし，彼と彼女の弁護士の両方に受領された。彼女はこれに従うことができて，訴訟は最終的に取り下げられた。

　この訴訟問題の間，彼女は悪夢を見た。それは彼女には誰か認識できない男性が彼女の胸を触るという悪夢だった。彼女の連想は父親が胸を触ったことに繋がった。彼女は「おそらく父にとってこれは，意味のないことだったのでしょう。大したことではありません！」と言い，「こういうことを話すべきではありません。父は亡くなっているのですから」と付け加え，この記憶の重大性を低く見ようとした。しかし彼女は近親姦の記憶を仄(ほの)めかす夢を報告した。そのうちの1つは，法王（Pope）がニューヨークを訪問している日に生じた夢である。「私は誰かとテニスをしていて，その男性がボールを打ちます。突然ボールが『ポン（pop）』とはじけて，すべての空気が抜けて爆発しました。爆弾脅迫があったので，私は法王の身を案じました」。彼女は，*Pope*（法王）と*pop*（ポンとはじける音）と*Holy Father*（聖なる父）訳注13) とを結びつけたが，これらの言葉が何らかの形で彼女自身の父親に関連していることは否定した。その話題は禁忌事項であった。

　それから彼女は解離状態を複数回体験し始めた。それは，この何分間か何時間かを「失い」，当惑し，このような「空白期間(ブランク)」の間に何が起きたのか記憶のないままはっと我に返るという体験であった。ここで奇妙な進展が発生した。彼女は自身の父親がからむトラウマティックな出来事を，ボーイフレンドが多様な形で犠牲者になっているという懸念や，彼を救済するのが自分の使命だという想いのみに，変換したのである。彼女の細分化された過去のすべての出来事が，今では彼に向けて投影さ

訳注13) 法王の尊称。

れていた。彼女は，彼が一度結婚を申し込んだと主張し，それから彼が自身に関する「ぞっとするような秘密」を打ち明けたと主張した。彼女は，自分の愛が彼を治癒できるという希望を，あるいは少なくとも彼女の愛が「多重人格」の治療を受けるように彼を動機づけられるという希望を，ほぼ諦めていた。彼に転嫁された行動を彼は何1つ実施しておらず，このような信条は彼女自身の心から放射されていた。彼女が考える彼のトラブルは，実際は**彼女の**トラブル（*her* troubles）であるという解釈をどんなに穏やかに伝えても，否認と怒りで応じられた。このミニ精神病エピソードの最中に彼女は，私に向けて丁寧な言葉遣いの手紙を書き，治療を止めること，そして私が彼女の話の正確性を疑っていることへの失望感を表現した。時間が来れば，彼女の愛によってボーイフレンドの心の均衡は回復され，彼が受けた性的虐待の影響を克服するように助けられるという彼女の心の中の思いに，論議を差し挟む余地はなかったのだ。

　この女性のセラピーは，開始後4カ月で中断した。彼女はこの期間中，病院で過ごした週を除いて，継続して治療に取り組むことができた。しかし彼女のセラピーへのアクセス可能性は少ないままであった。その理由は，元ボーイフレンドに向けた彼女の愛や，**彼女の思春期青年期**（*her* adolescence）の出来事は本当は彼の思春期青年期の出来事であるという思い込みや，このような悲劇的状況が彼を抑うつ状態に沈みこませたが，彼女の愛が究極的にはこれを治癒するという信念が，難攻不落の壁となったためであった。彼女には，動機づけ，根気強さ，スピリチュアリティはすべて存在していたが，精神生活のデリケートな領域に触れられるたびに解離し投影する傾向があったために，彼女のサイコロジカル・マインドとメンタライゼーション能力は歪められていた。次いで，過去の性的なトラウマとなる出来事のため「記憶喪失」になったのは彼女自身ではなく元ボーイフレンドであるという信念も含め，妄想

観念が表面化した。自分自身の疾患の否認は，治療薬の拒絶に繋がり，それがさらに彼女の回復を妨げた。彼女のパーソナリティに関する主要な特性を順に列挙すると，B群の境界性，演技性，自己愛性，そして元ボーイフレンドへしばしば行ったストーカー行為の度合いに応じて反社会性となる。統合失調型の特性もまた，いくらか存在していた。Grinker et al.（1968）が展開した境界状態の連続体という視点から見ると，この患者の臨床像は，タイプIの「精神病との境界（the border with psychosis）」に相当していた。

　この患者の症例は，彼女が以前のセラピストに告白した近親姦が事実なのか空想なのか，議論の余地があると投げかけている。それが事実だとしたら，セラピストは患者が「深層にある」ことにもっと効果的に対処し，最終的にはトラウマ体験の有害な影響を克服するために，記憶をもっと表面化させることを試みるべきだろうか？　あるいは，宣言的記憶系ではなく手続き記憶系[訳注14]に移管された無意識の過去は，分析（または他のアプローチ）によっては明るみに出せない（意識に上らせることはできない）と想定すべきで，その場合は「今・ここで（here and now）」に，そしてセラピーの過程の中で体感される転移に焦点が置かれるべきであろうか？　後者の思想学派は，患者が打ち明けるようなトラウマ経験の記憶を**患者の黄鉄鋼**（ぐしゃの おうてっこう）（*ignis fatuus*）[訳注15]として扱い，真実の人生を語る基盤としては信頼できないとしている。

　精神分析理論においては，記憶の回復がセラピーの効果にとって重要であるという早期以来の見解もあれば，この見解に対立する見解もある。こうした対照的な双方の見解は，Rangell（2004, pp.285-293）による優れた論評で紹介されている。対象関係論学派を代表し，現代の神経

訳注14）宣言的記憶（declarative memory）は，事実と経験とを意識的に保持する記憶を指し，エピソード記憶と意味記憶とに分類される。対照的に，手続き記憶（procedural memory）は技能を扱う。宣言的記憶は意識的に議論したり言葉にして語ったりすることができるため，陳述記憶とも呼ばれる。

訳注15）しばしば金と間違われる物質。人を惑わすもの。

科学に焦点を当てるFonagy（1999）は，記憶回復，特にトラウマの記憶回復が治療効果に大きな位置を占めているという確信に反対意見を述べた。Fonagyは，2つの重要な記憶システムに注意を向けている。一方のシステムは言語記憶を促進し，海馬と側頭葉に依存する。もう片方のシステムは，手続き記憶（習慣記憶）を促進し，扁桃核と基底核に依存する。こちらは，車の運転のような学習された反復活動と，恐怖に関連した情緒の双方にも関わるシステムである。

　これらの記憶システムは，学術的な目的から**概念的に**（*conceptually*）別個に扱うことはできるにせよ，Fonagyが主張するほどにそれぞれ独立したものではない。Rita Carterの『Mapping the Mind』（Carter 1998, pp.158-179）^{訳注16)} で記憶の神経構造の概要が紹介されているが，特に図表が有益である。この概要に含まれる記憶には，小脳と被核に貯蔵されている**手続き記憶**（*procedural memories*）（と尾状核に貯蔵されている深く染みこんだ習慣）や，しばらく海馬でコード化され，それから前頭皮質に貯蔵される**エピソード記憶**（*episodic memories*）ばかりでなく，扁桃核に貯蔵されるが前頭皮質に移動されるであろう**恐怖記憶**（*fear memories*：恐怖症とフラッシュバックを含む）と，情動的色合いを除いた事実から構成される，側頭葉の皮質部位でコード化されて前頭葉から検索される**意味記憶**（*semantic memories*）も含まれている。前述の臨床例で論じられている患者の**トラウマ記憶**（*traumatic memories*）のように，実証可能な記憶の断片の報告が残りの記憶が有効であることを保証しないのと同様に，虐待について語られるありえない構成要素は虐待が起こった可能性を否定するものではないと，John Morton（1998）が指摘している。トラウマ経験の記憶を含め，記憶は時間経過に伴って再処理され，当事者の成熟や加齢に伴い新情報が付加

訳注16）藤井留美・訳，養老孟司・監修：『ビジュアル版　脳と心の地形図――思考・感情・意識の深淵に向かって　第7章　記憶はどのように保存されるか』（1999, 原書房, pp.233-263）。日本語版では「手続き記憶」が「手順記憶」と訳されている。

されるために，患者の回想内容は，より最近の「正確な」記憶を表すことになる。この記憶は，もはや初期状態で再生することができない原初の出来事がいくぶん改変された記憶である。

　この見解は，記憶が全面的に誤っていると仄めかすものではない。Morton（1998）は，人がより早期のトラウマを思い出せそうにない，いくつかの状況を概説している。ある記憶が個人の習慣的自己像と大きく食い違う場合，その記憶を喚起するためには，意識的な努力が必要である。たとえば，子どもの頃に父親による性的虐待を受け，その時に快楽的感覚を経験した女性は，その快楽は尊敬に値する大人の女性としての自己像にそぐわないため，成人した際には父親に対する恥辱と怒りのみを思い出すかもしれないのだ。私は以下のように書いたRangell（2004）に同感である。「記憶の追求が，知識の追求と同様，有効なプロセスであることには……一般に同意がなされている。結果は，決して絶対でもなければ完全でもないにせよ」（p.293）。

　症例6-6の患者に戻ると，彼女が回復するために，過去に自分の身に本当に起こった出来事に関して記憶を取り戻す必要があっただろうか？私は，正確な詳細が曖昧なままになっているが，近親姦の虐待はあったと思っている。少なくとも大雑把な概要については，父親の死を境に，彼女はその件を話すことに前向きな姿勢から，古い金言の「死者に関しては良いこと以外は語らない（*de mortuis nibil nisi bonum*）」を採用する立場へと移行したように見えた。父親が彼女にした悪いことはタブーとなり，彼女の場合はタブーであるばかりか，（精神病傾向のために）大部分が彼女の元ボーイフレンドへと転送されていた。彼女の心の中では，元ボーイフレンドが父子近親姦の格納場となり，その結果彼女の中では，彼が愛と精神科治療を緊急に必要としている犠牲者となったのだった。

欺瞞

　Clarkin et al.（1999）が不正直（dishonesty）についてコメントしているように，「セラピーの過程は特に不正直に対して脆弱である。その問題はセラピストが気づくよりずっと前から，存在するかもしれないからだ」（p.196）。著者たちは，不正直の背景に，作動している可能性があるいくつかの基底的な動機に言及している。1）何らかの行為に対する責任をとることを回避したいという期待，2）セラピストの不承認を回避したいという期待，3）セラピストをコントロールしたいという願望，4）一種の優越性を証明するために，セラピストをかつぐことへの興味，である。**一貫した**不正直，欺瞞，操作性は，基底にある妄想性転移に対する広範な防衛の一部である，と著者たちは主張した。この妄想性転移とは，セラピストから不当に扱われたり，嫌われたりするのではないかという患者の恐れを指す。1例として，しばらくの間，本名を名乗ることを拒んだ妄想性患者が挙げられている。

　これらの所見は非常に有用で，欺瞞性を表出する患者の大半を網羅する。しかしながら時に，性格が欺瞞的な患者に出会うことがある。彼らは実に取るに足らない状況にあっても，ほとんど常に不正直であるような人物である。こういった患者の主たる動機づけは，セラピストも含めて，他人を単に騙すことのようである。そこには隠された侮蔑があることを推測できるが，表面上，最も明白なのは，他の人々以上の優越性を示すことへの願望と，そうすることで得られる喜びである。ただし欺瞞的な患者には常に妄想性転移が働いているとは限らず，すべての欺瞞的患者がセラピストの反応を恐れているとも限らない。

　おそらく，精神分析の先駆者たちの患者の中には，精神病質者や慢性的嘘つきが幸いにも稀であったため，精神分析系の文献にこういった人々に関係する素材が豊富にあるとはいえない。こうした一般化に対して，重要な例外となる文献は，Melitta Schmidebergの精神病質者についての論文（1947）とHelene Deutschの詐欺師に関する論説（1955）

である。より最近では，Kernberg（1992）が多様な形態の自己愛性パーソナリティを区分しており，（たとえばDSMで概要が示されている）反社会性パーソナリティは，深刻な超自我の病理を表すと述べられている。彼は「こういった患者の反社会的行動には，嘘・窃盗・偽造・詐欺・売春が含まれる。大多数が受動−寄生的タイプである」と書いており，暴力行為を働いた人々の行動は「攻撃的」タイプ（p.74）として分類化できるとつけ加えている。

境界例患者やそれに近い疾患を抱えた患者との治療では，慢性的な虚偽が主な障壁となって現れてくることはない。たとえば，Linehan（1993）は「境界例患者個人は頻繁に嘘をつくという一部の理論家の主張に応えることは難しい。1人の例外を除いては，そういうことは私の経験にない」（p.17）と述べた。40年以上にわたる個人開業において，私はLinehan博士ほど幸運ではなかった。虚偽は76名の境界例患者のうち，9人（12％）において注目に値する特徴であった。ただし，これらの患者のうち8名は反社会性パーソナリティも有していた[原著注1]。ある患者は，治療当初数カ月間は反社会性パーソナリティ障害を併発していなかったが，何かを得ることを期待して，しばしば友人に嘘をついていた。たとえば，聞き手に気に入られようとする一手段として，同じ仲間内のある人に関するネガティブな架空の話をするのだった。しかし彼女はこういった操作を私にすぐに打ち明け，かなりの良心の呵責を覚えていた。

私に対して彼女が見せた唯一の虚偽は，私のいない間に起こった。彼女は私の妻に病的な関心を抱いていた。彼女は私のオフィスに繋がる廊下で，妻に時々出会っていた。私は妻に相当夢中になっているので，患者としての自分の存在認識は私の心から削除されてしまうと，彼女は確信していたのである。この点において，彼女の恐怖は，両親との経験の

原著注1）これらの患者は個人開業のオフィスで治療を受けており，前述した長期追跡調査の対象者には含まれていない。

反復であった。彼女は両親のことを，お互いに熱愛していたが子どもたちにはひどく無関心で，休暇に出かけた時には，両親のメンタルマップから子どもはすっかり消滅してしまうほどだったと見ていた。私が精神医学会で海外に行こうとするたびに，彼女は妻が私に同伴するのか知りたがった。私は彼女にその答えを伝えるよりも，彼女の質問の背後にどのような空想があるのか，知ろうと努めた。しかし，実際に私が出かけると，彼女は私の自宅に電話するのだった。誰も応答しないと，彼女は最悪の事態を想定し相当の不安を募らせた。妻が応えると，彼女は私が独りで旅していることを知って満足し，電話を切るのだった。こうした自身の行動について，彼女はセラピーのずっと後の段階まで私に語らなかった。全般的に，彼女の精神療法への適応可能性はかなり高く，次に挙げる患者とは際立って対照的であった。次の患者の虚偽癖レベルはもっと高く，その嘘はセラピーにまで規模を拡張していた。

◆症例 6-7

　30代前半の女性が，複雑な生活状況に関する不安のため，セラピーに紹介されてきた。彼女と3人の兄弟は裕福な環境で成長した。具体的には，父親は高名な芸術家であり，経済的に成功した製造業者でもあった。母親は，彼女にとって決して親密ではなかったが，患者が20歳の時に亡くなっていた。兄弟たちは全員，父親の会社で責任ある地位に就いていた。彼女もまたそこに職位を与えられたが，彼女にはその仕事への熱意がほとんどなく，すぐに辞めてしまった。彼女は，子ども時代は明らかに父親のお気に入りで，特権感覚を持って育ち，年齢を経るにつれ，次第にわがままで社会的慣習に頓着しなくなった。子どもの頃，自分の言い分が通らないと彼女は頻繁に癇癪を起こした。20代では，顕著に気分変動的で，時に抑うつ的になり泣くこともあった。彼女の涙もろさには操作的な性質があった。彼女はほとんどの場合，人々に影響を与えるために涙を零^{こぼ}すように見えた。つまり彼女は，自分を気の毒に思わせる

第6章　精神療法適応可能性が低い：境界性パーソナリティ障害　　251

か，自分の要求する何かを相手から引き出すために泣くのである。このような行動が，自殺そぶりやリストカットにまでエスカレートすることもあった。

　私が彼女の治療を始めた時，彼女は4歳の息子と2人で暮らしていた。息子を妊娠した時期，彼女には多数の性的パートナーがいた。そのため，息子の生物学上の父親は謎であった。彼女は，当時付き合っていたある既婚男性が父親であると主張し，後には，子どもの養育補助のため毎月大金をくれなければ，不倫のことを妻に知らせると彼を脅迫した。この取り決めは「うまくいった」。なぜなら彼が父親であることを確認するためのDNAテストを主張するたびに，彼女は妻に知らせると彼を脅迫したからである。支払いは仲介人を通じ現金で行われた。そのほうが正確な合計金額を立証することが不可能になるので，彼女はその額がとても少ないかのように父親に嘘をつくという誘惑にかられた。父親は虚偽ではないかと疑ったが，とても可愛がっていた孫が不自由しないように，彼もまた彼女の要求に従ったため，事実上彼女の収入は2倍となった。彼女はしばしば，セッションの間に私に対して「貧困を訴え」，父親との間に介入して，さらにもっと気前よくなってくれるように説得してほしいと促した。私はそうはせず，以前の恋人や父親にそれほど依存しなくてすむように，少なくともパートタイムの雇用を見つけるように主張した。

　仕事を見つけることは，脅迫を止めるためのステップ1だった。彼女のような性格構造の人物においては，仕事を通じて正当な報酬を得るという満足が，他人を騙してもっと大金を獲得するという満足に対して勝ち目のないものであると知っていたので，私はこのような計画の有効性にほとんど自信がなかった。数カ月間，彼女は勤務時間の厳しくないさまざまな慈善組織で仕事を見つけようと気乗りのしない試みをした。そのような仕事であっても，彼女は遅刻し仕事をほとんどしなかったので，次から次へと仕事を解雇された。なぜ遅れたか説明するため，彼女

は上司たちが信じやすいような話をこじつけて話した。自分が解雇された理由を私に語る際にも，これと同じパターンの説明が繰り返された。

　今では彼女は家族の他のメンバーとも疎遠になっていた。特に父親が不在になるたび，何らかの「緊急事態」を理由に兄弟たちから金を強請(たか)ろうとしたためである。今や父親は彼女の嘘や操作に直面して，何をすべきか困り果て，手も足も出なかった。父親は，自分の娘が子どもの父親——仮に父親だとして——から金を強請(ゆす)りとっていることを知っていた。しかし父親がさらに大金を小遣いとして与えない限り，彼女の強請りを止めさせる簡単な方法はないようだった。父親が彼女に金を出すことを拒むと，彼女は自殺すると父親を脅かしたため，彼はその脅迫を実行されるというリスクを冒すことに踏み出せなかった。この時点で私は，彼女の行動に関して，父親，兄弟，その妻たちを含めた家族会合で，彼女に直面化することが必要だと感じた。

　彼女はその集いを持つことに前向きであったが，私が思うに，その理由の一部は，私は「彼女の味方」であると感じていたからであった。彼女は常に週2回のセッションに誠実に時間通りに来ており，かなりチャーミングだったので好ましく見えたし，自分の人生をそのように滅茶苦茶にしてしまったことに，ある程度の純正な後悔に見えるものを示していた。私はこの会合に関して楽観的ではなかったが，強請りを終わりにし彼女の依存性を減じる何らかの取り決めを交わすという点では，全面的に悲観してもいなかった。私は彼女の父親と個別に話して，彼女の自殺脅迫は本気ではなくはったりであると保証し，彼が彼女のはったりに対峙(たいじ)し，会合内で確定する規則に彼女が従わない場合に援助を止めない限り，彼女には改善のチャンスがほとんどないと納得させた。

　会合が実現し，すべてがうまく進むように見えた。限界が設定された。約束が交わされた。「失敗なしの」シナリオの概要が定められた。皆が喜んで見えた。しかしその晩の遅くに，私は彼女の兄弟の1人から，彼の妻がこの集いから短時間だけ席を外した際に，患者が彼女のバッグから

高価な時計と数百ドルを盗んだことを聞いた。その振る舞いがとどめの一撃になった。その時，失敗なしのシナリオが実行された。彼女の父親と兄弟は彼女への財政的支援を止め，彼女と彼女の息子は遠縁の人と生活するために別の都市へと越していった。とうとう最後になって，彼女の反社会的特性が，彼女の精神療法への適応可能性を低いレベルからごく僅かなものにしてしまったのだ。

渾沌とした生活

　生活が永続的に混沌状態にあるような境界例患者は，しばしば，現行のDSMが定義するBPD**全**項目（*all* the items）を例証する（Stone 1990）。しかし混沌という概念が最も合致するのは，これらの項目のうち**衝動性**（*impulsivity*）と**嵐のような対人関係**（*stormy relationships*）の2項目が極端な形態をとった時である。

　生活が混沌としており，そのような生活を構成する際限のない危機状況が連続すると精神療法の流れは明らかに妨害され，治療可能性が徹底的に減じられてしまう。それは主に，以下の2つの方法によってもたらされる。第1に，危機状況は緊急の行動を必要とし，通常それまでに治療で取り扱われていたテーマやトピックよりも優先されてしまう。第2に，危機状況と危機状況との合間の短い安息期にすらも，混沌とした患者は予約をすっぽかしたり，遅れてきたり，数日間行方不明になったり，あるいはセッションに来る途中で財布を失くすとか処方箋を失くすといった，小規模の危機に陥ることがしょっちゅうある。精神療法の理想的な流れには，解決するまで何週間も何カ月もかけて特定の問題に継続的に取り組むことが含まれているが，このような作業は分断されてしまう。治療者も患者も双方が，前のセッションからの話の流れを拾い集めることを難しく感じ，話の筋を思い出すことさえおぼつかなくなるかもしれない。

　こういった病像を呈する境界例患者の中には，時間経過と共に，生活

に安定感を取り戻すことができ，混沌が減少し，規則性が増加した者もいる。そうなれば患者の治療可能性はもっと高いレベルにまで向上する。しかしながら，そうはならない他の患者たちにおいては，混沌傾向は見たところ克服不可能で，次の症例に見られるように，セラピーは不成功に終わる。

◆症例6-8

　30代半ばの女性が，抑うつと怒りの爆発のために治療を求めた。彼女には2歳の息子がいた。そして特に，些細な嫌なことで突然激怒し「爆発する」自分の傾向に途方に暮れていた。どの2歳児とも同じように，彼女の息子も汚したり散らかしたり，時には食べ物を床に投げつけたりした。彼女は，彼女の母親が彼女と4人のきょうだいに見せた反応と同じように，激昂するのだった。患者は「私は別人に生まれ変わりたいのです。母のようにはなりたくありません」と言った。彼女の生活は，全般的にコントロールされていないように思われた。すべての雑事や仕事が彼女を圧倒した。彼女は，自分の人生を母親の人生の丸写しであるように感じ，ますます自暴自棄になった。

　彼女の両親は共に農場地帯で育った。患者が生まれた時，母親は僅か15歳，父親も僅か16歳であった。両親には暴力的な喧嘩が絶えず，それは患者が9歳の時に父親が離婚を切り出すまで続いた。その後，彼女と4人のきょうだいは貧しい生活を送った。9歳からその後数年間，彼女は手伝いをしていたレストランの経営者である50代の男性に性的に虐待されていた。彼女はA評価をもらう学生であったが，母親は彼女が「豚」であるとか，「どうでもいい人間」であるなどと言って叱責した。彼女と妹たちは，母親に似てかなり美しく，全員が18歳くらいの年齢でモデルになった。モデル業は母親からまったく奨励されずに行われており，母親は娘たち1人ひとりを「あんたたちはモデルになんかなれないわ。ただの白いゴミよ！　何様だと思っているの？！」と嘲弄した。

モデルとしてのキャリアは30歳まで続き，患者をたくさんの異国に連れていってくれたし，経済状況をはるかに向上させてくれた。しかし，衝動性と嫉妬心に道を阻まれ，彼女はほんの僅かな満足を見つけることすらできなかった。ボーイフレンドが別の女性を見ただけでも，彼女は彼を殴り，関係を破棄してしまった。彼女はマリファナとコカインを常習的に使用し，しばしば過度の飲酒もしていた。

　20代半ばに彼女は，裕福な離婚歴のある50歳の男性に出会ったが，愛人としての交際関係と引き換えに，この男性が彼女にアパートと小遣いを与えるという取り決めを交わした。彼女の息子の父親は，高校時代からの知り合いである同年齢の男性であった。2人は長年，断続的に付き合っていたが，その間に彼はしばしば彼女に身体的虐待を働いた。彼は薬物依存者で絶えず失業しているので，息子の養育に何の貢献もしなかった。患者が息子の単独養育権を持っていた。このように，当時彼女には世話の必要な子どもがいたので，彼女の50歳の友人は住み込みの家政婦の賃金も支払ってくれた。この取り決めは幸運でもあり不運でもあった。彼女にとって遂行することが難しい多くの責任から解放されたが，暇な時間がありすぎてすぐに退屈してしまったからだ。

　前に彼女がかかった精神科医はフルオキセチン[訳注17]を処方し，これはある程度，彼女の抑うつを緩和した。私は，コカインや他の薬物には手を出さないように彼女を説得したが，彼女は短期間しか薬を断つことができなかった。彼女は初めのうち，週2回のセッションにいつも定刻どおりにやってきた。時々は50歳の友人がついてきたが，彼は彼女の状態を随分と案じていた。セッションで彼女は極度に感情的で，生い立ちの恐ろしさを語る際にしばしばすすり泣いていた。かつて彼女は女優になるという希望を持っていたが，今では自分の「時代は終わった」と感じていた。とはいえ，20代の時，彼女は演技の講習は受けていたが，オー

訳注17）第2章訳注4（p.92）参照。

ディションにはいつも顔を出さず，その職業でのあらゆる成功のチャンスを台無しにしてしまったのだった。約2カ月後，多くの場合はパーティーで友人と使ったコカインで「ラリッて」しまったという理由で，彼女は予約を守らなくなり始めた。彼女とは携帯電話でのみコミュニケーションがとれたが，携帯は通常電源が切られているか，彼女が発信者と話す気分でないために，応答されなかった。私は，彼女の友人を通じてであれば時々彼女と連絡をとることができたため，彼が彼女に次の予約を守るようにと説得していた。3カ月後，彼女は治療からドロップアウトし，以後音信不通のままである。

この患者は主にパーソナリティ障害の劇的群の特性を示し，中でも特に境界性パーソナリティと演技性パーソナリティの特性が見られた。彼女が治療を受けていた期間，嫉妬はもはや問題ではなかったし，この特性がDSMのどのパーソナリティ障害に属するのかは明白ではない。たとえば，妄想性パーソナリティ障害の描写の1つは，パートナーの貞淑に関する疑念である。しかし，すべての嫉妬深い人々が**一般に**（*in general*）パラノイドというわけではなく，嫉妬は，顕著な特性としてどの障害にも随伴しうる。嫉妬が顕著な度合いで存在する場合は，治療可能性への主な障壁になりうる。この問題は第8章の「治療可能性の瀬戸際にあるパーソナリティ特性」で詳細に論じる。

慢性的な激しい怒り

臨床家はしばしば，BPDの典型的な特徴として，過度の怒りや自己破壊的な行為に焦点を当てる。これらの特性はどちらも，少なくとも初めのうちは精神療法の行程で障壁を生み出す可能性が高い。しかしどの精神療法アプローチを用いようと，セラピー開始僅か1年という短期間内で，自傷や自殺そぶりといった傾向を減少させることができるという，見事な結果が実証されている（Bateman and Fonagy 1999; Clarkin et al. 2001; Linehan et al. 1991)。その感情を引き起こした刺激の程度にあまりにも不釣合いな**怒り**（anger）と，**慢性的な敵意**（chronic anger）とが多くの境界例患者に見られるが，これはどのセラピーでも迅速に消え去ることのない耐久力を持つパーソナリティ特性である。治療という**舞台装置**（mise-en-scène）内ですらこういった属性が容易に明白になる場合は，多大な逆転移の問題が引き起こされる。また，こうした特性はセラピー外の患者の生活におけるキーパーソンを疎遠にしてしまい，患者の安定性を弱め，治療中断の可能性を増加させてしまうことにも繋がる。

近年，「アンガー・マネージメント（anger management）」グループが急増している。このグループは，こういった患者の，人生を怒りで儘ならぬものにしてしまう傾向や，怒りが言語表現から完全な暴力に超過してしまう傾向を最小限にするために企画された。アンガー・マネージメントのための集団療法は，司法現場における治療の主力を担っている。たとえば司法精神医学病院[訳注18]で，患者たちは自分を怒らせた患者に手を挙げたり殴ったりするのではなく，職員に助けを求めて訴えるようにと教えられる。この方略は塀の中の環境では効果的であることが多い。だが，少なくとも米国では，司法精神医学病院から釈放された患者の行動を組織的に追跡することは不可能に近いので，塀の外の生活でどの程度有効性があるのか，いまだ知られていない。

犯罪科学分野では，受刑者の怒りの取り扱いについて，Quinsey et al.（1998, p.204）が技能訓練技法や認知療法の使用も含めた処遇ガイドラインの概略を示している。Linehan（1993, p.23）は，境界例患者が怒りに関連する問題に対処しようとする際に，弁証法的行動療法がいかに有効となるか，言及している。境界例患者との集団療法については Leszcz が，「グループやセラピストを価値下げし，執拗に怒り，憤怒を

訳注 18）第 1 章訳注 10（p.13）参照。

向けることは，その患者，グループ，セラピストにとっても，何ら有効な機能を果たさない。また，攻撃者である患者はグループを踏みにじることを許されるべきではない」(1992, p.460) と提言している。

　Beck and Freeman (1990) は認知療法に関する著作の中で，境界例患者の怒りを取り扱うための一般的な助言を提供したが，この助言は他の精神療法アプローチにも同等の妥当性をもって応用できる。たとえば，著者たちは「握り締めた拳……または挑戦的な態度のように，非言語的な怒りや憤慨の表示に警戒」(p.194) することで，怒れる境界例患者の爆発に直面せずにすんだセラピストを描写した。このセラピストは，その後，怒りの発生源をごく詳細に言語化するように患者を励まし続けた。いずれにせよ，患者の怒りが爆発してしまう場合もある。そうした状況では，セラピストが爆発した感情の容器として振る舞い，セラピストが間違っていたと感じた状況では過ちをオープンに認めることが，患者の怒りをより弱めて，セラピーの雰囲気に冷静さを取り戻す役に立った。Beck and Freeman が指摘したように，このような介入は，治療者という権威に対する患者の先入見を覆す一助となった。認知療法の言葉でいうと，患者は古い不適切なスキーマを，対人関係世界でのさまざまな人物に反応するための，より適応的なスキーマへと徐々に置き換えることができたのだ。

　以下の2つの臨床例は，境界例患者の慢性的怒りや敵意を具体的に説明しており，この特性がいかに精神療法へのアクセス可能性をひどく妨害するかを具体的に示すために選ばれた。しかしながら，このような患者の最終的な治療結果は，必ずしもこれらの話が提案するほど寒々しいものではない。何年も後に，満足な適応を果たす者もいる。だがそれ以外の人々は，不幸で満たされない人生を送るのである。

◆症例6-9
　この例は，患者が35歳の時に私が治療を開始した女性に関するもので

ある。私は他の著作に彼女の話をより詳細に示した（Stone, 1993）。私が彼女の治療を開始した際，最も顕著な患者の特性は，怒り，口論傾向，軽蔑性，苛立ちやすさ，虚栄心であった。彼女は，精神分析が社会的に高く評価される雰囲気の家庭で育てられており，サイコロジカル・マインドが非常に限定されているにも関わらず，精神分析家（私は5人目であった）の治療しか受けないと主張した。しかし彼女の低いサイコロジカル・マインドは，セラピーへのアクセス可能性における障壁のうちの1つに過ぎなかった。もう1つの障壁は，彼女の動機づけが条件つきのものだったことだ。彼女には精神分析療法を受ける動機づけはあったが，人生に意味ある変化をもたらそうという動機づけはほとんどなかったのである。

彼女はかなり裕福な家庭で成長し，虐待経験などは微塵もなかった。それどころか両親は共に思慮深く，思いやりのある寛大な人物であり，彼女が子ども時代の内気さを克服することを助けようと，（成功はしなかったが）あらゆる手段を講じた。両親は彼女を高額の信託資金で支援し，これは不運にも，あまりに誘惑的な副次的利益を提供する結果となった。彼女は自分が手に入れられる初歩的な仕事を馬鹿にし，それでいて地位を与えてくれるような進路を確実に進むよりも，誇大化した自己像を保持するほうを優先していた。

私は彼女の怒りが，環境的な圧力から生じているのではなく，主として生物学的な力から発生していると確信するようになり，彼女には双極性疾患への素因があるに違いないと判断した。後者については，極端な言葉の圧力が最も顕著な指標であった。たとえば私が一言二言，言葉を差し挟もうとすると，彼女は「私の邪魔をして！」と急に私につっかかってくるのだった。もし次回のセッションで私がほとんど黙っていると，彼女は「このセッションは無駄だったわ！　先生は何もしなかった！私の言ったことに解釈を加えることになっているでしょう！」と言うのだった。続いてのセッションで，「お分かりでしょうが，あなたは私が口

をはさむと，考えを最後まで言わせてくれないと怒りますね。話を続けさせると，時間を無駄にして治療費に見合うことをしなかったと怒ります。ですから私がしようとすることは何でも，あなたには間違いだと思われるようです！　そのことをどう思いますか？」のような解釈的コメントを危険覚悟で言ってみると，彼女は「本から取ってきた，ただの愚かなコメントですね！」と返すのだった。

　男性との交際は稀にしかなく，決して真剣なものではなかったが，そこでの彼女の関心は，相手に自分が魅力的だと褒めさせることにしかなかった。ひとたび求める言葉が語られれば，彼女はそれ以上の接触を許さなかった。おそらくこのパターンが，約1年間のセラピーで彼女が触れた唯一の夢の背後にあった動力源であろう。この夢は，私が40年来の診察で聞いた夢の中で最もグロテスクに活き活きとしており，セラピストに対する患者の軽蔑を最も劇的に描いているため，私の記憶の中で突出している。彼女は「先生は私に熱をあげているけれど，同性愛者です。私がセラピーをこれっきりにすると話すと，先生が私に手を出してきます。私の首から金の鎖を引きちぎります。それに先生は，私の手紙を持ち続けているのです。封筒には私の写真が1枚入っており，先生は自慰行為をするために，その写真に嫉妬深く縋(すが)っているのです」と報告したのである。

　私がその夢の中のさまざまな要素について1つずつ質問した時でさえ，あるいは，私が「あなたは私をひどく貶めて見ているようですね」と彼女にコメントをし，その解釈が彼女の心の中で何らかの考えに火をつけていないかと尋ねた時でさえ，彼女はこの夢への連想を1つも抱かなかった。この時期までには，彼女は自殺念慮を伴う深い抑うつ状態と，軽躁状態の変動といった両方の徴候を示していた。私がリチウム[訳注19]が効果的かもしれないと提言した時，彼女は「治療者は私に薬物が必要だ

訳注19）気分安定薬で，抗躁薬として躁病・躁状態の治療に用いられる。

と感じている，ということは，私が『狂っている』と感じている」と思い，激怒し，オフィスから嵐のように出て行ったきり，二度と戻ってこなかった。

　私はこの症例のように治療が完全な失敗となった場合でも，全患者の長期的な追跡調査を行おうと試みている。10年後に私が（躊躇しつつ）彼女に電話をかけた時，彼女は私から電話をもらったことを喜んでいた。そして彼女は，あの後ある女性セラピストのセラピーを受けたところ，その人がとても助けになってくれ，今ではメディア関連会社で管理職の地位に就いていると話してくれた。さらにその3年後，ある劇場で私が彼女の2列後ろの席に座っているのに気づいた時，彼女は私に会えて心から嬉しそうに喜んでいた。時間と6人目のセラピストが，どの割合でなのかは私には想像しかできないが，組み合わさって彼女のパーソナリティを成熟させ，結果として40代後半の彼女はもはや，私が最初に彼女を知った時の怒れる人ではなかったのである。

　2つ目は，セラピストに対する敵意が，主たる治療への障壁となった境界例患者の臨床例である。

◆症例6-10

　私が治療を始めた時，患者は未婚で40歳の女性であった。彼女はその前の8年間，週4回の長椅子(カウチ)を用いる精神分析療法を受けていた。抑うつ，怒りの爆発，苛立ちやすさが彼女の主訴であった。苛立ちやすさと意地悪な皮肉っぽさのため，彼女は友人の大半と疎遠になってしまい，孤立した存在になっていた。長期にわたる分析期間中に，彼女は自殺そぶりのため3回入院していた。最後の病院滞在の余波の中で，彼女は通っていた分析家から離れ，その分析家が彼女を私に紹介したのだった。

　彼女の子ども時代は特にトラウマ的だった。彼女は父親と継続的な近親姦関係にあったが，父親は他の面では彼女にとても親切だった。彼女

は母親を「気難しく残酷である」と描写した。母親は，何かにかこつけて思春期の彼女の性器検査を定期的に行っていた。彼女の母親，おじ，祖父全員が，躁うつ病の診断を受けていた。

患者の顕著な気分変動性と苛立ちやすさの原因は，彼女自身の双極性病態とトラウマ経験の組み合わせに帰することができた。こういった性質のために，セッションは大荒れで分断された雰囲気になった。彼女は聡明で洞察力があったが，表現療法または探索療法を行えるほど充分落ち着いていられる日が，3日間連続することは稀であった。私は彼女が長椅子での分析に適した患者だとは見なさず，週4回のセッションを必要としている（あるいはそうできる余裕がある）とは考えなかった。代わりに彼女とは週2回会うことにした。

頻繁な危機や自殺の脅しの間，支持的介入がしばしば必要だと感じられた。介入のいくつかには，僅かに残っている友人を失わないように，もっとやんわりとした言い方で他者と関わる方法を彼女に提案することが含まれていた。彼女は失業しており，今は社会福祉事業からの障害者手当てと，加えて家族からの小遣いを受け取っていた。私は彼女に，外的支援への依存から抜け出すため，仕事を再開するよう説得した。セッションの中で，私がその瞬間の危機に対処するべく，彼女への対応を支持的モードや行動療法的モードに変換するたび，彼女は私を罵った。「はっ，これは一体どんな種類のセラピーなんです？　これには名前がついているのですか？　こんなものは分析ではありません！」。時として彼女はそれから突然私のオフィスを去り，出ていく時には激烈に大音を立ててドアを閉めていくのだった。私はオフィスでの喫煙を許さないのだが，ヘビースモーカーである彼女は，この制限に違反した。また雨の日には，濡れた傘をドアの近くの傘立てに置かずに，椅子のところまで持ってくるのだが，これは彼女の多くのやっかいな癖の1つに過ぎなかった。

私が治療をしていた2年半の間，その終わりに近い頃だが，彼女は何

とか仕事を見つけた。前の編集の仕事ほど報酬が多くはなかったが，彼女の生計を支えるものだった。その頃には，1人か2人を除くすべての友人の忍耐を枯渇させてしまってもなお，孤立した生活を送っていた。続けて2回の予約に来なかった時，私は親戚に電話したが，その人が彼女は発作を起こして入院したと知らせてくれた。おそらく彼女の1日3箱の喫煙習慣が，この病の原因となったのだ。彼女は全面回復することなく，2ヵ月後，入院先の病室で2度目の発作により亡くなった。

この患者の慢性的怒りは，単に**他者**（*others*）との相互関係の中で起こった行動でもなければ，単に彼女が自分の好むセラピストに律儀に報告した行動でもなかった。そのような単純な性質どころか，彼女の怒りや敵意は直接的にセッションに侵入し，彼女をあまり好ましいとは言えない状態にするほど強かった。怒りは，対人関係をより円滑に効果的に対処するための提案を軽蔑的に却下してしまう性質ともあいまって，セラピーで得られるメリットを制限してしまった。同様の特性が，この患者の，満足のいく支持的な社会生活を構築する潜在的可能性と，この可能性をセラピーを通して向上させる能力とを，両方とも深刻に制限してしまったのだ。

治療可能性を妨害する一般的要因

好きになれない患者

これまで紹介した臨床例が具体的に説明しているように，慢性的な怒りや敵意は必ずしも患者の好ましさを減ずるわけではない。生活の中であまりに多くのネガティブな要因が作動し，治療が崩壊したり失敗したりする患者はいるが，セラピストが自分の好きな患者に対処する場合，その患者のセラピーへの適応可能性はかなりの程度保持される。患者がセラピストに強い嫌悪を引き起こすと，その要因だけでも治療可能性を

多大に妨害する。特にこの嫌悪が，患者のパーソナリティのひどい不均衡を反映している場合，つまり「悪い」特性（腹立たしい，社会的に受容できない，個人的に脅威を与える性質）が「良い」特性よりもひどく過重している状態を反映している場合にその妨害は強くなる。

　この状況で，セラピストは以下の問題に直面する。廉直[訳注20]で正直なセラピストが他人の気分を害する患者の特性を指摘する場合，たとえコメントが卒のない絶妙な言い回しで表されたとしても，患者は立腹して「先生は私を嫌っている。要するにただ私が悪い人間だと思っているのだ」と感じる（あるいは言う）かもしれない。セラピストが患者の特性のどれをもほとんど受け入れ難いと感じていると患者が考え始めると，患者は上辺の顔の背後に真の自己を隠すため，沈黙しがちになるか，セラピーを全面的に止めてしまう。

　幸運にも，個人開業のオフィスやクリニック環境にあるセラピストはこの問題に頻繁に直面することは少ないが，司法臨床ではこの問題が頻発する。痛ましい身体的傷害や殺人を犯した犯罪者たちは，自分の行為を認め，心からの罪悪感に基づく純正な悔恨を表現するという代償を払った場合には敬意や好ましさを得られるかもしれないが，法律で裁かれた多くの患者たちにこのような意思はない。多くの暴力的犯罪者が虐待や無視に満ちた悲劇的な子ども時代を過ごしたことは事実であり，この背景がセラピストの同情を引き出し，治療可能性への扉を開くかもしれない。しかし，犯罪者の子ども時代の犠牲者化（victimization）からその後の好戦性へ，そして最終的には Lonnie Athens（1992）が「猛毒性」と称した行動へと行程が移り変わり[訳注21]，その後の生活が他人に対する残忍な復讐行為で満ちていれば，この同情も色褪せて，治療可能性も消滅する。こういった状況では，好ましさは持続しにくい。このような患者は，パーソナリティ5因子モデル（Widiger and Frances

---

訳注20）第1章訳注26（p.35）ならびに p.38 参照。
訳注21）第9章 p.390 参照。

2002)の**調和性**（*agreeableness*）訳注22)得点が低い。私はこの種の患者に関して，次の章でさらに述べることにする。その何人かは，個人開業のオフィスやクリニック環境で遭遇した人々である。

重篤なトラウマ体験を持つ患者

子ども時代，特に10歳以前に，反復的なトラウマ経験を耐え忍びぬいた患者たちは，このような記憶を回想することが難しい。そればかりではなく，セッションのある瞬間に患者と治療者間で伝達されている内容と，30分前あるいは数日前のセッションで話された内容とが明らかに繋がっていた場合でも，1セッションの中でその2つを繋げることができない。情緒的な痛みを伴う領域を取り扱っている時は，あたかもEdelman（2004）が称した「二次的意識」が剝ぎ取られてしまったかのようである。二次的意識はヒト類種に特有の機能で，統語的言語（syntactic language）訳注23)，遠く過ぎ去った過去について考える能力と未来を推測する能力，**自己**意識（*self*-consciousness）という現象が含まれる。このような患者では，ある特定の苦痛な記憶は断片化し，その構成要素は分断され，その結果，記憶が宣言的記憶訳注24)に変化する途中で，苦痛な経験とその源のいずれもが失われてしまう。この現象はBreuer and Freudによって『ヒステリー研究（Studies on Hysteria）』（1893-1895/1955）の中で検討された。Breuerは担当章である「無意識の思考と意識が容認しがたい思考——心の分裂（Unconscious Ideas and Ideas Inadmissible to Consciousness——Splitting of the Mind）」（pp.222-239）において，「心の分裂は，苦悩をもたらす思考から意識を意図的に逸らすための『防衛』によっても引き起こされる」（p.235）

訳注22）第1章訳注17（p.23）参照。
訳注23）文中の単語や語群の配列様式とその機能が，ある一定の構造から成立している言語を指すと思われる。
訳注24）本章訳注14（p.245）参照。

というFreudの観察に言及している．おそらく，Freudの時代の「ヒステリー患者」の一部は，今日なら「境界例(ボーダーライン)」と再診断されるであろう．

　BPDを抱える患者の多数は，身体的トラウマよりも深刻な性的トラウマを経験している可能性が高い．また反社会性患者の多くにもトラウマの生育歴があり，それは，性的トラウマよりも身体的トラウマである可能性が高い．男性と女性では，このような経験への対処の仕方が異なる傾向にあり，男性はより攻撃的になり，女性はより自己懲罰的で抑うつ的になる（Stone 2002)．過去にトラウマ体験を持つ境界例患者は，記憶系統間の分断があまりに激しく，解離性障害ばかりではなく，**統合失調感情障害**（*schizoaffective disorder*）の**表現型模写**(フェノコピー)[訳注25]まで引き起こすかもしれない．ある境界例患者が自分自身について「私は時間軸に沿った記録のない人間です」と言ったが，これは前頭葉と大脳辺縁系(だいのうへんえんけい)との間の連結が断絶していることに起因する**ディスクロニア**（*dyschronia*）[訳注26]の一種を暗示する．他の深刻なトラウマ体験をした境界例患者は，ある特定領域に限定された妄想を持つ傾向がある．私がオーストラリアで診断するまで統合失調感情障害と診断されていた女性患者が，症例として挙げられる．彼女は父親による近親姦の犠牲者であり，さらに一層悪いことに，性器にトラウマとなる傷を負うという犠牲者にもなっていた．この傷は，狂信的に信心深い彼女の母親が，教会

訳注25）遺伝子突然変異によらず，外部からの環境要因の影響によって生物の表現型に変化が起こること．遺伝子の発現のみが変化し，遺伝子自体には変化がない（すなわち，このような表現型模写の形質は子孫に遺伝しない）ため，次世代では元の表現型に戻る．この現象はリヒャルト・ベネディクト・ゴルトシュミット（1878-1958）によって名づけられた．ゴルトシュミットはドイツ生まれの著名な動物学者・遺伝学者．ユダヤ人であったためナチスに追われ1936年に米国に亡命し，カリフォルニア大学バークレー校の教授となった．〔建部民雄・編著：『ゴルトシュミット－日本と関係の深かった遺伝生理学のパイオニア』（正／続／続続．1988，関西図書出版会），『日本大百科全書　1993～1994』（小学館）参照〕

訳注26）時間感覚の失認を指す（原著者との私信による）．

に行く前に，娘をその聖なる場所に入るに足るほど確実に「純粋」にしようとして，彼女の外陰部を金属たわしでこすった結果として被った傷害であった。この患者は，自分を侵害した女性は，自分の本当の母親ではないという妄想を抱いて成長した。彼女は，自分の「本当の」母親は「どこかの奥地に住む，白い服をまとった優しい淑女」であると心の中で思っていたのである。

　重篤なトラウマ歴のある境界例患者の一部は，作動記憶（すなわち，脳内の多数の場所で一時的に蓄えられる短期記憶）に欠陥があるかのように反応する（Bear et al. 1996, p.518）。たとえば，このような患者は，ローラースケートを習っている最中に転倒したところ，母親が彼女に向かって喚きたて，それから「ぼんやりしているからよ」と彼女を棒で叩いたという，長く手が届かなかった記憶をやっとのことで掘り起こすかもしれない。次回のセッションで患者は，影が微かに見られるだけで簡単には同定できない年配の女性が，患者を鞭で打っているという夢を報告するかもしれない。連想として何が心に浮かぶか尋ねられると，患者は「何も」とか「まったく分かりません」などと言うだろう。知的な患者が，突然，飲み込みが悪くなることもある。この現象は一種の「擬似－精神薄弱（pseudo-imbecility）」[訳注27]（Schoenberger-Mahler 1942）として理解したほうが分かりやすいであろう。これは，虐待者からさらにひどい罰を科されないよう，虐待者に対する自分の怒りの感情を未然に防ごうとする反応である。

　こういった患者がセラピストを信頼し始めたとしても，トラウマの記憶と，両価的に見なされている親との間の結びつきを意味する言葉を，はっきりと口にすることは難しいままだ。この現象は，単独で自動的に精神療法への適応性を下げるものではない。なぜならこのタイプの境界例患者の多くは，高い動機づけ，根気強さ，共感，好ましさのような，

訳注27）原作者の意図を汲み，この訳語とした。

その不足分を補うことのできるポジティブな要因を有しているからだ。むしろこのトラウマの影響は，セラピーの過程を減速させる方向に働く可能性が高い。そのため，なくてはならない情緒的な関わりを確立する権利や勇気，そしてそのために（何よりも）充分な安全性を患者が感じられるよう，セラピストが特に巧みに患者を援助することが要求されるだろう。私は**安全性**（*safety*）を強調しているが，これは，Winston et al.（2004）が支持的セラピーに関するエッセイで述べている内容と一致する。彼はこう述べている：「安全性を創造することができれば不安が減少するので，患者は，より統合された自己感や他者感を育むことが適うだろう」（p.123）。

参考文献

American Psychiatric Association: Diagnostic and Statistical Manual of Mental Disorders, 3rd Edition. Washington, DC, American Psychiatric Association, 1980
American Psychiatric Association: Diagnostic and Statistical Manual of Mental Disorders, 4th Edition, Text Revision. Washington, DC, American Psychiatric Association, 2000
Athens LH: The Creation of Dangerous Violent Criminals. Urbana, IL, University of Chicago Press, 1992
Babor TF, Kranzler HR, Hernandez-Avila CA, et al: Substance abuse: alcohol use disorders, in Psychiatry, 2nd Edition, Vol 2. Edited by Tasman A, Kay J, Lieberman JA. New York, Wiley, 2003, pp 936-972
Bateman A, Fonagy P: Effectiveness of partial hospitalization in the treatment of borderline personality disorder: a randomized controlled trial. Am J Psychiatry 156:1563-1569, 1999
Bear MF, Connors BW, Paradiso MA: Neuroscience: Exploring the Brain. Baltimore, MD, Williams & Wilkins, 1996
Beck AT, Freeman A: Cognitive Therapy of Personality Disorders. New York, Guilford, 1990
Breuer J, Freud S: Studies on hysteria (1893-1895), in The Standard Edition of the Complete Psychological Works of Sigmund Freud, Vol 2. Translated and edited by Strachey J. London, Hogarth Press, 1955, pp 1-319
Carter R (ed): Mapping the Mind. Los Angeles, University of California Press, 1998
Clarkin JF, Yeomans FE, Kernberg OF: Psychotherapy for Borderline Personality. New York, Wiley, 1999
Clarkin JF, Foelsch PA, Levy KN, et al: The development of a psychodynamic treatment for patients with borderline personality disorders: a preliminary study of behavioral change. J Personal Disord 15:487-495, 2001
de Clérambault G: Les psychoses passionelles (1923), in Oeuvre Psychiatrique, Vol 1. Edited by Fretet J. Paris, Presses Universitaires de France, 1942, pp 323-451
Deutsch H: The imposter: contribution to ego psychology of a type of psychopath. Psychoanal Q 24:483-505, 1955
Edelman G: Wider Than the Sky: The Phenomenal Gift of Consciousness. New Haven, CT, Yale University Press, 2004
Fonagy P: Memory and therapeutic action. Int J Psychoanal 80:215-225, 1999
Fonagy P: Attachment Theory and Psychoanalysis. New York, Other Press, 2001

Goldman D, Fishbein DH: Genetic bases for impulsive and antisocial behaviors: can their course be altered? in The Science, Treatment and Prevention of Antisocial Behaviors: Application to the Criminal Justice System. Edited by Fishbein DH. Kingston, NJ, Civic Research Institute, 2000, pp 9-1–9-18

Grinker RR Sr, Werble B, Drye RC: The Borderline Syndrome: A Behavioral Study of Ego Function. New York, Basic Books, 1968

Gruber AJ, Pope HG Jr: Substance abuse: cannabis-related disorders, in Psychiatry, 2nd Edition, Vol 2. Edited by Tasman A, Kay J, Lieberman JA. New York, Wiley, 2003, pp 995–1009

Jin CY, McCance-Katz EF: Substance abuse: cocaine use disorders, in Psychiatry, 2nd Edition, Vol 2. Edited by Tasman A, Kay J, Lieberman JA. New York, Wiley, 2003, pp 1010–1036

Kernberg OF: Borderline personality organization. J Am Psychoanal Assoc 15:641–685, 1967

Kernberg OF: Aggression in Personality Disorders and Perversions. New Haven, CT, Yale University Press, 1992

Klassen D, O'Connor WA: Demographic and case history variables in risk assessment, in Violence and Mental Disorder: Developments in Risk Assessment. Edited by Monahan J, Steadman HJ. Chicago, IL, University of Chicago Press, 1994, pp 229–257

Leszcz M: Group psychotherapy of the borderline patient, in Handbook of Borderline Disorders. Edited by Silver D, Rosenbluth M. Madison, CT, International Universities Press, 1992, pp 435–469

Linehan MM: Cognitive-Behavioral Treatment of Borderline Personality Disorder. New York, Guilford, 1993

Linehan MM, Armstrong HE, Suarez A, et al: Cognitive-behavioral treatment of chronically parasuicidal borderline patients. Arch Gen Psychiatry 48:1060–1064, 1991

Linnoila M, Virkkunen M, Scheinin M, et al: Low cerebrospinal fluid 5-hydroxyindoleacetic acid concentration differentiates impulsive from nonimpulsive violent behavior. Life Sci 33:2609–2614, 1983

McGlashan TH: The Chestnut Lodge follow-up study, III: long-term outcome of borderline personalities. Arch Gen Psychiatry 43:20–30, 1986

McGuire M, Troisi A: Darwinian Psychiatry. New York, Oxford University Press, 1998

Morton J: Making memories, in Mapping the Mind, by Carter R. Los Angeles, University of California Press, 1998, p 170

Ogborne AC, Glaser FB: Characteristics of affiliates of Alcoholics Anonymous: a review of the literature. J Stud Alcohol 42:661–675, 1981

Quinsey VL, Harris GT, Rice ME, et al: Violent Offenders: Appraising and Managing Risk. Washington, DC, American Psychological Association, 1998

Rangell L: My Life in Theory. New York, Other Press, 2004
Schmideberg M: The treatment of psychopaths and borderline patients. Am J Psychother 1:45–70, 1947
Schoenberger-Mahler M: Pseudo-imbecility: the magic cap of invisibility. Psychoanal Q 11:149–164, 1942
Stone MH: Psychodiagnosis and psychoanalytic psychotherapy. J Am Acad Psychoanal 7:79–100, 1979
Stone MH: The Fate of Borderlines. New York, Guilford, 1990
Stone MH: Abnormalities of Personality. New York, WW Norton, 1993
Stone MH: Violence in adolescents, in Proceedings of the 5th Congress of the International Society of Adolescent Psychiatry. Edited by Gutton P, Godenne G. Paris, Les Editions GREUPP, 2002, pp 175–192
Stone MH, Hurt S, Stone DK: The PI-500: long-term follow-up of borderline inpatients meeting DSM-III criteria. J Personal Disord 1:291–298, 1987
Tennov D: Love and Limerence: The Experience of Being in Love. New York, Stein and Day, 1979
Thomä H, Kächele H: Psychoanalytic Practice, Vol 1: Principles. Translated by Wilson M, Roseveare D. Berlin, Springer-Verlag, 1987
Volavka J: Neurobiology of Violence, 2nd Edition. Washington, DC, American Psychiatric Publishing, 2002
White GJ, Mullen PE: Jealousy: Theory, Research, and Clinical Strategies. New York, Guilford, 1989
Widiger TA, Frances AJ: Toward a dimensional model for the personality disorders, in Personality Disorders and the Five-Factor Model of Personality, 2nd Edition. Edited by Costa PT Jr, Widiger TA. Washington, DC, American Psychological Association, 2002, pp 23–44
Winnicott DW: The Maturational Processes and the Facilitating Environment: Studies in the Theory of Emotional Development. New York, International Universities Press, 1965
Winston A, Rosenthal RN, Pinsker H: Introduction to Supportive Psychotherapy. Washington, DC, American Psychiatric Publishing, 2004

第7章

精神療法適応可能性が低い：
境界性パーソナリティ障害以外の
パーソナリティ障害

　どのパーソナリティ障害患者の中にも，精神療法への適応性が貧弱な群が存在する。ここで述べているパーソナリティ障害は，DSM-IV-TR（American Psychiatric Association, 2000）のⅡ軸に羅列されたパーソナリティ障害を越えて多岐にわたっており，受動－攻撃性パーソナリティ，サディスティックパーソナリティ，マゾヒスティック（「自滅的」）パーソナリティ，精神病質パーソナリティ（Cooke and Michie 1997; Hare et al. 1990），およびKraepelinの（軽躁・刺激性・抑うつ性）気質[訳注1]（Kraepelin 1921）が含まれている。精神病質パーソナリティ，サディスティックパーソナリティ，軽躁気質といった布　置（コンステレーション）は，治療可能性の低いパーソナリティ障害であると一般的に認識されている。しかし，たとえセラピーが治療効果を及ぼしやすいとされるパーソナリティ障害（例：抑制されたタイプ）診断を主に受けたとしても，どの精神療法アプローチでも治療が難しいと判明する患者が，少なくともその一部には存在している。

　概念としても尺度としても，「精神療法への適応可能性」という言

訳注1）第1章訳注11（p.14）参照。

葉は，Winston et al.（2004）がパーソナリティ障害との関連で用いた**機能障害**（*impairment*）という用語とは異なっている。Winstonらは特に，「認知能力，現実検討力，思考過程，行動を組織化（オーガナイズ）する潜在的能力（キャパシティ），情動調律，他者と対人交流を図る潜在的能力……といった精神構造（サイキック・ストラクチャー）の機能障害，あるいは自我機能の機能障害」（p.6）の連続性について書いている。この図式（スキーマ）で最善となる治療法は，機能障害の程度が最も重い人々にとっては支持的（サポーティブ）アプローチであり，機能障害の程度が最も軽い人々には「表出」的アプローチとなる。後者のタイプのアプローチには，主として精神分析的技法が含まれる。しかしながらWinstonと共同研究者たちは，支持的精神療法そのものが精神力動的精神療法の原則に依拠していると強調した。Aviram et al.（2004）の最近の論文に略述されているように，支持的精神療法では，**提案**（*suggestion*），**助言**（*advice*），**具体的な指示**（*explicit direction*），**限界設定**（*limit-setting*），**教育**（*education*），**モデリング**（*modeling*），**換気的感情排出**（*ventilation*）^{訳注2)}のような，より自由な介入が活用される。Kernberg（1984）は対照的な見解をとり^{訳注3)}，精神病的（サイコティック）ではない非器質的精神病理を持つ患者には表出的精神療法を提唱し，（精神病の場合のように）自我が脆弱であったり，動機づけが低かったり，または充分な自我の強さはあってもサイコロジカル・マインドに乏しかったりする患者に支持的精神療法を提唱した（p.168）。KernbergもWinston et al.も，機能障害の程度が最も重い統合失調症様の患者には支持的精神療法をより適切と見なすと思われるが，Kernbergならば，より一層

訳注2) Oxford Advanced Learner's Dictionary of Current English. 5th（Hornby,A.S, 1995）によると「公開討議」。Ventilateには「換気」の意味があり，ventilationは「自由討議」もしくは「感情表出」とされる。

訳注3) KernbergはWinstonらと異なり，支持的アプローチが精神分析的精神療法あるいは力動的精神療法の原則に依拠しているとは見なしていない。患者の特性にあわせて適切な精神療法を提供する点で双方は共通の見解を持っているが，Stoneは双方のアプローチの理論的位置づけに関して2名の見解が相違していることを指し「対照的」と述べたと考えられる。

「機能障害」の連続体の末端に近い患者に対しても，つまり最も脆弱もしくは最も動機づけの低い患者を除く境界例患者群の大半に対しても，表出的精神療法を施行し続けるであろう。

この章で私は，機能障害の程度は最小限である（つまり，精神病ではない）ものの，Kernberg が概略を示した動機づけの低さとサイコロジカル・マインドの乏しさといった理由や，また他の理由によって，なおも精神療法では治療効果を及ぼしにくい患者に焦点を当てる。多くのパーソナリティ障害患者には一般に複数の機能不全が付随しており，支持的技法を用いても認知行動的技法を用いても，結果的に治療効果を及ぼせないと判明することが多々ある。Winston et al. や Rockland（1989）の治療哲学とは異なるが，支持的精神療法が精神力動的アプローチを必ずしも内包しているわけではないことは，述べておく価値がある。多くの臨床家も，「支持的セラピー」という用語を前述した介入の仕方（提言，助言など）の言及に限って用いており，その中に精神分析的な探索技法を含めていない。

多様なパーソナリティ障害を抱える患者を対象とした以下の臨床例では，施行した精神療法アプローチの種類に関わらず，治療可能性を妨害する因子に着目している。

A群（クラスタ）：奇妙で風変わりな群（エキセントリック）のパーソナリティ障害

◆症例 7-1

50歳の男性が，女性とうまく付き合う能力を改善したいと希望し，治療を求めた。彼は地方行政局の事務職員であった。彼は双極性障害と妄想性パーソナリティを併発して精神病院に入院し，退院後その役職に就き数年を経たところであった。病的に肥満であることを除けば，彼の健康状態はほどほどで悪くはなかった。彼の気分障害はバルプロエート[訳注4]と低用量のフルフェナジン[訳注5]で安定していた。彼にはほとんど

友人がおらず孤独な生活を送っていたが，時々仕事関係で知り合った女性をデートに誘い，夕食を共にした。しかし彼はすぐに，誘ったそれぞれの女性や，ウェイターや販売員も含めその晩に遭遇した人々などに欠点を見つけるのだった。彼はこういった人々は全員が何らかの形で彼を利用していると確信しており，女性は「無料飯(タダ)のために私と一緒にいたいだけだ」とか，ウェイターが請求書の合計を出す際に，彼から15セント（30円程度）を騙し取ろうとした，などと報告した。

彼の同僚は各自さまざまな民族集団に属していたが，彼はその集団の多くに深い偏見を抱いており，相手側も彼に対して，同じくらいの悪意を抱いていると想定していた。このような感じ方は，彼の家庭での育ちの反響であった。彼の生育家庭では部外者に対する偏見が強く，その偏見に対抗できたのは，2人兄弟の弱いほうである彼に両親が向けていた嘲りや侮蔑だけであった。彼の他者への妄想的な不信感と，「正当性」を主張するという怒りの根(ルーツ)の少なくとも1つは，随分昔に亡くなった両親に復讐しようという，遅ればせながらの試みであった。

しかしながら，この男性には欠点を補う取り柄があり，それが彼の治療可能性水準を「ほぼ皆無」から「単に低め」にしていた。この，外見は荒々しくて人好きのしない男性には，何かしら好ましいものがあったのだ。深く刻まれた妄想性パーソナリティを抱えた患者には稀な性質であるが，彼には廉直性とユーモアのセンスがあり，これほど全般的に不

訳注4）気分安定薬の1つ。抗躁薬・抗てんかん薬として用いられる。脳は活性化と抑制との動的な相互関係で成立しているが，その抑制を調整する最大の神経伝達物質がγ-アミノ酪酸（GABA）である。バルプロエートは，GABA濃度を上昇させ，脳内の抑制系を賦活させ,不安や興奮を抑制する薬効を有するとされる。（青葉安里，諸川由実代・編：『こころの治療薬ハンドブック2003年（第3版）』2003, 星和書店）

訳注5）代表的な定型抗精神病薬の1つ。強力なドーパミン（D_2）受容体遮断作用により，妄想・幻覚の軽減，強度の不安やうつ状態の緩和に有効とされる。副作用として錐体外路症状（パーキンソン症状,アカシジア,ジストニア）が出現しやすい。（青葉安里，諸川由実代・編：『こころの治療薬ハンドブック2003年（第3版）』2003, 星和書店）

信感を持っている人にしては，並外れた良好な動機づけを持っていた。たとえば彼は，「レストランでは勇気と自制心を奮い立たせ，請求書を見もせずウェイターに高額紙幣を渡し，お釣りが運ばれてきたら気前よくチップをはずむように」という私の提案を，本当に気にかけていた。そうすれば不愉快な場面にはならず，一緒にいた女性は彼に好感情を抱くであろう，と私は伝えた。彼はこの計画を実行するに足るだけ，私を信頼した。やがて彼は，礼儀正しく気前よくして友情を維持することは，値段に関する押し問答をして倹約した10セントや25セントよりも，はるかに価値のあることだと認識するようになった。この変化は一夜にして起こったわけではない。なぜなら長年の習慣を覆す必要があったからだ。

職場での振る舞いにおいても類似した教訓(レッスン)が実行に移された。時折担当することになっていた受付業務の際，彼はその日の朝にビルに入ってくる労働者たちに自分から挨拶をすることにしていた。労働者の中には急いでおり，めったに挨拶を返さない者もいた。彼は，挨拶を返さない労働者たちから軽んじられているかのように腹を立て，時々無礼な言葉を口走り，そのことが原因で上司とのトラブルに陥っていた。急いでいる労働者が彼に気づかなくても，その労働者から個人的に軽んじられたと思わないように彼を説得することが大切であった。私はこの提案を何度も繰り返さなければならなかったが，最終的に彼はこの教訓を学ぶことに成功した。この男性の治療における精神療法的介入は実際，明らかに支持的な性質を帯びており，提案・教育・訓戒[訳注6]から構成されていた。

妄想性患者の治療可能性水準を査定する場合，セラピスト因子が特に重要になる。Meissner（1986b, 1996）は，自己の内的葛藤の不快な側

訳注6）第2章訳注2（p.89）参照。

面をセラピストも含めた他人に投影する傾向のある妄想性患者が，セラピストをいかに「敵」に変換しうるかについて広範に著した。妄想性患者の振る舞いは，視力検査表を読もうとしている近視か乱視の人と似ている。大きな「E」[訳注7] は読めても，そこより下にいき，字が細かくなればなるほど，間違いもひどくなる。眼科医はこういった間違いを個人的には受け止めない。間違いは単に眼鏡処方の手がかりとして受け取られるのである。

　直前の症例の患者は，もっと深刻な「乱視的」妄想性患者とは異なり，少なくとも他人を読み違える自分の傾向を認めることに前向きであった。しばしば患者が「難しく，抵抗的で，挑発的で，議論好き」（Meissner 1996, p.949）に見えるとはいえ，セラピストが妄想性患者の典型的な間違いに過剰反応しない限り，セラピストの逆転移がひどい妨害になることはない。この症例の患者も，世界を違ったものに見せる新しい眼鏡をかけた時のように，初めはつまずいたものの次第に新しい「処方箋」の価値を認めるようになった。仮に彼の議論好きな傾向や怒りが私の柔軟性と寛容さを圧倒していたなら，私は彼の治療に失敗したであろうし，不当にも彼を治療不可能と見なしたであろう。

　妄想が非常に激しい患者では，対照的に，セラピーの失敗はほとんど回避不能である。私の印象では，（統合失調症，ハイリスク統合失調症，統合失調型パーソナリティ障害患者の家族歴に示唆されるように）妄想性パーソナリティが統合失調症もしくはハイリスク統合失調症に関連している場合は，情動スペクトラムに病態の基盤がある前述の症例患者のような場合と比較して，精神療法への適応可能性は乏しい。遺伝因子の関与が低いと思われる妄想性パーソナリティの場合，精神療法への適応可能性は多様な環境要因の激しさ次第で変化する。たとえば，宗教的狂信が組織の中心にある環境で育てられた妄想性の人々は，「セラ

訳注7）「E」は，米国で使用されている視力検査表の一番上に書かれたアルファベットである。

ピー」というアイディアそのものに敵対的かもしれない。なぜなら彼らは，自分たちの考えのみが妥当であると感じており，そしてどのような変化に対しても免疫ができているために，まったく影響を受けないからである。Kurt Schneider（1923/1950）が，現在の妄想性パーソナリティを指して「戦闘的で攻撃的で訴訟好き」な特性を主体とする「狂信的」パーソナリティと名づけたことは，無理もないように思われる。

続いて，主として統合失調型パーソナリティのありようを示した患者の症例を紹介する。このパーソナリティ障害患者の多くに見られるように，他のA群パーソナリティ障害の要素も少数だが見受けられる。この患者の単独活動を選ぶ傾向や，（最初に治療を受けた時の）性的体験への関心の乏しさは統合失調質パーソナリティの特性であり，親切な行いに隠されたネガティブな意味合いを読み取る傾向は妄想性パーソナリティの特性である。

◆症例 7-2

　20代前半の男性が，人生で自分の道を見つけられないことへの絶望から治療に紹介されてきた。彼は頻繁に自殺を考え，時々自殺を仄(ほの)めかしていたが，実際には何ら自己破壊的な行為は行っていなかった。彼の父親は裕福なビジネスマンで，患者よりずっと年上（約80歳）であり，息子が自分の会社で責任ある地位に就けることを希望していた。しかし息子は人と接することには不安が強く，自分はビジネスの世界に全く向いていないと感じていた。彼は両親の家の別棟に住んでおり，姉（妹）や兄（弟）とは極力接触しなかった。きょうだいは2人とも，それぞれ専門職でかなりの成功を収めた型どおりの人々であった。しかしながら，母親は統合失調疾患のため2度入院していた。

　患者が人生で熱狂できる唯一の楽しみはパソコン上での野球ゲームで，彼は遠い都市の知人々とオンライン対戦をしていた。妄想的観念はなかったものの，彼は社会的状況下では関係念慮を経験した。彼は人々

が彼の肩が前方に屈みこんだ姿勢や，うだつの上がらなそうな外見についてコメントしていると想像していた。彼は，そのことが「男らしくない」ことを暗示していると信じていたのだ。高校時代に数人の女性とデートをしたことがあったが，私が治療を始めるまで6年間もデートをしていなかった。父親は息子の苦しい状況に同情的ではなく，「怠惰」だとしてチャンスさえあれば彼を辱めていた。

　診断上，彼は統合失調型パーソナリティの多くの特徴を示した。彼が統合失調型パーソナリティであるというさらなる証拠は，彼の奇妙な神秘主義的で哲学的な観念という形でも表された。彼は，人々が現実と想定しているものは，超自然の力を持つデミウルゴス（demiurge）[訳注8]によって魔法で呼び出され，私たちのすべてを包みこむ巨大な夢の現出ではないかと思い巡らせていた。この懸念は妄想というよりも，Hoch and Polatin（1949）と後には Kernberg（1967）によって論じられた現象である，**過大評価されたアイディア**（overvalued idea）[訳注9]であった。彼は，「自分の夢理論は正しくないかもしれない」と譲歩することに前向きであった。私が彼の毎日の痛ましい詳細を知るようになった時，私は解釈として，「皆が悪夢の中に閉じ込められているというあなたの考えは，あなたの生活の悲惨さによって喚起されていて，もしもデミウルゴ

訳注8）プラトン哲学における最善の世界創造者。プラトンは，中期著作『国家』で政治体制を論じた後，続編という形で『ティマイオス』を著した。著作中では神話的説話で自然について語られ，現実界（物質世界）はデミウルゴスがイデアを模倣しながら創造した，イデアの似姿であると説明される〔『J.Burnet 1902 Platonis Opera Vol. V』Oxford Classical Texts［種山恭子・訳：『ティマイオス　プラトン全集12』（1975, 岩波書店）］，藤沢令夫：『プラトンの哲学』（1998, 岩波書店）参照〕。この用語と概念はグノーシス派哲学に採用された。グノーシス主義（Gnosticism）は，1世紀に生まれ，3～4世紀にかけ地中海世界で勢力を持った古代の宗教・思想の1つで，初期キリスト正統教会から排除された異端思想の1つ。「グノーシス」はギリシア語で認識・知識を意味し，認識によって真の神に到達できるとした。グノーシス派では「善／悪」＝「真の神／偽の神」＝「霊／肉体」＝「イデア／物質」といった二元論が基本的な世界観であるため，物質的世界の創始者であるデミウルゴスは，悪の創始者と見なされる。

スが私たちを『夢』から解放することにしたならば，もっと良い日々が訪れるかもしれない」と提案した。すると彼は，境界パーソナリティ構造を持つ患者に典型的な役割逆転の中で，彼の父親が彼を扱うように私を扱い，私のコメントを想像力の欠けた陳腐なものと馬鹿にした。

彼は時々強烈な自殺願望を感じたが，そういう場合に私が都合をつけて彼と会ったことについて感謝していた。私は彼の両親と数回会い，もっと理解力のある懲罰的でない態度を採ってくれるよう希望し，彼の父親を説得した。この努力はほとんど実を結ばなかった。患者は少なくとも私の介入の試みに感謝したが，彼の父親は厳しいやり方のまま膠着し，変わらなかった。およそ6カ月の後，彼はセッションのキャンセルを始め，それから全面的にセラピーを止めてしまった。

内的要因と外的要因の両方が，彼の精神療法への適応可能性を低下させていたと言える。すなわち彼の動機づけとサイコロジカル・マインドの貧弱さが，親の非協力性と対を成したためである。20年後の追跡調査の時点で，彼の物語は予想よりも幸福なエンディングを迎えていた。彼がセラピーを止めて数年後に父親は亡くなり，彼は共に残された，より親切で寛容な母親の下で生活を送った。患者は自分の神秘主義への没頭を宗教性へと向け，厳格で全面包容的な宗教的カルトに加わった。その

訳注9) 1949年にHochらが発表した「Pseudoneurotic forms of schizophrenia.（統合失調症の偽神経症的形態)」に関する論文の中で説明された概念。Hochらは，治療を継続すると神経症とも統合失調症とも明確には判断しかねる症例があること，またこうした患者の精神病理に対する知見が乏しいことに気づいた。論文中で紹介される患者の特徴の1つに，幻覚に近い白昼夢や曖昧な心気症的概念が，他者との人間関係に対する考えや身体的妄想となり，関係念慮に変化するという点が挙げられている。たとえば，「(本当には聞こえないのですが) まるで声が聞こえてくるかのようです」「(実際には観察されていないのですが) まるで観察されているかのようです」という患者の訴えは，情緒的に激しく掻き立てられると急に「声が聞こえるんです」「観察されています」と変化する。情緒的に落ち着くと関係念慮は消失するが，この変動は頻繁に生じ，彼らの現実検討能力が不安定であることを示すとされた。Hochらは，こうした彼らの症状が「治療開始当初，『過大評価された考え（や知覚)』として治療者から取り扱われる」と指摘しているのである。

過程で彼は，類似した精神を有する女性と出会い，最終的には結婚した。1990年代後半，2人はその宗教集団が拠点を置く国に移住し，それ以来，その地で幸せに暮らしている。

B群：劇的(ドラマティック)群のパーソナリティ障害

劇的群のパーソナリティ障害を持つ患者の中で，**反社会性パーソナリティ障害**の人々が，通常精神療法で最も手腕を試される相手であると判明する。治療可能性の水準が，セラピストの技能とパーソナリティにかなり左右される演技性や自己愛性患者（あるいは第6章で論じられたように，境界例患者）とは異なり，**反社会性**患者の精神療法は多くの場合，セラピストのパーソナリティや特定の精神療法アプローチに関係なく，フラストレーションの多い冒険的な作業になる。つまりここで反社会性患者の精神療法への適応可能性の低さを決定するのは，主として病態の重さそのものなのである。一般に，患者の反社会性特性が不穏でなく（暴力性が低く，冷淡な傾向が少なく），その特性が患者の人生に占める割合が低い場合，つまり，患者の生活が全面的に反社会性行動や欺瞞性に当てられているわけではない場合に，予後の見通しは良くなる。

もし，精神療法が少しでも有用になり得るとすれば，精神分析的アプローチよりも，認知行動療法的アプローチがほぼ確実に必要となるであろう。軽度反社会的な患者に用いられた認知行動アプローチの好例は，Beck and Freemanの著作の反社会性パーソナリティ障害についての章に見られる（1990, pp.147-175）。反社会性パーソナリティ障害を有し，もっと深刻な障害のある青少年に対しては，認知行動技法が特殊な親訓練(ペアレンタル・トレーニング)や家族に基盤を置いた治療法と組み合わされるであろう（Southam-Gerow and Kendall 1997）。Berlin（2000）は，性的攻撃の領域に主たる問題を抱える反社会性の人々に向けた，行動療法技法を略述している。

反社会性の人々のためのセラピーをテーマにした多くの著者が，最も軽症の症例を除くすべての症例に関して，予後が思わしくないことを認めている。たとえば Dolan and Coid（1993）は，精神病質障害と反社会性障害についての著書の中で，「このパーソナリティ障害のある患者を外来でのセラピーに本気で取り組ませることは困難な課題である。患者が保護観察下にあるか，治療を受けるように裁判所から命じられている場合にのみ，しばしばこの課題は達成可能になる」（p.127）と警告している。別の著者たちは，自発的に来談した衝動的な性格を持つ男性患者において，外来の集団精神療法を受けた人々のほうが，予後が良好であると示している（Lion and Bach-y-Rita 1970）。ここでのキーワードは「自発性」であり，これは患者が充分な動機づけを持ち，自分の反社会性の悪い傾向を意識しており，変化したいという願望があることを意味している。このような属性は，さらに「凶悪な」反社会性の人々では欠如しており，このような人々はしばしば，精神療法によるポジティブな変化に抵抗を続け，改善も遅いであろう。

　Donald Black（1999）は，反社会性パーソナリティについての研究論文集の中で，その大半がセラピーとは無関係に生じたが，相当な前進を示した患者の例を挙げている。この男性は Black 博士に Russ と呼ばれており，若い頃（追跡調査時には 49 歳であった）にはアルコール依存症であり，かつて脅迫および暴行罪で 1 カ月間拘留された経験を持っていた。Black は「Russ の変化はおそらく，彼の前進への準備が整った予期せぬ時期に，内側から現れたように思われた」と書き，「反社会性パーソナリティ障害を克服するための証明された有効な治療法などない。それゆえ，この障害の治療に関するあらゆる議論には，個人的な動機づけと環境との混合（ブレンド）が必須である」とつけ加えた（p.127）。Russ は 34 歳の時に，「うんざりして疲れていることに，うんざりして疲れ果て」，アルコールを止めた。この分野に身を捧げている多くの臨床家に同意し，Black は精神分析的精神療法で行われる無意識の心的過程の覆

いを取ることは，反社会性患者には無益な取り組み(エクササイズ)であると述べた。この種の人々に接触するチャンスを得るには，不正確な信念や認知の歪みに焦点を当てる認知療法を導入したほうが良い。Russ は追跡調査で面接を受けた時，暴力行為を繰り返していた時期を振り返り，「犠牲者は自分自身を『タフな男(ヤツ)』であると考えているに違いないと思っており，『教訓(レッスン)を与えなきゃな』と感じていた」と Black 博士に打ち明けた。この見解は女性を強姦する反社会性の男性が，しばしば表現するものと類似している。つまり，（露出の多い服装で街の危険区画を歩く，といった方法で）女性が「それを求めていた」というものだ。反社会性患者向けの認知療法あるいは認知行動志向の集団療法では，このような患者たちの考え方は，自分勝手で誤っているという教訓を，ゆくゆくは認識させる可能性がある。

　反社会性パーソナリティの予後に関しては，言及されることは少ないものの，ある1つのポイントを強調すべきである。このポイントとは，後に反社会性パーソナリティ障害を発症することになる人々の人格形成期数年間の過程において，ヒトを人間らしくするための影響数が少なければ少ないほど，時間が短ければ短いほど，その後の人生において，病院の外来であろうと福祉の施設においてであろうと，どのセラピーのモダリティであっても，患者の社会への適応を成功させる機会が減少する，ということである。司法関係の仕事をすると，人生早期に残酷な扱いを受けた人々，たとえば非常に幼い時期から繰り返し残虐な目に遭った人々，ひどい養育放棄(ネグレクト)を受けた人々，1カ所に6カ月以上留(とど)まることは稀で里親から別の里親へとたらいまわしにされた人々，思春期以前に性的暴行を受けた人々，そしてあらゆる折に辱められた人々は，自分自身の中に「人間らしさ」を感じるための雛形もなければ，他の人々を思いやるための雛形もないまま成長するということがすぐに露呈する。反社会性パーソナリティを持つこのような人々に，誘発されたある種の妄想性パーソナリティが併発し進行する。そして彼らに手を伸ばそうとす

るセラピストを含む他者の善良性や一貫した労わりを信じることが，彼らにとって不可能になる。この章で私は，精神療法への適応可能性が低い者たちというよりも，第8章でより詳細に論じられる基本的に治療不可能な患者を描写しているが，治療不可能性という話題(トピック)は，厳密に定義された精神病質においては言うまでもなく，反社会性パーソナリティ障害に関するどのような議論においても避けて通ることができない。Lion（1978/2001）により記述されたより好ましい症例の中には，「精神病質者」というレッテルが貼られているものがある。しかしこの数例は暴力犯罪ではなく物的犯罪に耽っていたため，今日であればおそらく，反社会性パーソナリティ障害を持つ若い犯罪者と分類されるであろう。

　反社会性の人々の治療についての議論は，セラピストの側に定期的に引き出される強力な逆転移感情に言及しなければ，完全とは言えないであろう。Strasburger（1986/2001）は，反社会性患者の治療を行うセラピストのつまづき石を，6つに絞り略述した。それは，攻撃や危害に対する恐怖，無力感や罪悪感，専門家としてのアイデンティティの喪失，危険の否認，患者の拒絶，激怒に満ちた破壊願望（p.297）である。しかしStrasburgerの警告サインは，より深刻で暴力的な反社会性の分野領域に適切なものであって，治療は困難だが不可能ではない，より軽度規則違反者群には当てはまらない。略奪を目的とする暴力または衝動的な暴力を振るう患者は，恐怖と強い嫌悪を喚起させる。たとえばその人のした中で最悪の犯罪が万引き，飲酒運転（車での殺人を犯していない限り），あるいは横領であるような患者は，侮蔑，（うまく逃げおおせていることへの）羨望，あるいは（予約をすっぽかすことへの）むかつきなどといった，それほど劇的ではない逆転移反応をセラピスト側に搔き立てる。次に示すのは，精神療法への適応可能性は低かったが，それでも適応可能性が存在した反社会性患者の症例である。

◆症例 7-3

　23歳の男性が，関わりを持つようになったある女性との関係において，自分の行動が制御できなくなっているという理由で，セラピーに紹介されてきた。2人の関係は時には「オン」になり，時には「オフ」になっていたが，彼は一時的に2人一緒にいられない間に，彼女が一緒にいるかもしれない男性への嫉妬に苛まれていた。このような精神状態の間，彼は彼女が住んでいる場所に出没して，彼女を脅迫した。元の鞘に戻った時，数回にわたり彼は彼女を殴った。彼女はストーカー行為で彼を訴え，彼は弁護士を雇い警察に出頭しなければならなかった。

　彼の現在の生活と，子ども時代の彼の生活の展開には，際立つ相似性があった。子ども時代，彼は頻繁に癲癇を起こして，後には注意欠陥／多動性障害（ADHD）の診断を受けるほどに多動と見なされた。彼の母親は，誰もが美しいと描写する，精神的に不安定な家庭出身の女性であった。彼女は薬物に深く手を染めており，恐らく過量服用のため，患者が9歳の時に亡くなった。彼女の行動は一貫性を欠いており，息子に愛情を注いで彼を「ぎゅっと抱きしめる」状態と，身体的な虐待を行う状態とを交互に示していた。彼女は貞淑な妻ではなかった。患者は母親の亡くなる数年前から，父親以外の複数の男性が彼女の寝室から現れるのを見ていたのだった。

　彼は学校では優秀な生徒であったが，振る舞いは破壊的で，時々，戦闘的になり，長期間無断欠席もしていた。彼は高校時代の中頃に放校処分となり，行為障害の青少年のためのリハビリテーションを専門とするキャンプに送られた。彼の行動は改善しもはや喧嘩をしなくなったが，薬物の使用を始め，その後薬物のディーラーを始めて，それが彼の主たる生計手段となっていた。多くの女性と短期間の関係を持ってはいたものの，嵐のような関係になっていたある特定の女性に，有意味な愛着を育んでいた。彼がデートした他の女性たちと違ってこの女性は彼よりもかなり年上であり，彼の母親が亡くなった年齢と同年齢であった。

セラピーを始めたばかりの頃は，法的問題に陥っていたために彼の動機づけは高かった。ガールフレンドに近づかないと約束することで彼は服役を回避でき，少し経つと彼女が訴えを取り下げたので彼には犯罪歴が残らなかった。私のセッションでは，もしその関係を追い求めた場合彼が自分を陥れるであろう危険に焦点を当てるほうが，精神力動的根源に焦点を当てるよりも賢明に思われた。その女性が，彼の亡くなった母親の甦りとさえ言える転移対象を表していることは充分に明白であったが，彼はこの話題を取り扱うことを良しとしなかった。数カ月後，彼は自分と同い年の女性と新しい関係を形成した。彼女は，もう1人の女性と同様にモデルであったが，もっと穏やかな性質で，嫉妬を掻き立てるような方法で振る舞うことはなかった。

　麻薬の売買で大金を稼ぐことに慣れていたので，患者には型どおりの職場で運試しをしようとする誘因が乏しかった。その上彼は数学期通っただけで大学を中退しており，法に違反しない世界でも同等の高収入を得られる仕事に繋がるような技能を習得していなかったのである。彼の未来への野望というのは，主としてバーやレストラン経営のような合法的なビジネスを始めるために，薬物の売買で充分な現金を獲得することだった。彼は結婚や子どもを楽しみにしていた。このように彼は，家族を扶養するといった長期的計画の育成や一般的な目標を毛嫌いする，より典型的な反社会性の人間とは違っていた。彼は自分自身を，半分は母方の一族と同様に「無法者」と見ており，半分は父方と同様に普通の人間と見ていた。新しいガールフレンドと落ち着くにつれて，そして法的トラブルが過去のものになるにつれて，彼の動機づけは衰えていった。1回おきにセッションをさぼり，私に「治った」と感じているから安心するように言い，約4カ月後にはセラピーに来るのを止めた。この症例における精神療法への低い適応可能性は，主として患者のぐらつく動機づけや限られたサイコロジカル・マインドに関係していた。他の面では，彼は利発で積極的に自己主張できた。ビジネスの取引では用心深く，女

性相手にはとても成功していた。彼が嫉妬という落とし穴を避け，近い将来に合法的ビジネスへの移行をしたならば，自分の人生を歩むにあたり，かなり成功したと想像できよう。

　反社会性患者の他に，自己愛性パーソナリティ障害の患者もしばしば精神療法への適応可能性が低い。自己愛性パーソナリティ障害の患者は「治療に本腰を入れさせることが難しく，予後も芳しくない」とClarkin et al. (2004) は書いた。同じような印象から，Swenson (1989) は，このようなカテゴリーにある患者は，Linehanの弁証法的行動療法 (1993) のような認知行動アプローチと比較して，転移志向性のアプローチでは治療的影響を及ぼしにくいと推測した。自己愛性パーソナリティには多くの色合いとグラデーションがあり，そのいくつかはBen Bursten (1973/1986) によって，次のような見出しの下に描写された。**渇望的**（*craving*)，**妄想的**（*paranoid*)，**操作的**（*manipulative*)，そして**男根‐自己愛的**（*phallic-narcissistic*）である。渇望的タイプとしてBurstenの頭にあったのは，要求が多くて拗ねがちな，過度に依存的な人々である。彼の患者の1人は，自分自身について単なる必要性（neediness）以上のものを感じていると語った。「渇望です。私は嘴(くちばし)を大きく開いた小鳥のようなものです」(p.384)。妄想的自己愛性の人は，議論好きで訴訟好きであり，嫉妬の激怒に陥りやすい。Burstenの操作的タイプは，現在の社会病質パーソナリティあるいは反社会性パーソナリティを含むパーソナリティカテゴリーと同じタイプを指している。そして男根‐自己愛的タイプについてであるが，これは元々Wilhelm Reich (1933) が描写したパーソナリティタイプで，主として自分の男性らしさを誇示し，向こう見ずで自己顕示の傾向のある男性性を明示するという特徴がある。このような男性は女性に対して，その機会次第で，誹謗と理想化という対極的な態度で反応する。これらの特性を一括りにした上で攻撃性を加えると，男根自己愛的な人物はKernberg

(1992, p.77) の描写した悪性自己愛者となる。彼らには徹底した反社会性の人には見出せないような誠実さの能力はあるものの，際立った自己愛的性格，反社会的行動，自我親和的なサディズムまたは性格学的に固定した攻撃性，妄想志向などを伴う点が特性として挙げられる。Bursten の分類による自己愛性患者の多くは精神療法への適応可能性が低く，Kernberg (1967) が描写した**境界パーソナリティ構造**を有しているとも見なしうる。ただし，DSM-IV-TR の境界性パーソナリティ障害 (BPD) の診断基準 (American Psychiatric Association 2000) を同時に満たすものは，ほんの少数であろう。

　顕著な自己愛特性を持ちながら，機能性の高い人々もいる。Meissner (1986a) が描写したような人々であり，安定した性格特性，最小限の退行傾向，安定した機能性のすべてを備えている。このように機能性の良好な自己愛性患者の治療法として奨励できるのは，Kohut の自己心理学派 (Goldberg 1989) の治療法と Ricardo Steiner (1989) に表されたような Klein 学派の治療法である。Steiner は，貪欲・羨望・依存の万能的否認・自己の誇大妄想的理想化といった態度が，いかに自己愛性患者の物の見方を支配しているかをより強調した。こういった態度と情緒はまた，自己愛性パーソナリティ障害を持つ，機能性のより低い群とより高い群の両方で見受けられる。しかし，後者の機能性の高いグループの患者でさえも，たとえどのアプローチを取り入れたとしても，精神療法的な治療は手腕を問われる困難な作業であることが後に判明する。治療への適応性がそこまで困難ではないが，しばしばセラピストの力量が試されるような，低い治療適応可能性を示す自己愛性患者群が存在する。この群の患者は，職業人としてはかなり高い機能性があるが，自己中心性のせいで対人関係に負担がかかっているような人々である。こういった患者は，社会的に愛想がよく，礼儀正しく，要求が多いこともなければ，攻撃的でも操作的でもないかもしれないが，配偶者，子ども，友人のように自分の親密な生活に関わっている人々のニーズに

応える点では，顕著に無関心である。自分自身の「局」にのみ周波数を合わせていて，自分自身の関心に没頭し，他の誰とも親密には繋がっていないのである。以下の臨床例はこのタイプの患者を描写している。

◆症例 7-4

　51歳の男性が，結婚関係の問題で困り果てセラピーに紹介されてきた。彼は大きな法律事務所の弁護士であり，25年間1人の女性と結婚生活を送っていたのだが，その女性は深刻な抑うつになっていた。彼女の抑うつは，荒廃していく結婚生活という状況で発生していた。それまでの10年ないし12年の間に，夫がどんどん彼女に関心を示さなくなったのである。彼女はここ最近，何度も自殺すると夫を脅し，彼が彼女を捨てようものなら間違いなく自殺すると断言していた。患者はこの問題に，言ってみれば対処しないことで対処していた。仕事に自己を没頭させ，彼女を促し治療に行かせることは，はるか昔に断念していた。勧められても彼女が治療を拒絶していたのだ。夫婦の性生活は，約20年前，2人目の子どもの誕生直後からなくなった。過去10年間，彼は裕福な40歳の離婚女性と情事を重ねていて，毎週火曜日か水曜日を一緒に過ごしていた。年に数回，ロンドンか香港のオフィスで法律関係の業務にあたるという口実で，彼は彼女と海外旅行をしていた。この女性は身のこなしが穏やかで貴族的で要求が少なく，したがって，愚痴っぽく口うるさいと彼が描写した彼の妻とは，正反対であった。しかし，妻の自殺脅迫のため，その女性との結婚は問題外に思われた。

　彼の生活の複雑さは，しかしながら，この秘めた情事のみに留まらなかった。なぜなら彼は，事務所の弁護士補助員の女性ともさらにこっそり情事を続けてきていたからだ。その女性は20代後半で，彼女の美貌と情熱的性質に彼は惹かれていた。厄介なことに，彼女もまた爆発しやすく，激しく嫉妬深く嵐のようであり，週1，2回，勤務日の後，オフィスで数時間を過ごす以上の時間を彼に要求していた。

患者は自分の生活が，どういうわけか出来の悪い映画レベルに落ちてしまったと不満を述べたが，すぐに私は，彼の複雑な状況が，さもなければ単調になってしまう彼の人生にエネルギーを与えるドラマを提供しているという印象を受けた。彼はしばしば彼をこれらの女性に縛り付けている繋がりを描写するため，ゴルディオスの結び目[訳注10]のイメージを用いた。これは私にはまずいイメージに思われた。なぜなら古典神話の中のゴルディオスの結び目は，解くことが不可能だったからである。私は，彼のこの言い回しを，私の任務が絶望的なことを知らせる彼なりのやり方であると受け取った。つまり彼は私の助けを求めに来ており，助けが要ると頭では分かっているのだが，それは解決したくない問題に対しての助けなのであった。

　彼は我儘な長子として，寛大すぎる親に甘やかされ放題に甘やかされて育った。親は彼に，「欲しいものの選択肢の中から1つを絞って選ぶ必要などない」という信念を育てていた。たとえば彼は子どもの頃，玩具のトラックとぬいぐるみのキリンの間で選ぶ必要はなかった。両方とも手に入れられたからである。私が，彼の妻の自殺の仄めかしは本質的に彼には責任のない脅しであると指摘した時も，ほとんど慰めにはならなかった。彼が妻のいない人生を想像したとしても，なおも，離婚女性と楽しみうる静寂と，職場の派手やかな女性と楽しみうる情熱の間での選択は残っていた。けれども3つの可能性の組み合わせ（妻＋離婚女性；

訳注10）古代フリギア（Phrygia：現代のトルコ地方，古代アナトリア中西部の地域名・王国名）の農民であったゴルディオス（Gordius）が王として迎えられた後にできた結び目。名君となったゴルディオスは神々に感謝を奉じるため荷車をサバジオス〔Sabazios：ギリシャ人はゼウス（Zeus）をあてる〕神殿に安置するが，荷車の梶棒とくびきをくくりつけた結び目が複雑に絡み合い，誰にも解くことができなくなった。ゴルディオスの王即位を予言した神官が「この結び目を解いたものがアジアの次期支配者となる」と述べたとされる。紀元前333年，アレクサンドロス（アレキサンダー）大王（Aleksandros III Megas）が現れ，腰の帯剣で結び目を断ち切ったのだった。この古事から，英語でGordian Knotは「解決困難・不可能に見える課題」を意味し，cut the Gordian Knotは「温厚で間接的なやり方ではなく，力ずくで困難な問題を直接解決すること」を指す。

妻＋弁護士補助員；離婚女性＋弁護士補助員）のいずれもが，他の2つよりも魅力的なわけではなく，妻以外の女性の1人だけと新たな人生を始めることも同じように魅力のないことに思われた。一方の場合には情熱を犠牲にせねばならず，もう一方の場合は静寂を諦めることになるからだ。もし彼が補助員との関係を破棄すれば，彼女が職場で騒ぎを起こし，仕事が脅かされるという付加的な困難もあった。

　引き分けに終わる運命にあるチェスの試合のように，セラピーは次第にゆっくりと終局に向かいストップした。患者は自分の問題を解決するべく「正直な努力」をしたことに満足しているように見えた。彼のこの努力は，これ以上動機づけを維持できないぎりぎりの段階にまで到達した。私たち双方にとって，若い女性を永遠に「保留」にしておけないとも明白であり，彼が全く関心のない彼女と，結婚と妊娠・出産・子育てとを最終的に彼女が主張するであろうことも明白であった。唯一の理に適った選択は，離婚女性と結婚し情熱的な逢瀬を止めることであるのも，同じように明白であった。いずれにしても，ある程度の年齢を過ぎれば，そのような情事を重ね続けることは難しかったであろう。当時，彼にはこの選択をする準備ができていなかった。

　しかしながら時間というものは，セラピーが失敗する状況にも解決策を提供する方法を持っている。10年後にこの症例を追跡調査したところ，この若い女性は恋人の優柔不断にしびれを切らし，他の都市に移ったことが判明した。離婚女性は，もはや隠れた情事に囚われた状態に甘んじていられる年齢ではなかった。弁護士は妻にこの長期にわたる情事を打ち明け，妻は約束した通り自殺してしまった。彼は「分別ある間隔」をとってから，そして（今では成長した）子どもたちと離れてから，離婚女性と結婚した。彼の満足を傷つけているのは，妻の自殺に対する心からの良心の呵責と，若い女性のほうを失った後悔の痛みだけであった。

　演技性パーソナリティ障害患者の精神療法への適応可能性は，より古

典的な精神分析の文献で「ヒステリー性格」を抱えていると考えられる患者に比べ，しばしば低いと予想される。ヒステリー性格は，Reich（1933）により「最も単純なタイプの性格の鎧」と描写され，その最も顕著な性質は「性的と断定できるニュアンスを持つ，ある特定の身体的敏捷性と組み合わさった明白な性的行動」（p.189）である。Reich は，女性のヒステリーとセクシュアリティとの関連性は，「長期にわたって知られている」とし，「歩き方，見つめ方，そして話し方」の中にある「偽装された，または，偽装なしの媚態」により証明されていると述べた。時には男性もまた，この構造を示すが，その場合は「柔らかさと過度の礼儀正しさ，女性的な顔の表情，女性的な振る舞い」として気づかれるかもしれない（p.189）。こういった特性に随伴するのは，ある種の懸念や恐怖感である。つまり患者は，性的親密性を得たいという願望を現実に満たすことに対する葛藤感情ゆえに，こうした願望を達成することから後退するのである。

　精神分析コミュニティでは初期の頃，たとえば Karl Abraham（1926）の論文で概略が示されているように，ヒステリー性格は，乳幼児の発達の「性器期」への固着から派生すると受け止められていた。この診断を受けた患者は，楽観的にも，精神分析療法への理想的候補者であると見なされた。完全な「性器性」——すなわち成熟した性的親密性の能力——を獲得するという発達上の目標に，最も近いところに位置づけられたからである。近年，Freud 流の発達段階と多様な精神医学的病態との間に単なる同構造が存在するわけではないことが明白となった。たとえば「口唇性」抑うつの人の中に，一部の重いヒステリー性の人よりも良好に機能する例が見られる（Easser and Lesser 1965; Stone 1980）。

　ヒステリー性格の概念は，ジェンダーに対する偏見ゆえに差し障りが強いと感じられ，DSM-III（1980）では演技性パーソナリティ障害に置換された（Millon and Davis 2000, p.244）。しかし新しい基準群は，か

つてのヒステリー性格よりも病的なパーソナリティの布置(コンステレーション)を表していた。演技性パーソナリティ障害の女性は統制群と比較して，性的自己主張をあまり示さず，セックスに対する恐怖感がより強く，夫婦関係への不満が大きかった（Apt and Hurlbert 1994）。対照的にヒステリー性格を持つ人々は概して，性(セクシュアリティ)が関係しない場合に限り，情緒的変動性と温かさ，統制された社会適応的性質，適切な社会的相互作用の能力を示していた（Kernberg 1984, p.80）。

　DSMの演技性パーソナリティ障害と，Kernbergがパーソナリティ障害という枠組みで概略を示した「幼児性パーソナリティ」との間には共通点がある。幼児性パーソナリティの特徴には幼児的な依存性が含まれており，生々しく不適切な性的行動，ストレスがかかった際に（特に親しい人間関係を喪失する脅威に対する反応として）操作的な自殺の脅しや自殺そぶりを行う傾向，そして一般にヒステリー性格の人よりも，失望への反応として敵対心や怒りを示す可能性が高い。演技性パーソナリティ障害とBPDの概念は，多くの細かな点において融合している。このカテゴリのいずれかに入る患者の治療可能性には高低の幅があるが，多くの演技性パーソナリティ障害患者によって，精神療法が極度にフラストレーションを搔き立てることが証明される。これは，Kernbergが示唆した子どもじみた性質のためであったり，大人の世界の要求に対する未成熟な態度にしばしば付随する，状況の深刻さの認識欠如のためであったりする。以下の臨床例は，こういった患者に関わるものである。

◆症例 7-5

　26歳の女性が，2人の男性のどちらと結婚すべきかという苦悶のジレンマに陥っていたので，セラピーに紹介されてきた。彼女は貿易商社に地位を得ており，仕事の関係で世界中を広範囲に旅していた。男性の1人は，彼女がカリフォルニアにいる間に出会った軍人であった。もう1

人はドイツのシュトゥットガルト^訳注11)出身のビジネスマンで，彼女の会社の取引相手であった。彼女はニューヨークに拠点を置いていたので，どちらの男性からも何万キロも遠く離れており，どちらのこともよく知らなかった。彼女は，親密な関係を長期にわたって結んでいれば明らかになるであろう欠陥や欠点で損なわれることのない，理想化された彼らのイメージを保持していた。

経済的に成功した中西部の家庭の1人娘である彼女は，父親の明らかなお気に入りとして育ったが，一方母親は2人の息子のほうを溺愛していた。彼女が思春期を迎えると，両親のこの2つの選り好みは一層対立するようになり，母親は彼女に激しく嫉妬するようになった。また夫が娘とあまりに多くの時間を過ごすために，夫にも等しく憤りを感じていた。父親の側にあからさまな性的虐待の暗示(ヒント)はなかったものの，思春期全般を通じて父親が彼女にしたキスや抱擁は，彼がどの程度までその方向に進む誘惑を感じているのか，母親に疑念を生じさせるのに充分なほど熱烈であった。

初回セッションで患者を知るようになるにつれて，私は彼女に「劇(ドラマティック)的で情緒が表層的である」という印象を抱くようになった。彼女の熱狂は瞬間から瞬間へと移り変わり，なぜそれほどまで頻繁に男性との間でどうしようもない状況に陥ってしまうのかを真剣に探求するよりも，恋愛の葛藤を「即席修理」するほうにより関心があるようだった。この浅薄さは彼女のセラピーへの態度にも及んでいた。彼女は快活に，自身の問題への取り組みに本気になっていると語っていたが，それでも重要ではない理由で，その場の勢いから予約をキャンセルするのだった。

このパターンと，仕事で毎月1週間か2週間遠出をしないとならないこととがあいまって，セラピーは分断の様相を呈した。この動機づけ不足を示す他にも，彼女はサイコロジカル・マインドの欠如も示し，これ

訳注11) ドイツ南西部の中心都市。ドイツを代表する工業都市で農産業も盛んであり，芸術施設も豊富。

はこれとして彼女の自己表現と同様に劇的であった。たとえば彼女の報告した最初の夢は，自分が育った家の芝の上で自分自身が好色な虎に抱擁されているその間中，母親が激怒した表情を浮かべて眺めている，といった内容であった。その前の数回のセッションで，母親の嫉妬心や彼女がとても憧憬していた父親の体格，そして娘を自らの「小さな奥さん」として扱う父親の習慣について語っていたにも関わらず，彼女は夢に何の連想も持たなかった。

　この夢に続いて，数週間後に別の夢が報告された。彼女は地下鉄に乗っており，立っている乗客のための吊革につかまっていたのだが，その「吊革」は地下鉄の車両の天井から吊るされた多数のペニスでできていた。鮮明な画像イメージを面白がる以外，ここでも彼女は何の連想も抱かなかった。しかしながらこれはまさに，顕在内容さえもが隠された意味合いをくっきり表している夢の1つであった。この場合は，情緒的サポートを得るために男性に（文字通り）しがみつこうとする，長年の患者の要求を明白に指摘する夢であった。私は彼女が，自分自身の配偶者選択を妨害するような形で，常に（虎の夢に見られたように）父親にしがみついてきたという趣旨の解釈を行った。なぜなら配偶者候補は決して「虎」には敵わなかったからだ。私はさらに，彼女自身が2人の男性と同時に恋愛関係に落ちると想像することは，なお父親への愛着のほうが強大であることを包み隠す便利な錯覚であると示唆した。彼女が故郷近くで不適切な男性を選び続けるか，決して本当には親密性を深められない地球の遥か彼方にいる適切な男性を選び続ける限り，父親への愛着を邪魔する必要は皆無であった。カリフォルニアの男性とシュトゥットガルトの男性の間で選択するという彼女の苦闘の背景にある意味合いは，純然たる葛藤というよりも，彼女がどちらを選択することもなく，それゆえに父親と離れはしないことを保証するメカニズムであった。

　続いて起こったのは行動化であり，彼女はニュージーランドへの出張でセラピーを数週間休んだ。そこにいる間に，彼女は会社のクライアン

トであるずっと年上の男性と情事を持ち，その男性によって妊娠した。米国に戻った時，彼女はその状況の不適切さを認識し，その男性が「生涯の恋人」ではないと結論づけ，妊娠中絶手術を受けた。約6カ月後，彼女は治療から離れていった。

　20年後に追跡調査のために彼女に連絡した時，彼女は当時セラピーに来るのを止めた2年後に別の男性に出会い，最終的にその男性と結婚したことを私に語った。2人の関係は初めのうち嵐のようであったが，最終的にはより穏やかになった。彼女にはその時点でティーンエイジャーの娘がいた。彼女は子育てで忙しかった数年後に仕事に復帰し，今ではもっと落ち着いた，衝動的ではない人物になっていた。彼女の父親はなおも彼女の「英雄」であったが，今では彼女自身に夫がいたので，もはや彼女の恋愛世界の中心ではなくなっていた。

C群：不安群のパーソナリティ障害

　不安群（C群）という名称が相応しいのは，おそらく，強迫性タイプよりも，依存タイプと回避タイプ（あるいはDSMにはもう含まれていない受動－攻撃性タイプ）のほうである。C群のパーソナリティ障害はまた，より衝動的なB群障害患者の態度（マナー）とは対照的に，他の人々に対処する態度が抑制されていることで特徴づけられる。しかし自己愛性者がすべて一律例外なく衝動的ではないように，強迫性の人々の中にも，特に不安を抱えてもいなければ，抑制されてもいない人がいる。著しい自己愛特性を有する政治家や高位の重役たちは，原則として対人折衝において慎重で用心深く計算している。同じように，決定的に強迫傾向のある会計士，銀行家，エンジニア，大学教授はしばしば，精神分析家の第一世代が語っていた（Freud 1929/1961, p.96）**秩序性**（*orderliness*）訳注12）・**頑固**（*obstinacy*）・**吝嗇**（*parsimony*）の三つ巴を示すが，外界への対処において目立って不安であったり，抑制されて

いたりすることはない。少なくともこういった人々は，自分自身を不安であると描写はしないであろう。その一方，依存性パーソナリティと回避性パーソナリティの人々の場合，不安が通常は容易に見てとれる。

　精神療法に対して大きな障壁のあるC群のサブ・グループの患者は，逆説的な状況を呈する。一部の依存性患者や回避性患者の強烈な不安や苦しみは，患者にセラピーを熱望させ，患者をセラピーに留めさせるかもしれない。しかし，彼らの不安は情緒的機能を損なう（cripple）訳注13) ほどあまりにも大きいため，治療利益の潜在的可能性を低い水準で頭打ちにしてしまう場合がある。対照的に一部の強迫性患者は見たところ，不安や情動の意識があまりにも少なく，逆の理由からセラピーに対するほぼ克服不可能な障壁を生み出すかもしれない。Davanloo（1986）が，好戦的とはいわないまでも対立的なセラピー様式を考案したのは，抵抗の度合いが高く，固定したように強迫的なこの類の患者のためであった。この様式は，患者を独りよがりな状態から，たとえDavanloo博士へのむかつきだけであっても，**何か**（*something*）を感じる状態へと一撃を与えるように企図されていた。

　Millon（1999）は，難治性強迫患者に関する議論の中で，強迫性と妄想特性とが並存する男性患者の例を取り上げている。この男性の治療可能性の低さの有無に関して，あらゆる疑いを払拭するためにMillonが用意したのは，延々と続く，彼流の歯に衣着せぬ特性献立表(メニュー)であった。すなわち，「硬い(リジッドな)，完全主義的な，容赦のない，ユーモアのない，制御された，柔軟でない，憂うつで怒りっぽい，すねやすい，不機嫌な，法律万能主義的，独善的な」（p.706）である。Millonの患者は，嘲られるという恐怖と不安を経験することはあったが，そうであっても，「セラピーの進行で彼が耐えられる以上のものを直面化することはできなかった」（p.707）。Millonが主として採用したのは，洞察ベースの解釈路線

訳注12) 第1章訳注3（p.5）参照。
訳注13) 第1章訳注9（p.12）参照。

ではなく，短期焦点型認知行動療法ベースの技法路線であった。そして少なくともそのおかげで，患者は以前より規則や規制に没頭しなくてもよくなり，必然的に，絶望的なまでに完全性を探求しなくてもよくなったのであった。以下の臨床例の強迫性患者にとって，不安はそれほど重要な因子ではなかった。彼のセラピーへの適応可能性は，他の理由で減じていたのである。

◆症例 7-6

　権威ある仲買会社の38歳の中間管理職者は，過去4年間断続的に交際してきた女性と結婚すべきか否か，決断に苦悶し続けていた。彼はこの問題の解決に役立つだろうという希望から，セラピーを受け始めた。彼よりも1歳年上のガールフレンドは，別の会社で同じような職位にあった。彼が語るところによると，彼女は彼が「コミットすることに気遅れしている」と感じており，その一方で，彼のほうは結婚したら彼女が貞節を守らないのではないかと懸念していた。その心配は，5カ月間離れていた時に，彼女が既婚男性と関係したため生じたものであった。

　患者は3人きょうだいの長子として育った。両親は共に良い仕事に就いていたが，金銭の管理が下手で，財政的な困難を抱えていた。彼のパーソナリティは家族の他の皆のパーソナリティとはまったく正反対であった。彼は非常に責任感があり，用心深く，勤勉な「仕事中毒」で，損益計算書[訳注14]に対してもそうであるように，服装や身だしなみについても几帳面であった。相当に控えめで無口な男性であったので，彼は感情に関してほとんど手がかりを与えず，一般に自発的な情報提供が少なく，対話の車輪が転がり続けるように質問されたいと主張した。彼が実際に話した時には，しばしば流行の決まり文句を使った。たとえば仕事で詳細を見落とした場合の彼の意見はこうだ：「ちょっとよそ見をしている

訳注14) 財務諸表の1つで，貸借対照表などと同時に作成される。一会計期間における企業の収益と費用の状態を示し，経営状態に関する情報を提供する。

と，カーブボール^{訳注15)}を見逃してしまうんですよ」。彼は高給取りであったが，給料のかなりの部分を，彼が倹約的な度合いと同程度に浪費的な，家族の他のメンバーを救済する専用のお金として選り分けていた。

　彼がガールフレンドに惹かれている理由の1つがすぐに明らかになった。彼は，「けじめをつける（tie the knot）^{訳注16)}」ことに気乗りがしなかったのだ。彼女は彼の人生に欠如している情緒を提供してくれたが，嵐のように爆発しやすく，レストランで修羅場になったり，彼を残して走り去ったりしていた。私が，情緒的に萎縮した男性はしばしば燃え立つように大胆な女性に引き寄せられると述べたところ，彼は以前のガールフレンドたちのことを思い出したが，実際，華麗さは，彼女たちのパーソナリティプロフィールを通して見られる「赤い縒り糸」であった。彼の女性との関係では，悪循環が働いていた。彼の氷のような控えめさと批判的な性質が，デートした女性が持っている気分変動性や短気さという，正に彼のひどく嫌う特性を，間違いなく誇張していたからだ。

　特定の異性と深い関係を持つことへの躊躇は，彼が報告した最初の夢で浮き彫りにされていた。彼は自分自身が，役割を果たさないパラシュートにしがみつきながら，空中を落下している夢を見た。彼はパラシュートを長く待ちすぎ，そしてそれは開かなかったのである。彼は「地面にぶつかって死ぬ時，最後に考えるのは何であろう？」と思い巡らした。夢への連想で，彼は財政的にも社会的にも「自分の家を秩序立て」ないまま，あまりに多くの年月を送ってしまったと述べた。彼のガールフレンドのことを考えると，彼女の体内時計は時間切れになりかけていたし，そして彼は本当に子どもを複数人持ちたかったのである。しかし彼が彼女を捨て相応しいもっと若い女性を探せば，彼はさらに数年分年をとってしまい，40代の男性と結婚することに前向きな20代女性を見つけることはどんどん難しくなるかもしれない。彼はガールフレンドの長所と

訳注15) 計略，策略。
訳注16) 2本の紐（糸）で結び目を作る様子から「結ばれる」「結婚する」となった。

短所のリストを作成することでジレンマを解決しようとしたが，株や債券と比較して人間があまりにも複雑であるために途方に暮れ，この行為は有用とは判明しなかった。

彼のサイコロジカル・マインドは充分に発達していなかったので，そして彼は彼自身の葛藤についての探求よりも事実に基づいた「答え」のほうに関心があったので，セラピーは主として認知的な流れで実施された。彼の嫉妬心は，セラピーが一度休みになった後に再活性化した。ガールフレンドが別の男性と親しくなってしまう夢を見たからであった。夢の中でその男性は「彼女と同棲することになったのでした。私と彼女とはまったく容易に会うことが叶わなくなったのです，なぜなら今やこの男性が彼女と一緒に住んでいるからです。彼女は彼と寝ていると私に言い，これが私を凶暴化させました」。

彼は自分の両価性を以下のように言葉にした：「今現在，私は彼女との結婚に85％反対で，15％賛成です。とはいえ，彼女は85％完璧で，もし彼女がセラピーを受けてその残りの15％を何とかしたら，私は彼女と結婚するでしょう」。私は彼の「85％完璧」という句の使い方に興味をそそられた。まさにその数は，私が診てきた他の患者たちからも，しばしば結婚に**同意**する論理的根拠として用いられていた。患者たちの意見では，「85％」というのは，どのような2人の人間であってもほぼ仲良くやっていける基準数値であった。なぜこの患者にとって85％という数字は充分ではないのだろう？　私は，彼自身の不完全性や彼女とはほとんど関係のない彼自身の私的な結婚回避の理由を覆い隠すために，彼がガールフレンドの至らない点を利用していると指摘した。この示唆は彼に刺激を与え，両親の長い結婚生活によって彼が構築したイメージに由来する結婚生活への不安を熟考させた。両親は金銭のことで頻繁に口論し，まだ自活ができないでいる年下の2人の子どもを贔屓(ひいき)するように見えた。すべての重荷が患者の肩にのしかかり，彼の良心は彼が家族からただ歩き去ってしまうということを許さなかった。結婚して彼自身の子どもを

持った際に，同じような重荷を抱え込む結果にならないという「100％」の保証がなければ，独身生活のほうがより安全なコースに見えた。リスクを忌み嫌う彼の精神状態では，85％はなお危険すぎたのである。

彼はまた，両親，特に母親に対する未解決の怒りを抱えていた。彼が不安定な女性に惹かれる理由の一部は，母親へのポジティブな感情のためと思われた。母親自身が不安定で移り気な女性であったのだが，彼はこういった感情とあまり接触していなかった。不安定な女性を選ぶことで彼は，自身の葛藤に何ら直面する必要なく，自分自身に対して結婚回避を充分に正当化できた。そういう意味で彼女たちは結局のところ，「完璧」だったのだ。

彼の怒りは以下の夢で現れた。「私は家族と一緒にディナーに出かけました。弟がふらふらと出ていくと両親が彼を探しにいき，私は受付のテーブル脇に立ったままで残されました。少し経って彼らが私の近くに戻ってきた時，私は激怒して母親にコップや皿を投げつけ，それから嵐のようにレストランを飛び出しました」。この夢は，彼の幼い頃の家族についての感情を縮約していた。彼の母親は年下の2人の子どもたちのほうをことさら可哀想に思い，患者のほうは，母から理解されず無視されたと感じるままに放っておかれたのであった。彼は家庭内で唯一能力を備えた人間であるために，あらゆる責任を抱え，自分は「身動きが取れなくなった」と見なしていた。彼は現在の生活で，もし両親の破産脅威を食い止められるだけの額を捻出するために自分の資金に手をつけ，そして弟たちを救済するためにさらに金を出せば，彼自身が危ない財政状況に陥ってしまうと見積もっていた。私は，いったい聖書のどこに，家族のうち4人が溺れている場合，5人目も4人を救うという不可能な課題に取り組んで溺れねばならないなどと書いてあるのか，彼に尋ねた。彼はこの質問に隠された助言を理解した。要するに，もし彼が自分自身を危険に晒すことなく家族のメンバーが自活できるように助けられるのであれば，彼にはそれ以上のことは要求されないはずだった。家族の浪費癖

が続いても，彼が家族を見捨てたなどとは誰も言えないだろう。
　それから彼は，両親が破産を避けられるような筋道の立った行動計画を作成し，彼の財力の範囲内に充分収まる少額のローンを前貸しした。弟たちには金銭は与えなかった。が，その代わりに仕事のチャンスを見つけるための援助を申し出た。彼は，最終的に私たちが一緒に編み出した「論理」を受け入れることができた。弟たちが何も稼がずにいる間，彼が与えた金を浪費させてまで好かれるよりも，嫌わせておいて仕事を探させるほうが良いということだ。6 カ月ほど続いた彼の治療は，この時点で止まった。

　回避性パーソナリティ障害（avoidant personality disorder）の患者の精神療法は，病態が軽度な場合ですら，大難関である。回避性パーソナリティ障害と統合失調質パーソナリティ障害の間の類似性は，Millon（1999）によって強調された。彼は，両方のタイプが「引きこもり，情緒は平板で，コミュニケーションスキルとソーシャルスキルとを欠いているよう」(p.309) な様子に注目した。回避性パーソナリティ障害を持つ人々は通常，社会的状況に際し，特に親密な対人関係場面で，抑うつや激しい不安をかわそうと苦心している。したがって，深刻な不安症状障害（特に社会不安）に対して二次的に形成された広場恐怖と回避性パーソナリティ障害とは，連続体(スペクトラム)の両端に位置していると理解されるだろう。このような患者にとって，安全な家への退却は，社会的または親密な対人状況で生み出される不安に対する防衛となる。回避性の人が拒絶や屈辱がほぼ確実に思われる社会的な出会いの場に押し出されると，その人の不安は即刻再喚起されるであろう。この双方とは対照的に，統合失調質パーソナリティ障害の人々は，いかなる深遠な感情も経験できない上に，情緒的不活発性を示す。彼らは他者との相互交流に押し出されないような職業（夜間警備員の仕事など）や趣味（テレビゲームなど）を選ぶ傾向にある（Millon 1999, p.283 を参照）。

回避性の人々は他者から、「びくびくした、不安な、躊躇(ためら)いがちな、自信を欠く、社会的に不器用な」人と経験される。しばしば用いられる「ネズミのような」という言い回しには、この小さな生き物の臆病さと脆弱性とが反映されている。パーソナリティ障害の人々の態度の多くには「自己充足的予言」が添付されている。多くの回避性の人々は、周囲の人が自分を場違いで望ましくないと見なし、社会的に、そしてしばしば身体的に魅力がないと見なすに違いない、と確信しては苦しんでいる。しかし、何年間も慣習的な社会的場面を避けて、デートを受け入れることを拒み、(「本当は私のことなど好きではないのだ」と信じて)友人を避けてきた人々においては、ソーシャルスキルは発達し損ねている。同様に、大多数の知人に好かれ褒められ、ごく少数の知人にのみ拒絶され嫌われるといった経験から生まれる自己受容は育たない。

　回避性の人々は、外界からのフィードバックから自らを切断してしまうので、信念が硬直化していってしまう。このフィードバックが、通常であれば自己と他人についての認知を、より一層現実的な線に沿うように微調整する役に立つのだ。このような信念は一般に極めて歪んでおり、「私は醜い」「(体重不足の患者で)私は太っている」「私には何も話すことがない」「人々は私が退屈だと考えている」などが含まれる。悲劇的なことに、他人との相互作用が長年欠如すると、元々あった自分自身の価値を低く見る見解のいくつかが、本当になってしまう。たとえば、もし回避性の人々が長年自分自身を「蚊帳(かや)の外に」置き続けていれば、結局、他の人々と話すことが非常に少なくなってしまう。なぜなら、たとえば旅行をしたこともなければ、興味深い仕事に就いたこともなく、結婚したことも子どもを育てたこともなければ、何の組織にも参加したことがないからである。たとえ、外界から自分自身を閉ざしてしまう以前に経験の点で他の人々と同様に興味深く幅広い人間となる能力があったとしても、実際には、会話の源泉はすぐに枯渇してしまうので、その時点で他の人々から退屈だと思われてしまうかもしれない。回

避性の人々はまた，自身の体重や魅力だけに留まらない奇妙な見解を展開しがちだが，これは統合失調型患者に見られる特徴と似通ってくることが多い。

回避性の人々の治療にどの形式の精神療法が応用されても，とりわけ患者が恐れている社会的状況に直面するよう患者に促すため，ある時点で支持的介入による**訓戒**（*exhortation*）[訳注17]が必要になる。この点はAlexander and French（1946）により何年も昔に認識されていたが，2人はそれよりさらに以前になされたFreudの観察と同じことを繰り返し述べている。Freudはかつて，その当時「恐怖症」患者として知られていた，今で言う回避性パーソナリティ患者には，解釈的作業のみではほとんど結果を出せないと発表していた。次の症例は，私が行った回避性患者の治療に基づいている。彼女は精神療法への適応可能性が顕著に低かったが，これは当初，社会不安の重篤度のせいにされていた。他人と離れていられる私的な（プライベート）「安全な家」に引きこもって彼女が過ごした年月のせいで，この状況はより悪化した。彼女は恐れていた危険からも切断され，こういった「危険」が結局のところ，それほど危険ではないと学ぶ経験からも切断されていたのである。

◆症例 7-7

20歳の女性が1960年代の半ばに精神病院に入院し，重篤なパーソナリティ障害の長期治療を専門とするユニットで治療を受けた。彼女は子どもの時からほぼずっと，病的な恥ずかしがり屋であり，これは彼女が6歳の時に「学校恐怖」という形で顕在化した病態であった。出産後の抑うつを経験した母方のおばを除いては，彼女の拡大家族には精神疾患の歴史がなかった。学校時代には，何でも話せる親友1人（同じクラスの少女）を含め数人の友人がいたが，高校時代にデートをしたことは1

訳注17）第2章訳注2（p.89）参照。

度もなかった。彼女は近隣の大学に入学を認められたが，家を出ること
に対してあまりに不安を感じたため，1年間出席を先延ばしにしてしまっ
た。

　新入生として通学を開始するはずだった時期には，彼女はほぼ引きこ
もり状態になっていた。彼女は前期を終了できたが，後期の半分を終え
たところで中退してしまった。彼女は決してデートを受け入れなかった
ものの，同じ授業を1つ受講していた，まもなく故郷のヨーロッパに帰
国予定の男子学生と短期間の友情を形成した。2人はコーヒーを飲みな
がら長時間語り合ったが，手を握るというところまでも至らなかった。
生まれて初めて彼女はセックスや結婚に思い耽ったが，自分のことを魅
力的ではないと彼は思っているだろうと想像した。彼女は彼のヨーロッ
パへの差し迫った帰国は，米国で1年間だけ過ごそうという元々の計画
の一部ではなく，彼女から離れたいという願望の結果であると感じた。
彼女は彼の帰国を，「退屈で器量の悪い女の子」という自己像の確認かつ
拒絶と受け取った。彼女は勉強に集中することがどんどん難しくなって
しまい，大学を中退してしまった。

　家に戻ると彼女は，自分の部屋から出るという冒険すら稀にしかせず，
他人との接触もほとんどしなかった。彼女がかかり始めた精神科医は，
彼女の広場恐怖と社会恐怖解決への即効性を期待し，入院を薦めた。セ
ラピーはうまくいき，4カ月後に病院を退院した時には公共の交通機関
を利用してセッションに通うために往復できるようになった。しばらく
すると，彼女は子ども向けの本を出版する会社で働けるようになり，そ
こでは彼女の芸術的才能を発揮することができた。しかし彼女は他の従
業員とも以前の友人とさえも，ほとんど交流を持たなかった。

　今や患者は，相当な時間を費やし，自分の症状の原因について考えを
廻らせていた。彼女はメモを書きとめ始め，精神疾患の根源的原因につ
いての独自の理論を推敲し始めた。彼女の見解では，子どもに対する両
親の手によるある類の虐待に，万事が遡るのだった。彼女は，人は多種

多様な気質や生物学的素因を持って生まれており，それが親の影響と相互作用することで，精神的健康への道筋あるいは精神疾患への道筋を創出するということを意識していないようだった。成人を迎える以前に，彼女が何らかの言語的，身体的または性的な虐待を被ったという証拠はなかった。たとえば自身の広場恐怖の原因ですら，彼女は「軽率な親」によって，おそらく長期間小さなベビーベッドに入れられたままであったことに帰属し，そのせいで，今ではその時以来20年から30年も経っているが，広大な屋外で落ち着かなく感じるようになったと考えていた。

追跡調査時，治療から40年近くが経っていたが，患者は回避性の特徴を示し続けていた。孤立した生活を送っており，時折の家族の訪問以外は外部との接触がほとんどなかった。近年，彼女は約1カ月おきに精神薬理学者にかかっており，その学者が（認知の歪みを減少させるため）少量のリスペリドン[訳注18]を処方していた。この処方箋のおかげで，彼女は今は亡き両親に対してそれほど苦々しい感情を持っていなかった。彼女は自分の回避性パターンが赤ん坊の時の不適切な扱いに由来すると信じ続けていたが，おそらく両親はその両親から似たような誤った扱いを受けたのであろうし，何世代にも遡ってそのようであったのだろうという前提で，両親を許すことに前向きであった。

訳注18) 非定型抗精神病薬の1つで，ドーパミン（D_2）拮抗作用とセロトニン（$5-HT_2$）拮抗作用を有するセロトニン・ドーパミン・アンタゴニスト（SDA）と呼ばれている。統合失調症の陽性症状に対し，少量でも強い効果が得られ，即効性に優れている。定型抗精神病薬に比べ副作用が少ないとされる。米国では躁病・自閉症への投薬が認められており，日本でも適応外処方がしばしば行われている。（青葉安里，諸川由実代・編：『こころの治療薬ハンドブック2003年（第3版）』2003，星和書店）

参考文献

Abraham K: Character formation on the genital level of libido development. Int J Psychoanal 7:214–222, 1926

Alexander FG, French TM: Psychoanalytic Therapy: Principles and Applications. Lincoln, University of Nebraska Press, 1946

American Psychiatric Association: Diagnostic and Statistical Manual of Mental Disorders, 3rd Edition. Washington, DC, American Psychiatric Association, 1980

American Psychiatric Association: Diagnostic and Statistical Manual of Mental Disorders, 4th Edition, Text Revision. Washington, DC, American Psychiatric Association, 2000

Apt C, Hurlbert D: The sexual attitudes, behavior, and relationships of women with histrionic personality disorder. J Sex Marital Ther 20:125–133, 1994

Aviram RB, Hellerstein DJ, Gerson J, et al: Adapting supportive psychotherapy for individuals with borderline personality disorder who self-injure or attempt suicide. J Psychiatr Pract 10:145–155, 2004

Beck AT, Freeman A: Cognitive Therapy of Personality Disorders. New York, Guilford, 1990

Berlin FS: The etiology and treatment of sexual offending, in The Science, Treatment and Prevention of Antisocial Behaviors: Application to the Criminal Justice System. Edited by Fishbein DH. Kingston, NJ, Civic Research Institute, 2000, pp 21-1–21-15

Black DW: Bad Boys, Bad Men: Confronting Antisocial Personality Disorder. New York, Oxford University Press, 1999

Bursten B: Some narcissistic personality types (1973), in Essential Papers on Narcissism. Edited by Morrison AP. New York, New York University Press, 1986, pp 377–402

Clarkin JF, Levy KN, Lenzenweger MF, et al: The Personality Disorders Institute/Borderline Personality Disorder Research Foundation randomized control trial for borderline personality disorder: rationale, methods, and patient characteristics. J Personal Disord 18:52–72, 2004

Cooke DJ, Michie C: An item response theory evaluation of Hare's Psychopathy Checklist. Psychol Assess 9:2–13, 1997

Davanloo H: Intensive short-term psychotherapy with highly resistant patients, I: handling resistance. International Journal of Short-Term Psychotherapy 1:107–133, 1986

Dolan B, Coid J: Psychopathic and Antisocial Personality Disorders: Treatment and Research Issues. London, UK, Gaskell, 1993

Easser R-R, Lesser S: Hysterical personality: a reevaluation. Psychoanal Q 34:390–405, 1965

Freud S: Civilization and its discontents (1929), in The Standard Edition of the Complete Psychological Works of Sigmund Freud, Vol 21. Translated and edited by Strachey J. London, Hogarth Press, 1961, pp 59–145

Goldberg A: Self psychology and the narcissistic personality disorders. Psychiatr Clin North Am 12:731–739, 1989

Hare RD, Harpur TJ, Hakstian AR, et al: The revised Psychopathy Checklist: reliability and factor structure. Psychol Assess 2:338–341, 1990

Hoch PH, Polatin P: Pseudoneurotic forms of schizophrenia. Psychiatr Q 23:248–276, 1949

Kernberg OF: Borderline personality organization. J Am Psychoanal Assoc 15:641–685, 1967

Kernberg OF: Severe Personality Disorders: Psychotherapeutic Strategies. New Haven, CT, Yale University Press, 1984

Kernberg OF: Aggression in Personality Disorders and Perversions. New Haven, CT, Yale University Press, 1992

Kraepelin E: Manic-Depressive Insanity and Paranoia. Edinburgh, Livingstone, 1921

Linehan MM: Cognitive-Behavioral Treatment of Borderline Personality Disorder. New York, Guilford, 1993

Lion JR: Outpatient treatment of psychopaths (1978), in The Mark of Cain: Psychoanalytic Insight and the Psychopath. Edited by Meloy JR. Hillsdale, NJ, Analytic Press, 2001, pp 265–281

Lion JR, Bach-y-Rita G. Group psychotherapy with violent outpatients. Int J Group Psychother 20:185–191, 1970

Meissner WW: Narcissistic personalities and borderline conditions: a differential diagnosis, in Essential Papers on Narcissism. Edited by Morrison AP. New York, New York University Press, 1986a, pp 403–437

Meissner WW: Psychotherapy and the Paranoid Process. Northvale, NJ, Jason Aronson, 1986b

Meissner WW: Paranoid personality disorder, in Synopsis of Treatments of Psychiatric Disorders, 2nd Edition. Edited by Gabbard GO, Atkinson SD. Washington, DC, American Psychiatric Press, 1996, pp 947–951

Millon T: Personality-Guided Therapy. New York, Wiley, 1999

Millon T, Davis R: Personality Disorders in Modern Life. New York, Wiley, 2000

Reich W: Character Analysis. New York, Noonday Press, 1933

Rockland LH: Supportive Therapy: A Psychodynamic Approach. New York, Basic Books, 1989

Schneider K: Psychopathic Personalities (1923). London, Cassell, 1950

Southam-Gerow MA, Kendall PC: Parent-focused and cognitive-behavioral treatments of antisocial youth, in Handbook of Antisocial Behavior. Edited by Stoff DM, Breiling J, Maser HD. New York, Wiley, 1997, pp 384–394

Steiner R: On narcissism: the Kleinian approach. Psychiatr Clin North Am 12:741–770, 1989

Stone MH: Traditional psychoanalytic characterology re-examined in the light of constitutional and cognitive differences between the sexes. J Am Acad Psychoanal 8:381–401, 1980

Strasburger LH: The treatment of antisocial syndromes: the therapist's feelings (1986), in The Mark of Cain: Psychoanalytic Insight and the Psychopath. Edited by Meloy JR. Hillsdale, NJ, Analytic Press, 2001, pp 297–313

Swenson C: Kernberg and Linehan: two approaches to the borderline patient. J Personal Disord 3:26–35, 1989

Winston A, Rosenthal RN, Pinsker H: Introduction to Supportive Psychotherapy. Washington, DC, American Psychiatric Publishing, 2004

第8章

治療可能性の瀬戸際にある
パーソナリティ特性

　多くの患者は，一連のパーソナリティ特性が特定のパーソナリティ障害用の診断基準には合致しなかったとしても，生活に悪影響を与え，治療を求める動機づけに貢献するような，歓迎しかねる特性をほぼ不変的に持ち合わせている。家族や周囲の人が，まさに当人に治療を促したきっかけとなった特性も，その中には含まれることだろう。

　DSM-IV-TR（American Psychiatric Association 2000）のⅡ軸障害診断基準は僅か約100個の異なる特性の集約にすぎず，こういった特性が，精神医学や精神療法に関連した，病的特質（パソロジカルな）や異常（aberrant）[訳注1)]特質や他の厄介な特質を包括するリストを構成することはない。そのような包括的リストが仮にあるとしたら，非常に長くなることだろう。上記に挙げた特質を充分に網羅するには，約500個のネガティブな特性と約100個のポジティブな特性が必要である（Stone 1993, pp.100-106）。ぼんやりしている，プライドが高いなどといった，マイルドでどちらともとれる曖昧ないくつかの付加的特性も，このリストに収められることになろう。たとえば「プライドが高い」は，横柄や傲慢という過度の性質

訳注1)「常軌を逸した，組織から浮き上がった存在の，（突然変異による）異常型の」の意味。

か，自分のポジティブな達成事項への正当な意識かのいずれか，あるいはそのどちらをも指し示す可能性がある特性である。

　DSMのパーソナリティ障害の診断基準とされている病的特性のうち，1項目を異常に強烈な度合いにまで現出していても，それ以外の病的特性をⅡ軸診断確定の根拠となるほどには抱えていない人々もいる。たとえば，嫉妬心（妄想性パーソナリティ障害の基準A7でDSM-IV-TRに「配偶者または性的パートナーの性的貞節を，正当な理由なしに，繰り返し疑う」と説明されている）や，けち／倹約（強迫性パーソナリティ障害の基準7「自己のためにも他人のためにもできるだけ出費を抑えようとする」[訳注2]）である。現実には，嫉妬深い人すべてが概して妄想性パーソナリティ障害というわけではなく，妄想性パーソナリティ障害のすべての人が嫉妬深いわけではない。

　時として病的な特性は，Esquirol（1838）が以下のように描写したように，一種のモノマニア（モノマニー／偏執狂：monomania）として機能する。すなわちモノアニアは，「知性，情動，あるいは意志の部分的障害で特徴づけられ，高熱を伴わない脳の慢性疾患。通常，この知性の障害は，ある単一の対象もしくは厳密に区分された一連の対象群に限って認められる……しかしこれを除けば，［モノマニア］患者は他の皆と同じように感じ，考え，行動する」（p.1，私の英訳による）。Esquirolは続けてモノマニア病状の多様性の概略を記すが，その1つはエロトマニア（恋愛妄想）である。彼はこの病態と，女性色情症（nymphomania）または男性色情症（satyriasis）とを慎重に区分した。彼はエロトマニアを，知人なり想像上の人なりへの過剰な愛で特徴づけられる，慢性の脳障害と見なしたのである。Esquirolにとって，女性色情症または男性色情症は脳ではなく生殖器官で発生した病であ

訳注2）日本語版（髙橋三郎，大野裕，染矢俊幸・訳：『DSM-IV-TR 精神疾患の診断・統計マニュアル』2003, 医学書院）では「自分のためにも他人のためにも，けちなお金の使い方をする」。

り，この器官の異常な刺激過敏性の反応が脳に影響を与えるのだった（p.32）。現代という時代においては，モノマニア的（すなわち単一特性的）没頭の例は，企業の不正行為を通じ自分自身の富を蓄えたという罪科に直面している，一部の重役(エグゼクティブ)たちの行動に見られるかもしれない。こうした男性陣の一部は，型どおりの生活を送ってきたように見える。彼らは，献身的で思いやりのある夫であり父であり，親身になってくれる隣人であり，気前の良い慈善事業支援者であった。そして友人として，またある時は自治体の催しへの参加者として，周囲の人々から求められてきたのだ。このような人々のパーソナリティプロフィールは，特定のパーソナリティ障害の診断基準を満たし損なうほどに輝かしい。しかしそれは，モノマニア的な（そして不朽の）割合を占める，たった1つの欠陥（flaw）訳注3) によって曇らされているのである。その欠陥とは，貪欲である。また，誇大的な自己の重大性の感覚・限りない成功への没頭・特権意識といった自己愛的特性を多数持っているように見える人々もいるが，彼らに自己愛性パーソナリティ障害の症状が前景に出ているか否かは，直接彼らを検査した者によってしか決定できない。

　このように，あまりにも顕著に誇張されて表出されるためにその特性自体で当人を実際に定義できる「特異性」の大多数は，自己愛という節合点に向かって収斂していく繊維のようなものとして理解できるであろう。既に言及したように，これらは，他の点では非の打ち所のないパーソナリティを持つ男女に存在するかもしれない。あるいはある特定のパーソナリティ障害があり，Ⅱ軸範疇(カテゴリ)全体に及ぶほどさまざまな特性が結合している人々に，目立つ1点として存在するかもしれない。たとえ改善の可能性がごく僅かであったとしても，当人を説得して治療に向かわせようと思うほど，あるいは当人が治療を求めるようにと願わざるをえないほど，周囲の人が好ましくないと経験する特性の大半は，極度の

訳注3) 第1章訳注8（p.10）参照。

表 8-1 定義可能なパーソナリティ障害が存在しなくても，際立っている場合にその存在が精神療法に対する重篤な問題を生み出すパーソナリティ特性

英　語	日本語
Abrasive	感情を逆なでする
Bigoted	偏狭な
Bitter	苦々しい
Bullying; "macho"	いじめる,「マッチョな」
Caddish	下劣な
Despotic	独裁的な
Envious	羨望が強い
Form-conscious (excessively)	（過度に）形式性を好む
Garrulous	冗漫な
Greedy	貪欲な
Humiliating, shrewish	屈辱的な，口やかましい
Hypocritical	偽善的な
Impractical	実務に疎い
Indiscreet	軽率な
Insubordinate	従順でない，反抗的な
Irritating	苛立たしい
Jealous	妬み深い
Lazy	怠惰な
Maudlin	涙もろい

（次ページに続く）

自己中心性表出と思われる（Ronningstam 2005 参照）。したがって自己愛という旗標の下に，こうした不愉快な特性を列挙することができるだろう。このような特性の大半はⅡ軸の基準項目に対応してはいないが，その一部を表 8-1 に示す。なお，自己愛という概念に無関係な特性であっても，その特性が際立って表れている場合には，パーソナリティ障害の患者にとっても，かなり正常である人々にとっても，精神療法の妨げとなることが明らかになる可能性が高い。

表 8-1（続き）

英　語	日本語
"Plastic", lacking in firm values	「不自然に作った」，確固たる価値観が欠如した
Procrastinating	グズグズする
Prudish	取り澄ました
Quarrelsome, argumentative	喧嘩腰の，議論好きな
Rude, tactless	無礼な，機転の利かない
Sanctimonious	神聖ぶった
Scatterbrained, "flaky"	散漫でそわそわした，「風変わりな」
Sensational-seeking	興奮探求的な
Spiteful, scheming	悪意に満ちた，陰謀好きな
Unappreciative	感謝の念のない
Unforgiving	許すことをしない
Unreliable, undependable, untrustworthy	頼りにならない，依存できない，信頼できない
Unsympathetic	非共感的な
Vengeful, vindictive	復讐心のある，執念深い
Vicious	悪意のある

　上記に挙げた特性のおよそ半分は自己愛の領域に付属する（例：感情を逆なでする，偏狭な，恨みがましい，いじめる，下劣な，独裁的な，貪欲な）。自己愛の重要性は驚くべきことではない。なぜなら，これは7つの大罪[訳注4]の中でも最も有害なものであり，他のすべて（羨望，大食，貪欲，怒り，怠惰，肉欲）がそこから生じると言われている高慢(プライド)という概念とほぼ同意語と見られるからだ。この宗教上の罪状目録(カタログ)に関してギリシャ神話・ユダヤ教神学・キリスト教神学が持つ現代心理学への関連性は，Solomon Schimmel（1997）によって論じられた。注目すべ

訳注4）第1章訳注25（p.33）参照。

き大切なことは，この目録は宗教に基盤を置いてはいるものの，治療能力の限界近くまで，そしてあまりに程度が高くなりすぎると能力の限界以上にまでセラピストを追い詰めるパーソナリティ特性のリストとその内容がほぼ完全に重複することである。以下の節(セクション)では，このグループからより一般的な特性を取り上げ，注目してみよう。

偏　狭

　偏狭な人々が「自分の属する集団が他の人々の属するある集団よりも明らかに優れている」という，彼らにとってはほとんど揺り動かし難い想定の下に機能する場合，偏狭性は（誤った）高慢の類であり，それゆえに自己愛に属する。大半のセラピストはおそらく，患者から偏見を克服するための手助けを依頼された経験などないだろう。偏狭性の治療における精神療法の有効性があるとすれば，通常集団療法技法を用いた結果として現れる。

　偏狭性が精神病質と結合している場合，治療は虚しいものとなる。James Byrd, Jr. の悲劇を考えてみさえすればよい。彼はテキサス州(訳注5)ジャスパーの黒人男性で，1998年に3人の白人男性 John-William King, Lawrence Brewer, Shawn Berry によって拉致され，集配トラックの後部に鎖で繋がれ，まだ意識のある中，運転者たちが排水溝を通過した際に手足と頭部がもぎとられるまで，およそ3マイル（約4.8キロメートル）も路上を引きずられたのである（Temple-Raston 2002）。King と Brewer は，その殺人の少し前に刑務所から釈放されていたが，とりわけ黒人・ユダヤ人・アジア人への殺人的な憎悪を抱く

訳注5）メキシコと国境を接する米国南部の州。第40代米国大統領 R.W. レーガンを輩出して依頼共和党支持者が多い。銃使用について寛容な考えを持つ人が多く，死刑執行数が全米第一の州として有名。他に，第41代米国大統領 G.H.W. ブッシュ，第43代米国大統領 G.W. ブッシュを輩出している。

「アーリアン・プライド」[訳注6]の人種差別主義者であり,後の死刑判決も,そのような彼らの志向性から目を覚まさせる効果は何らなかった。対照的に,ジャスパーの街の人々は悩み苦しみ,自己内省（self-reflection）[訳注7]を経て,黒人コミュニティと白人コミュニティのスピリチュアルな指導者たちの良心に訴えかける道徳的勧告を聴きいれ,自分たちの人種的偏見を克服するために真剣に努力した。

　KingやBrewerほど「行き過ぎ」た偏見を持たない人々には,集団療法がポジティブな影響を及ぼしうる。たとえば青年期精神科医であるAnita Streeck-Fischer（1988a, 1988b）は,多数の「スキンヘッズ」に対する治療で成功を収めた。スキンヘッズとは,旧東ドイツでトルコ移民の家に火をつけたり,他の人種差別的犯罪を行ったりしたティーンエイジャーの少年たちである。このような少年の多くは貧しい崩壊家庭の出身であり,外国人を叩きのめすことで自身の絶望感や劣等感を埋め合わせようとしていたと理解された。Streeck-Fischerはこうした青少年に対して,集団療法を中心に据え個人療法を部分的に取り入れるという細やかな処置を施した。そのおかげで,彼らの多くは偏狭性から受容性へと移行することができた。しかしながら,その形態は劇的でないにせよ偏狭性と偏見には固執性と耐久性があり,精神療法の効力に抵抗を示すことが多い。

訳注6）アーリア人とはインドヨーロッパ語族を話す先史時代の民族。自然人類学上の人種分類用語では,コーカソイド（白人）とされる。人類学には成立当時のヨーロッパ人の価値観が色濃く反映され,最早期,既に白人至上主義的な偏見や先入観が基盤に存在していた。用語自体にもその影響が見て取れ,優生学などの差別的思想と結びつきやすい。アーリアン・プライドは「白人アーリア人（白人）であることの誇り」という意味か。白人至上主義を示す名称であろう。
訳注7）第1章訳注6（p.8）参照。

苦々しさ

　苦々しさという特性は，名称を授けられたパーソナリティ障害のいずれにも随伴しうる（Stone 1993, p.437）が，妄想性・易怒性・抑うつ性パーソナリティを持つ人々に最も頻繁に勃発する。苦々しさは，親の愛にせよ，より気前のいい財政的支援にせよ，既に他の誰かの手柄となった達成事項への承認にせよ，その他の何にせよ，自らに権利があったものを剥奪されたという感情と共に，自分の人生がどのように展開してきたかということについての慢性的な不満を含んでいる。したがって苦々しさは羨望，おそらく羨望のサブタイプと緊密に繋がっている。妬み深い人々のすべてが，容易に見分けられる特性として苦々しさを示すわけではないからだ。大家族では，苦々しさが親からの虐待に対する反応として一部の子どもに発生することもあるが，そうでない場合もある。この差異は遺伝的素因，性別，親による異なった扱い，先天的能力などに依拠している。

　私が1993年の著作で「苦々しさ」という見出しの下に描写した患者は，自身の思春期青年期における父親の死を嘆き，彼女をシンデレラのように扱う母親の振る舞いを苦々しく思っていた女性であった。彼女は母親に奉公し続ける「メイド」として，料理や掃除をさせられ，後に近所の大学に通わされた。彼女は結婚に失敗した後，何回も深刻な自殺企図を行い，数回入院していた。彼女は自分にとって「誰かと恋愛関係にある」ことを重視していたために，就いていた責任の重い仕事から満足を得ることは少なかった。もっとも彼女は毒舌と粗探しで人々を遠ざけていたのだが。セッションの間に私は，自分の思い通りになり1人で楽しめる趣味に集中するよう，彼女を促した。彼女は有能な音楽家でもあったので，ゆくゆくは室内楽団メンバーへの加入を目指すことも可能であった。また実際にそのメンバーになれたら，同じような関心の持ち

主たちと友情を育むことも可能である。このようなグループへの参加は，前夫との間で培われた関係よりも良好な，新たな関係への足掛かりになるかもしれなかった。私は彼女に，言わば武器を棄てる必要があることを強調した。そして，人生で成し遂げなかった総てに対して高齢化した母親を責めている今の自分を乗り越えていく必要があることも。こういった提案はどれもあまり深くは受け入れられなかった。週2回のセッションがおよそ2年半続き，私が都合で短期間休んだ後，彼女はある晩姿を現した。彼女はまさに自殺寸前であった。彼女が自分で病院に向かうとは信じられなかったので，私は彼女を精神科救急救命室に車で連れていった。すると彼女は「誰が私の腐○た命を救えなんて言ったのよ？！」と言って私を咎めた。このままこの一件が終わっていれば，私は彼女の治療と，彼女の苦々しさを超越しようという自分の努力が失敗したと思ったことだろう。しかしその10年後，私が彼女にいくぶん恐る恐る電話をかけた時，彼女は次のような知らせで私を驚かせた。彼女は他の数カ所の病院で数カ月を過ごし，それまでの仕事を失ってから，ようやく自分の人生について，もっと受容的でスピリチュアルな態度を育んだのである。彼女は母親と和解し，交友関係を獲得し，新しい仕事では以前よりも満足できる職位に就いていた。彼女は，当時の彼女の意図に反して自分を生き続けさせてくれたと，私に感謝した。この救助により，予期せぬことに数年後，彼女は人生で初めて，生きていることに満足する場所へと前進できたのだった。

　境界例患者に対する，30年から40年間隔の追跡調査〔特定患者500名に対する，10年から25年間隔の追跡調査 P.I.-500（Stone 1990）の延長版〕の中で，私は最近，苦々しさが長期的治療結果における一種の律速因子（rate-limiting factor）[訳注8]として出現していることに気づいた。気分障害へのリスク遺伝子があり，特に気分障害のバランスが抑うつのほうに傾くと，その当人は苦々しくなるのかもしれない。たとえば，抑うつ性気質の人々は，悲観主義や陰うつさといった特性を示

すことが多い。(身体的虐待あるいは性的虐待は言うまでもなく) 逆境といえる子ども時代を過ごした経験が比較的少ないのに，何年経っても顕著に恨みがましいままの患者と，深刻なトラウマを長期にわたって経験し続けたにも関わらず，現在では苦々しさの痕跡もなく，成功した人生軌跡を辿った他の患者とを対比し，私は強い感銘を受けている。ただし苦々しいままであった患者は，自身が抑うつ的気質であると同時に，うつ病の家族歴があった（複数の近親者がうつ病に罹患していた）ことも事実である。第4章の最後に，症例4-5として挙げた深刻なトラウマを経験した患者には，うつ病の家族歴がなく，あれほどの経験をしたというのに追跡調査の際にも苦々しさはなかった。彼女はティーンエイジャーの時に統合失調症と誤診され，3年間入院させられていた病院で100回近くの電気ショック療法で治療されてから別の病院に転院させられたが，そこで2人目のセラピストと良い治療同盟を築けたのだ。その後，彼女にはもはや激しい自殺傾向はなくなった。彼女は前進し続け，40年後には原家族の中で最も良好に機能する1人になったのである。

苦々しさが精神療法における強い抵抗となる理由の1つは，慢性的に苦々しい人々が不平不満の多さで人を遠ざけ，克服できない遺恨のために脱線してしまい，苦々しさを終息しえるような恋愛や仕事での成功のチャンスを掴み損なってしまう点にある。換言すれば，苦々しさは悪循環を引き寄せるのである。

羨　望

多くの人々が羨望を，7つの大罪の中で最も腐食性があり，ネガティ

訳注8) 制限因子のうち，その系（システム）全体の反応速度を律している因子を指す。ある化学反応全体を構成する素反応（それ以上分けられない個々の反応）の中で，速度が最も遅い反応を律速反応と呼び，この最も遅い速度が全反応の速度を決定するとされる。

ブなパーソナリティ特性の中で，最も治療に抵抗し最も問題(トラブル)を引き起こすと一般に見なしている。Fairlie（1995）が述べているように，「羨望には満足というものがない。それは何も楽しめない」（p.61）のに対し，他の大罪のそれぞれにはそれ独自の潜在的充足可能性がある。大食はおいしい食べ物で満たされる。貪欲は富で。羨望の源に関しては，多くの精神分析者たちが，発達の最初期段階の出来事に着目している。たとえば Anna Freud（1968）は，幼い子どもたちが周囲の環境内の人々や出来事を意識するようになるにつれて，「遅かれ早かれ母親との情緒的二者関係のみに生きることを止めて，もっと大きな家族集団に入っていく」様子を描写したが，それでもなお「兄や姉への嫉妬はとても強い可能性がある」（p.466）。年上のきょうだいたちも傷つきやすい。なぜなら「その幼児が母親との間に既に築いていた居場所を奪ってしまう次の赤ん坊の到来は，苦々しく憤慨されるからである。幼児は，自分を追放した新入りに対する激しい嫉妬［原著者注：羨望，という言葉のほうがここではより相応(ふさわ)しいであろう］訳注9) と憎悪を感じ，新入りの死なり消滅を希望する」（p.467）のである。Riccardo Steiner（1989）は，Melanie Klein（1957）の一次的羨望に関する著作を論じ，Klein にとって羨望のこの原始的な形態は，最早期の母親の乳房との関係を構成する本質的側面であり，母親が養育上のニーズに適切に応答することができれば緩和されうる妬みであると強調した。この意味で感謝は，妬みへの「治癒（cure）」となるのだ。

　この点は乳幼児の発達という観点から理解できる。ほどよい母親は養育によって幼児の羨望する傾向を減じるのである。しかしながら，臨床的観点からは，激しく羨望を持つ成人患者はたとえどのようなものを与

訳注9）原著者は，羨望を「嫉妬」より強く，原始的な感情を表そうとして使用していると思われる。Klein 派による羨望の定義に従うと，この状況で幼児が羨望を向けるべき対象は自分の居場所を奪った弟妹ではなく，これまで提供してくれた居場所を提供してくれなくなった母親となるはずである。

えられても，感謝の念をまったく感じられない。羨望はまた，価値下げ・理想化・万能的支配と並んで，原始的防衛機制ともいえる。これらはすべて，誇大化した自己を防衛することが目的である（Kernberg 1989）。この説明は自己愛性パーソナリティに結びつく羨望に関係しており，そして現在の病態を引き起こした早期発達異常を持つ患者の基底にある，病的自己愛にも関係している。Melanie Klein（1957, p.181）は，羨望のより標準的な側面に相応しいコメントの中で，「最大の羨望」が向けられる対象を，母親の出産能力に遡り創造能力であると想定した。たとえば，男性の芸術的な創造性は，女性と同じように，自身も子を産み出せる能力を得たいという願望と結びつけられてきた（Chasseguet-Smirgel 1985, p.145）。

　羨望が最も顕著なパーソナリティ特性である患者にとって，精神分析的精神療法または他の何らかの精神療法アプローチを通じてその根源を解明するだけでは，その克服は難しい。「私は母親からたくさん無視された」「私の兄のほうが運動が得意だった」あるいは「姉（妹）は私の2倍も稼いでいる」ことを認めるだけでは，冷めた安堵しか得られない――この認識は2段階のうちの第1段階である。こういった患者の場合により有効なのは，第2段階の達成を支援することである。つまり，主として羨望を向けている相手のレベルまで昇るか，その上をいくようにすることである。Schimmel教授の罪に関する学術論文は，部分的には神学的かつ哲学的観点から書かれてはいるが，心理学者でもあり精神療法家でもある彼が羨望に対処するために薦める方法は，それとかなり似通った結論に到達している。「羨望に対応する最も懸命な方法の1つは，可能な限りそれを競争心に変容させることだ。他人の達成への憤りを心に浮かべる代わりに，私たちは，それを成し遂げられる状態に自分を近づけてくれる行動をとるべきである」（Schimmel 1997, p.81）と彼は著している。そしてSchimmelはHelmut Schoeck（1970）の見解に言及した。Schoeckによれば，地位向上を目指して働くよう人々を

駆り立てるので，羨望は「社会的，経済的進歩に必要な燃料」である（Schimmel 1997, p.82）。しかしながら次の症例が示しているように，羨望の最も強い患者にはこの特性による悪意と腐食性のオーラがつきまとっている。

◆症例 8-1

　20代半ばのある女性は，かなり幼い頃，家族と共に米国に移住してきた。両親は成功を収めた専門家で，彼女は裕福なコミュニティで成長した。彼女の両親は穏やかでのんびりしており，競争的なところは微塵もなかったにも関わらず，彼女は同じコミュニティで過ごす同年代の激しく競争的な雰囲気に呑み込まれてしまい，その仲間を支配するようになっていた。彼女は，どの少女の肌が最も肌理細かいか，どの家族が彼女の両親が所有していた車よりさらに素敵な車に乗っているか，高校ではどの上級生がアイビーリーグの名門大学に入学を許されたか，どの男の子が30歳までに億万長者になっている可能性が1番高いか，といった問題で頭を一杯にする人生を送っていた。このような物差しで，自分よりも高い地位を占有している人々への彼女の羨望に対抗できるのは，自分より下の地位にいる者たちへの侮蔑だけであった。この侮蔑は彼女自身にまでも拡張されていた。なぜなら，彼女はこの狭い仲間集団の何人かに比べると才能に恵まれておらず，その人々が入った大学ほど有名な大学には入れずじまいだったからである。

　彼女の「初めての恋人」となった男性は，彼女が彼に惚れこんでいたほど，彼女に夢中ではなかった。彼は批判的で棄却的[訳注10]であった。彼は普通の女性ならさっさと彼の下を去っているような，人を傷つけるコメントをたびたび発したが，彼女はそれでも変わりなくしっかり彼にしがみついていた。しかし，依存とマゾヒスティックな服従だけが，彼

訳注10）第1章訳注4（p.6）参照。

女の性質というわけではなかった。彼が彼女を決定的に拒絶した時，彼女は頻繁な電話や手紙で彼を悩ませ始めた。彼女は，彼が別の女性を好むかもしれないという羨望に喰い尽くされて，破局後何カ月間も抑うつ状態になった。彼女は，その後にデートした男性全員を元ボーイフレンドとねちねちと比較した。彼は彼女にとって，人生を導く指標である北極星(ポーラスター)のままなのであった。拒絶で受けた彼女の痛みは，私が彼のさまざまな一連の残虐性を列挙すれば一旦和らぐのだが，しばらくすると減ることのない情熱を持って最初に立ち戻り，再び彼に恋焦がれるのだった。数年後に彼女は，自分の1番良いところを引き出してくれる素晴らしい性格の（そしてその間にデートしていた男性たちとはかなり対照的な性格の）男性に出会った。短期間の求愛期間の後，2人は結婚したが，これは彼女にとって騒然とした時期であった。しばしば，最初のボーイフレンドに匹敵しない相手に妥協して落ち着こうとしていると感じたからである。慎ましい財力ながら人徳ある男性のほうが，裕福だが侮蔑的で彼女をひどく扱う男性よりも良いと認識し始めると，彼女の羨望は徐々に減少していった。

屈　辱

　自己愛という悪性樹のまた別の枝が屈辱であり，ここでは辛辣で辱めるようなコメントを通じて他人の精神(スピリット)を粉砕することに重点を置くようなパーソナリティ特性に言及している。こういったコメントは，他の人の前で伝えられると一層強力なものになる。辱めは，嫌味・理不尽で無礼な言葉かけ・軽蔑的または嘲笑的なこき下ろし・根拠のない批判・嘲り・言語的挑発など，さまざまな形で表される。

　主たる性格特徴が他人を辱めることである人が，自分自身の攻撃的性質に不満を抱くことは稀であり，ましてやその矯止のために精神療法的治療を求めることなどありえない。私が個人開業医として診(み)てきた患者

には，100人中1人もこの特性を示す人はいなかった。しかしながら患者の大多数は，親や配偶者といった近い親族から，定期的に自身や家族の他のメンバーを辱められ，深刻な影響を受けてきた。私は，他人を習慣的に辱める人々に関して，自己内省的（self-reflective）態度とはほど遠く，防衛を外在化することに依存し，他人とのやり取りにおいて攻撃的であるという印象を抱いている。このような特徴ゆえに，こうした人々は稀にしか「患者として同定されない」し，このような人々の行動を原因として精神療法を求める親族（職場の場合は部下）が非常に多くなるのである。以下はある年配女性の例である。彼女の主たる自己愛特性は高飛車と軽蔑性であり，主たる標的は夫と娘であった。

◆症例8-2

　その女性の夫はある大きな組織の重役であり，社会的には知的で学者肌の成功した人物と見なされていたが，妻からは役立たずの無能な人間と見られていた。夫が職場に向かおうとすると，彼女はたとえば「何だって茶のジャケットとグレーのズボンに青いネクタイなんかで仕事に行けるの？！　全部脱いで！　あなたが着るものは**私が選ぶわ！**」と言って，彼を咎めるのだった。夫が定年に達してパーキンソン病を発症すると，彼の足取りに影響が出たので，妻は「何でそんなに歩きが**遅い**の？　あなたなんて死んだほうがいいと思うわ」と年中，長広舌を振るうことになった。彼女の娘は思春期以来太り過ぎだったが，この母親は娘にはもっと大きなサイズの衣類が必要だと認めようとせず，着心地の悪い小さい服を買って「まるで豚ね」と叱っていた。娘が成人した後も，年老いたこの女性は，このような振る舞いのせいで孫に会えなくなるかもしれないのに，娘に会うたび彼女の体重に関して意地の悪いコメントをし続けた。娘のセラピストが多数回にわたり母親に会って，傷つけるようなコメントを控えるようにと促したが，この介入は何の効果もなかった。

喧嘩腰

　喧嘩腰（こぼしがち）という特性は，妄想性・自己愛性・強迫性・受動－攻撃性パーソナリティなど多様なパーソナリティの形状を有する患者たちにおいて，顕著な特徴となる。それぞれの基盤にある動機づけは，優勢なパーソナリティの形状によって異なるであろう。たとえば，妄想性の人々のように，外在化して他人を責める要求が含まれているかもしれない；自己愛性の人々のように，自分のやりたいようにしたいという欲求かもしれないし，あるいは自分の優越性を証明したいという要求かもしれない；完全主義的または吝嗇(りんしょく)傾向の強迫性の人のように，欠点を探す傾向かもしれない；受動－攻撃性の人では，粗探しを行い，すねて，最も些細な親切行為にすらブーブー文句を言い，他人を「打ち負か」したいという要求が含まれているかもしれない。こういったバリエーションのすべてに，少なくともそこそこの自己愛性の「核」が存在しうる。なぜなら，喧嘩腰であるということは，ある程度の自己中心性と調和性の欠如を物語るからである。

　喧嘩腰な態度が目立つ人々は，通常治療を求めることを忌み嫌う。なぜならこの特性は，大半の特性と同様，自我－親和的だからである。セラピーを受けることになったとしても，治療が進展する前に放棄してしまうか，継続しても極度に治療困難である。忍耐の限界，苛立ち，（論点を証明したり，口論に勝ったりするための）反撃の願望という逆転移の反応は治療者にとって侮れないものとなる可能性があり，なおかつこのような感情の克服をしたからといってそれがセラピーの成功という結果に繋がる保証もない。一般的にセラピーを求めるのは，喧嘩腰な当人ではなく，喧嘩腰な人の親族である。その例を次に示す。

◆症例 8-3

　ある患者の夫には，異常な度合いにまで受動−攻撃性と強迫性の特性が組み合わさっていた。後者の特性に関して，彼は Freud の強迫性特性の三つ巴のうち，3 分の 2 ——**頑固**（*obstinacy*）と**吝嗇**（*parsimony*）訳注11)——を示した。妻の経験では，彼は**石頭のどけち**（*stubbornness and stinginess*）であった。裕福な医者でありながらも，彼は資産を邪な方法で隠し，貧困を申し立て，妻に与える生活費は，潤沢からは程遠い彼女の稼ぎに手をつけないことには，食卓に食糧を乗せるにも事欠くほど小額であった。一方で彼は，最初の結婚でもうけた大学生くらいの年齢の子どもたちには高価なプレゼントを惜しみなく与えていた。彼はまた子どもたちを高価な休暇に連れていったりもした。ところが妻に対しては，互いに嫌っているのに，自分の母親宅へ連れていくだけであった。患者がこのように不公平な対応を受けていることについて不満を言うと，彼は虐待寸前まで喧嘩腰となり，時に彼女を殴った。それから家を嵐のように飛び出し，深夜過ぎや翌朝まで，どこにいたのか妻に全く知らしめることもなしに姿を消してしまうのだった。彼女は何とか彼をカップルセラピーに参加させることはできたが，この新しい思惑は失敗に終わった。というのは，この報われない課題を請け負ったセラピストが，すぐに夫のほうを諦めてセッションを打ち切ってしまったからである。多くの男性と，一部の女性は，自分の不安感を覆い隠そうとして，配偶者を服従させ全面的支配の達成を試みようとする。この夫婦間の主たる食い違いは，夫がセラピーという考えそのものを馬鹿にしていたのと対照的に，妻には自身の問題に取り組もうとする高い動機づけがあったことであった。不運にも彼女の苦しみは多大であったけれども，彼女はマゾヒズムの溝に嵌りこんでおり，悪い状況から抜け出すことはできなかった。

訳注 11）第 1 章訳注 3（p.5）ならびに p.5 参照。

初期の著書で私は，喧嘩腰の態度が家族を分裂に追いやったほど，不平不満だらけの妄想的な男性患者の例を挙げた（Stone 1980, p.461）。彼は父親の強引な薦めでコンサルテーションにやってきた。私がコメントしたり解釈を提案したりすれば，彼はいつでも即座に「私は同意しません！」と叫んだという点で，私たちのやり取りは特筆ものだった。この面接の終わりの頃，私が，「あなたと共有したいのだが，あなたが一貫して反対なさるので言葉にするのを躊躇（ためら）っている意見がもう1つあるのです」と伝えた時も，彼は再びやや激烈に「私は同意しません！」と言ったのである。この特性のせいばかりでなく，自己内省（self-reflection）の欠如，廉直性[訳注12]の欠如，動機づけの欠如のために，この男性の治療はほぼ不可能であった。

　自己愛性パーソナリティ障害は，名声，富，政治的権力，または他の並外れた成功と組み合わさると，特に治療困難となる。この希少な範疇の人々の中には，成功を英知と等しいと見なし，どのような話題についてであろうとも自分は他の誰よりも「よく知っている」と確信するようになる者がいる。加えて喧嘩腰の人々には，精神療法に対してさらなる大きな障壁が存在する。それは，たとえどのような問題が論じられていようとも自分は正しく，配偶者，子ども，ビジネスのパートナー，またはセラピストは残念ながら的外れであるという確信があるためだ。以下の症例が具体的に説明しているとおりである。

◆症例 8-4
　数年前私が治療したのはあるオペラ歌手（スター）の妻であったが，続いて夫妻の結婚生活における緊張状態を解決することを期待して，カップルの治療に当たるようになった。歌手の母親は，自身の孤独に対処するための処方箋として，現在の妻も含め彼の人生に関わるすべての女性を貶す

訳注12）第1章訳注26（p.35）ならびに p.38 参照。

ことで，たった1人の我が子を自分自身に縛り付けておこうとしている年配の女性であった。2人の女性の主たる闘争は，その歌手と妻の間の4カ月になる息子を巡って交わされた。姑の目には嫁のすることが万事間違いと映った。彼女は四六時中夫婦に口出しをし，批判の言葉で嫁を疎外していた。歌手は，「家庭内の平和を維持するため」にいつも決まって母親側についたが，しかしこれは妻との苛烈な口論に繋がった。すると歌手は「みんなお前の失敗だ」というコメントで妻を叱りつけるのだった。夫婦面接中に，彼の母親は，彼が妻に何らかの注目を与えると随分嫉妬するようだという指摘を私が試みると，彼は「先生は状況を理解していない。妻は母に同情すべきなのにそうしていない」と私を叱りつけるのだった。私の見解では，妻に関して最悪な点は，彼女が抑うつ－マゾヒスティック型（パターン）のパーソナリティを持っていることと，屈辱を捜し求めそれに耐えることに，全人生を捧げていることであった。しかし，それと同時に彼女は共感的であり，他者に情緒的「周波を合わせられる」人であり，自分の人生に関わる重要な人々の心理力動を把握することに関して並々ならぬ優れた本能を持っていた。この家族は全員（歌手の母親も含めて），私が診始めたすぐ後に生まれ故郷のフランスに帰っていった。私はパリにいる同僚にこの家族を紹介したが，その同僚から1年後に聞いたところでは，口論は継続しており，歌手はいまだに対立する妻の側に目を向けることができぬままで，彼ら夫婦は離婚の瀬戸際だということだった。

興奮探求性

　私はここで興奮探求性という用語を，しばしば共存する多様なパーソナリティ特性をカバーする包括概念として用いている。強い興奮が，退屈への解毒剤となるような人は持続性に欠け，「ゾクゾクする」体験を次から次へと駆け巡る傾向がある。Millon and Davis（2000）は，

Cloningerのモデルを引用して「新奇性探求」について言及している（p.19）が，そこには，中枢神経系における基底ドーパミン作用の活動性の低さという，神経生物学的基盤があるようだ（Cloninger 1986）。興奮探求性は，通常反社会性パーソナリティの人々に見つかり，精神病質者にもよくある特徴である（Harpur et al. 2002）。また，興奮探求性と衝動性の間には強い相関関係がある（Harpur et al. 2002）。しかしながら，明らかに反社会性でも精神病質でもないが，かなりの度合いの興奮探求性がある人々に共通した特性とは，無責任さである。この特性はしばしば，セラピーの主たるネックになっていることが証明されている。この属性を有する患者は，危機状態の時には忠実に予約を守るが，状況が一時的に落ち着くと，もう来る必要がないと感じるために予約をすっぽかすのだ。こういった断片化のせいで，セラピストが設定した達成すべき課題は妨害され，開始時には治療可能に思われた患者も，さほど治療可能というわけではなくなったり，せいぜい「半分 - 治療可能」になったりする。以下の臨床例が，この点を具体的に説明している。

◆ 症例 8-5

29歳の女性が他の精神科医から紹介されて治療にやってきた。既に3度の結婚と離婚を経験し，現在は再び両親と生活していた。両親は娘をどうしたらよいのか，途方に暮れていた。彼女は深夜過ぎにこっそり家を抜け出しバーに行き，いかがわしい「常連」の男たちと親しくなり，そうした輩(やから)に性的に奉仕する対価に，喜んで数杯のアルコールを買ってもらっていたからだ。

彼女は思春期からワイルド[訳注13]で衝動的で，両親とは全く異なった気質の持ち主に思われた。勤勉で几帳面な両親はある事業を経営しており，極めて優れた業績をあげていた。彼女は自傷行為や擬似自殺行動をしなかったが，不特定多数との性的逸脱行為があったので，自己破壊的ではあった。パーソナリティにおいて，彼女は顕著に演技性パーソナリティ

的であり，いくつかの境界性パーソナリティの特徴，特に独りでいることに対する耐性のなさも有していた。彼女の人生にはあらゆる枠組み(ストラクチャー)が欠けていたが，これは初回のコンサルテーションから明白であった。私は，このような患者には，安定した環境を創出する技能を持つ同僚を紹介することが最善策であると感じた。

　数カ月間，予想したよりも万事がうまくいった。両親は彼女をアパートに住まわせ，同居する付き添い人を雇った。私の同僚は，彼女が地元の大学に入学できるよう援助をし，しばらくの間彼女は，感心するほど規則正しく授業に出席した。ここまでは，彼女が少なくとも「半分－治療可能」であることを示すような話である。3カ月後，彼女はこの規律正しさと高潔な生活にうんざりしてフロリダに姿をくらまし，そしてあるギャング・グループと関わるようになった。このグループのメンバーと付き合っていた彼女は，ある時点でライバルのほうを選び当時の恋人を捨てたが，これは先の恋人の性的な腕前に中傷を投げかけた末のことだった。棄てられた男が彼女を射殺し，私はニューヨーク市のタブロイド新聞でその詳細を知ることになった。それから私は彼女の自殺可能性に対する査定を改定した。なぜなら彼女の挑発的行為はおそらく，「友人の助けによる自殺」と見なすことが最適だったからだ。

◆症例 8-6

　20代半ばの女性が，アルコール依存症・拒食症・広場恐怖・抑うつ・ベンゾジアゼピン[訳注14]乱用・家から逃亡するエピソード・性的逸脱など

訳注13）原著者は，「ワイルド」を混沌とした衝動性という意味で使用している。一般的な「衝動性」よりも強い意味であり，たとえば，万引きや酩酊，最初のデートでのセックスは衝動的行為であるが，大通りを裸で走り抜けたり，バーで他の人に飲酒を強要したり，床にガラス製品を叩きつけ他の客に癲癇を破裂させるというような（患者がするような）行為は，「ワイルド」な衝動的行為である。（原著者との私信による）

訳注14）第4章訳注6（p.170）参照。

の多様な問題を理由に，コンサルテーションを受けるため両親に連れてこられた。パーソナリティの点で彼女は，境界性パーソナリティ障害・演技性パーソナリティ障害・依存性パーソナリティ障害の基準を満たしていた。彼女のセラピーへの動機づけは高かったが，ただしサイコロジカル・マインドがほとんどなかった。彼女の家族では3世代にわたって女性は全員うつ病であり，その上アルコール依存症を患っている者もいた。そしてそのうち2人にはうつ病による入院歴があった。彼女には生育歴上，身体的・性的・言語的虐待はなかった。それどころか，彼女は甘やかされた子どもで，特に父親から溺愛されていた。

　ティーンエイジャーの頃から，彼女は「ワイルドな」側面を見せており，これはずる休みや性的逸脱という形態をとった。何週間もの間ボーイフレンドと国内の他の地域に姿を消すたびに，彼女の跡を辿って家に連れ戻すために両親は私立探偵を雇わなければならなかった。それから一定期間，彼女は広場恐怖になるのだった。彼女は冒険に出かけると，バーに行って酔っ払い，テーブルの上でダンスしては荒々しい男を魅了し，そのような男が性交をした後で彼女を車で家に連れ帰るのだった。時として彼女は，このような相手と猛烈な口論になって真夜中に道端に置き去りにされ，自宅までの長い道のりを歩かねばならなかった。

　私は何とか彼女をAA[訳注15]に入れることができた。が，これは骨の折れる仕事であった。彼女は，「適切な種の人々」が参加している集会を選ぶのに，非常に選り好みが激しかったからである。彼女はアルコールを止めたが，警戒を要する高レベルにまで，徐々にジアゼパムの乱用がつり上がっただけだった。彼女には趣味もなく，大音量で騒々しい音楽を聴いて思考をかき消し退屈を緩和する以外に，自分を楽しませる能力がなかった。両親が短期間の休暇に出かけると，彼女には自殺傾向が出た。そこで，自殺傾向のためと，家にいる間にはできなかったジアゼパムの

訳注15）第1章訳注23（p.32）参照。

段階的削減のためという2つの理由による入院が薦められた。この入院が1つのターニングポイントとなった。完全にベンゾジアゼピンを排するために数カ月を要したが、その後、初めはシェルターで、後には彼女自身の住まいで、別の元患者と生活することができるようになった。彼女は決して再入院することがなく、25年後の追跡調査の時点では、症状は見られず自分自身のビジネス経営に成功していた。彼女が人生早期に持っていた興奮探求性は徐々に溶けだし、精力的な活動を好む趣向として取り扱えるようになった。もはや物質を乱用することはなく、友人は型どおりに振る舞う安定したタイプを選んでいた。彼女の回復には精神医学が重要な役割を果たしたが、それは精神療法によるというよりも、病院とAAが提供した限界設定とグループの励ましによるところが大きかったといえる。

悪意に満ちていること

　古い格言の「良い生活は最高の復讐である」にも関わらず、自分を嘲ったり、裏切ったり、侮辱したり、他の形で傷つけたりした相手を、優越した立場から最後に笑う者になれるほどに人生を劇的に改善したり、高い地位にまで昇進できるチャンス（あるいは手段）を手に入れられたりする人は、相対的に少数である。人々はもっと直接的な方法で、現実あるいは想像上の害に対し報復を求めるのが、より一般的である。これは元々の害を埋め合わせるばかりか、過剰になってしまうことが多い。しばしば、「仕返し」が侮辱をはるかに凌駕してしまうのである。正当化できない報復的または復讐的行為と態度を表すために、**悪意に満ちた**（*spiteful*）という単語を用いよう。この語を辞書では「悪意ある、害を与えようという卑劣な願望」と解説している。この語の語源はラテン語の *despectare* であり、「軽蔑する」という意味である。

　自分を傷つけたり侮辱したりした者へ仕返しをしたいという衝動は、

私たちの精神（psyche）に深く埋め込まれており，それに対しては進化という観点から説得力のある理由が想定される。それは，性的パートナー喪失への脅威故(ゆえ)に嫉妬が存在するという説明と，同様である。最近，ウィスコンシン大学心理学部で，Harmon-Jonesと共同研究者ら（Harmon-Jones 2004; Harmon-Jones and Sigelman 2001; Harmon-Jones et al. 2004）が特性としての怒り，つまり「ネガティブだが，接近(アプローチ)に関係している情緒」は，前頭葉前部(ぜんとうようぜんぶ)のうち，左の皮質(ひしつ)活動の増加と右の皮質活動の減少に関連していることを実証した。彼らは，自分たちの研究結果から，前頭葉前部活動における非対称性は，これまで言われていたような情動の方向（誘発される方向がポジティブかネガティブか）の決定に関与するのではなく，動機づけの方向性の決定に関与することが示唆される，と理解した。侮辱に関連する怒りの神経生理学的現象は，意地悪さのような情動の生物学的基盤に光を投げかける。

顕著な特徴として見分けられる意地悪さは，病理性が高く特に治癒が難しい。この治療がチャレンジとなる理由は，おそらく意地悪さに快楽的側面が存在することに由来している。復讐に関係した空想や衝動は，飢餓や肉欲と並んで，「美味」とすら描写されてきており，それゆえに簡単には断念されない（Carey 2004）。意地悪な人々は，しばしば，意識的に認めていようといまいと，はっきりと分かる劣等感を補償しているかのように振る舞う。

その情緒を呼び覚ますためには，意地悪な人を文字通り侮辱したり，傷つけたりする必要はまったくない。偉業を達成した人物とは何の関係もないのに，その名声を耳にし技能を目にするだけで気分を害し，「貶された」と感じる人からは，日常的に悪意が放出されている。匿名のメッセージを投稿することができるウェブサイトを見さえすれば，この傾向を実証できる。ランス・アームストロング[訳注16]がツール・ド・フランス自転車レース[訳注17]で6回目の勝利を収め，時代を超えて最も偉大な運動選手の1人という地位を得た後，何百人もの人々が匿名のメッ

セージをネットに書き込んだ。その中には彼を賞賛するものもあったが，救いようのないほど不愉快なものもあった。「こいつは自分自身にすっかりくるまって，自分の外のことは何1つ見えちゃいない……さっさと自転車から落ちろ。こんな田舎モンがロールモデル[訳注18]だとはな」と書いた者がいる。「鏡を見ろよ，ランス。何百億もの金がなかったら，シェリル・クロウ（彼の婚約者）[訳注19]がお前にいかれるわけないだろう」と書いた者もいる。3番目の書き込み者は，この勝者を「ステロイド使用の詐欺師」と呼んだ。著名人のストーカーもほぼ不変的にスピリチュアルに狭小な人々であり，美しさで，有名さで，才能で，あるいは他の意味で恵まれている人々の人生を惨めにすることや，事実上ぶち壊しにすることに専心しているといってよい。

　臨床現場でセラピストは，悪意に満ちた性質を持つ患者に時折出会う。これらの患者の中には，その報復性の起源が，人格形成期における親からの残虐な扱いや，それ以外の顕著に不公正な扱いにある者がいる。（両）親に向けて直接復讐を実行することは稀にしか叶わないために，精神的傷つきや裏切りの源をその時点で象徴する人や，日々の生活の難関や煩わしさに容易に対処できない患者の「前に」たまたま現れ患者の「邪魔」をした（be "in the way" of a patient）[訳注20] 人のいずれかにその情動が向けられるようになった時，悪意が顕著な特性として出現する場合がある。次の臨床例には，後者の類の悪意が示されている。

訳注16）Lance Armstrong はテキサス州出身の米国人プロロードレース選手。1971 年生まれ。精巣腫瘍との闘病後，ツール・ド・フランスで，1999 年から 2005 年にかけて前人未到の 7 年連続総合優勝を達成した。

訳注17）フランスおよび周辺国を舞台に，1903 年から毎年 7 月に行われている自転車プロロードレース。自転車ロードレースは，世界的に絶大な人気を誇り，特にヨーロッパではサッカーに次ぐ人気競技である。

訳注18）役割モデル，規範となる人物。

訳注19）Cheryl Crow は米国の人気シンガーソングライター。1962 年生まれ。9 度のグラミー賞受賞歴がある。アームストロングと婚約関係にあったが，2006 年 2 月に破局。

訳注20）In the way は「道の途中に（立つ）」「邪魔をする」「行く手を阻む」の意味。

◆症例8-7

　36歳の女性が結婚生活上の不和を理由に紹介されてきた。彼女と夫の間には，2人の小さな子ども（6歳の男児と4歳の女児）がいた。夫には最初の妻との間に12歳の娘がいた。患者は顕著に短気な性質の女性で，夫に対してひどく批判的であったが，この継娘に対してはとりわけ毒気に満ち溢れており，金曜日の放課後にしか訪問を許していなかった。訪問のたびに，彼女は確実に継娘を侮辱し叱責していたが，これにはいわゆる創意工夫が必要であった。継娘は優しく可愛らしい，オールA評価の生徒で，そのように否定的な評価を与えたくとも，根拠がほとんど提供されなかったのである。ある週，私がこの患者の治療を始めてすぐに，この継娘が，学校での大切な用事のため，慣例の金曜日ではなく木曜日に訪問したいと彼女に求めた。患者はこの変更を，自身の予定に対する「故意の妨害」と認識し，わけもない暴力で反応した。継娘が小さい2人の子どもたちと静かにゲームで遊んでいる間に，継母は嵐のように部屋に入り込み，継娘の頭髪を大きく一掴みぐいっと引っ張り抜き，大変な痛みを引き起こした上に，継娘の後頭部に目立った無毛の斑点を残してしまったのである。継娘は，父の新しい家には二度と行かないと誓った。この出来事が父娘の関係をほぼ完全に分断した。その上離婚が厳しいものであったために，父親が前妻の家で娘に会う機会を持つことも叶わなかったのである。

　その時私は，継娘の髪を引っ張るという出来事が，到来を早めた危機への対処となることを期待し，患者と夫に会った。私は患者に対して，「妻であるあなたが継娘を疎外し，夫が長女に会うこともほぼ不可能な状態にしてしまったので，あなたは今や離婚のリスクを背負っている。このままだと，自分1人で2人の幼い子どもの世話をしなければならなくなるが，あなたにとってそれは望ましい状況ではない」と説明した。私は，継娘が彼女を怒らせるようなことを何もしていないことを考えれば，彼女が憎悪を行動化しているように見えるという説明も加えた。そ

して，彼女の怒りは誰か別人に向けられるはずのものであり，その少女は「罪を着せられた人物」なのだと示唆した。私は，ティーンエイジャーの患者に性的暴行を加えた，この女性自身の父親について考えていた。年月が経るにつれて，彼女はこうした経験に関する激しい怒りを蓄積していたのだ。私の示唆に対する彼女の反応は迅速ですさまじかった。彼女は（自分が「怒っている」ことを否定しながら）私に罵詈雑言を浴びせかけ，オフィスを走り出て，ドアをバシンと叩き閉め，数カ月間姿を消してしまった。彼女が帰還すると，夫は離婚を求めて裁判を起こし，夫婦関係に終止符が打たれたのであった。

　私はたった今描写した最後のセッション以来20年間，この患者のことを何度も考えた。彼女が継娘にしたことを聞いた時，私は疑いようもなく，彼女に強い反感（あるいはネガティブな逆転移）を覚えた。この反感は，彼女の悪意ある行動や正当化できない怒りについての，同情的とは言い難い私のコメントから漏れ伝わっていたのかもしれない。別のセラピストならこの面接をもっと上手に扱えたかもしれないし，結果もこれほど激烈ではなかったかもしれない。しかし，慢性的に人と敵対し人を罵るこの年齢の人物を，穏やかで善良な性質の，そして（このケースでは）その結婚を保持できるような悔恨の情がある人物に変換するという試みは，治療がうまくいったとしても困難であり，時間も長くかかり，成功する保証が存在しない作業である。こういった患者が治療不可能であると断定することはできないが，精神療法の成功が例外的で，治療が非常に難しいパーソナリティ障害領域に属していると断定することはできる。

考　察

　ここまでの臨床例で，私は他人に対して能動的に無礼な（offensive）

特性を浮き彫りにしようと試みた。表8-1に挙げられたパーソナリティ属性は，これらの特性の近縁にあたるといえよう。たとえば意地悪さ（spitefulness）は，報復性や悪意性（viciousness）にも関係しているが，悪意性は意地悪さというよりも，他者に強い嫌悪感を催させる憎悪に満ちた行動型（パターン）を表現するための用語である。予想どおり，そして繰り返し，他者に悪意ある振る舞いをする人々は，他人を苦しませることを楽しんでいるので，通常，サディスティックであるとも見なされる。サディスティックなパーソナリティは第9章で論じられるが，そこでは治療不可能なパーソナリティ障害を取り上げる。

別の著書で私は，軽率で無神経な，あるいは復讐心に満ちた人々を詳述したが（Stone 1993，第20章），独裁的なボス，専制君主的な父親，プロボクサーのジェイク・ラモッタ[訳注21]（1970）のように，悔恨能力はあるが爆発的に暴力的な人など，ほとんど治療不可能，あるいは完全に治療不可能な他の性格タイプに関する短い言及も添えた。そこではある種の自己愛的で侵入的な親についても言及されているが，こうした親は才能ある子どもに映画界で名声を手に入れるよう強制し，ひいてはそれを通じて自己を賛美させようと努力をするので，「ハリウッド・マザー」という仇名（あだな）がつけられている。ナタリー・ウッド[訳注22]の母親，Maria Tatuloffがその1例である（Lambert 2004）。

ここで私が略述してきた性格タイプの人々は，めったに治療を求め

訳注21) Jake LaMottaは1921年生まれ。ニューヨーク州ニューヨーク・ブロンクス（スラム街）出身の元プロボクサー，元世界ミドル級王者。スラム街から這い上がり，不屈の闘魂で王座に君臨した。強烈でアグレッシブな試合ぶりからBronx Bull（ブロンクスの牡牛）やRaging Bull（怒れる牡牛）の異名を持ち，史上最もタフな選手と評されている。通算成績106戦83勝30KO19敗4分。自伝はマーティン・スコセッシ監督により1980年に映画化され，主演のロバート・デ・ニーロは第53回アカデミー賞主演男優賞を受賞した。

訳注22) Natalie Woodは米国の女優（1938-1981）。カリフォルニア州サンフランシスコで，ロシア移民の両親の下に生まれる。恋多き女優として有名。映画の撮影中に43歳で水死した。

ず，自分自身が治療を必要としているとは捉えていない。セラピストはこういった人々のことを，ニュースメディアまたは親類や雇用主を描写する実在の患者の説明を通じて，間接的に耳にするだけである。このような人々の治療への適性は，ほぼ消滅寸前といってよい。なぜなら彼らは，自分自身に障害があるとは思わないからだ。彼らは疫学調査ではパーソナリティ障害があると同定されうるだろうが，クリニックや開業医に姿を見せることは決してないので，「事例性（caseness）」に至らないのである。主たる特徴が独裁的で，意地悪で，復讐心に満ちた，卑しい根性の人々は，一言でいえば嫌悪に満ちた人々であるが，セラピーによる改善に対抗して，一層高い障壁を創り出す。こういった人々は，セラピスト候補も含むほとんどの人々に嫌悪感情を抱かせる。万一どういうわけかセラピストのオフィスに来るはめになっても，このような人々はセラピストに強い逆転移感情を抱かせ，有用な治療同盟の発展を妨害するか，あるいは完全に破壊する。いずれにしても，こういった人々はセラピストのパーソナリティの意外な特殊性に依拠している——それは，多くのセラピストが「一欠片の人間らしさ」を見出せずに治療をすぐに断念するであろう患者に対してもうまく治療を進められる，セラピストのパーソナリティの特殊性を指す。患者の否定的側面がより慢性的で重篤になればなるほど，セラピスト候補者の人間性因子が最前線に出てくる。

　好ましい特性が非常に少ない患者，5因子モデル[訳注23]言語を用いて言い換えると「拮抗的（antagonistic）」特性とは反対の「調和的（agreeable）」特性をほとんど持ち合わせていない（Costa and Widiger 2002）患者では，その言動が不愉快で，失礼で，人を傷つけているとか，無神経であると，セラピストが何度も何度も指摘せねばならない不快な立場に追い込まれる。その反応として，患者はセラピストが「自分を好

訳注23）第1章訳注17（p.23）参照。

いていない」と結論しがちで，治療を放棄してしまう。もしセラピストが心底患者を嫌いでありその感情を超越できないのなら，良い仕事をすることはできないであろうし，セラピーを継続するとしたらそれは患者にとって公正を欠くであろう。セラピストが患者に好意を抱けており，患者を尊重できている場合は，セラピストの持っている技巧(アート)でセラピーという課題を達成できれば難局を乗り切れるかもしれない。セラピストは患者に，「怒ったり不安定になったりした時，あなたはその不愉快さに八つ当たりで対処している，と私は時々あなたに伝えますが，だからといって，私があなたを好きではない，というわけではありません。ただしあなたが憤慨した時に，人は，私も含めて，その矛先にされたくはないというのは真実ですがね。けれども私は，あなたのその硬い外殻の真下に，それを打破しようとしている善良な人物を感じています。私はその打破を助けるためにいるのです」と語り，急場を凌げることもある。もちろんセラピストがこのようなコメントを述べられるのは，それが誠実で純正なものである場合のみである。こういった状況では，「好ましさ」自体が患者の治療適応性を保証してはいないことを覚えておくことが肝要だ。たとえば，「魅惑者(チャーマー)」タイプの精神病質者の多くには警戒を解かせるような好ましさがあるが，彼らが治療可能になることはなく，また危険度が変化することはない。

　主として自己愛的な性質と敵対的な性質を表するパーソナリティを抱えた治療困難な患者に加えて，受動的な患者，しがみつくような依存性を持つ患者，あるいはこれらに類似の特性を持ち，すぐに苛立たしく感じられるようになる他の患者も，治療適応性は顕著に低い。このような患者はあらゆる勇気を欠いているように見え，自己憐憫の沼に嵌りこんだりする。または，あまりに極端な絶望感から，不適切な時間帯に頻繁にセラピストへ電話をかけることもある。こういった患者を治療するセラピストはすぐに，自分たちが乗っている穴の開いたボートを浸水させまいと小さな柄杓(ひしゃく)で水を掬い出しているけれども，その穴のほうがずっ

と大きいと感じるようになる。こういった性質を例証する患者のいくつかの側面は，第１章の高齢の母親と同居している離婚女性の症例1-7で描写された。ここに示すのは，その症例の，依存性および自己憐憫としがみつきのせいで他人と疎遠になる傾向に関する付加的な詳細である。

◆症例 8-8

　パーソナリティ障害の詳細においてこの患者は，最近 Shedler and Westen（2004）が大規模調査研究で明らかにしたような，依存性パーソナリティ障害と回避性パーソナリティ障害の両方の基本的特性あるいは典型的な特性を多数示していた。たとえば，この調査研究による依存性項目の中で関連していたのは，1) 過度に何かを求める傾向があり保証してくれる何かを極端に要求する，2) 機嫌取りをする傾向がある，3) 拒絶や放棄を恐れる，4) 独りになることを避けるためにたいへんな努力をする，5) 自己主張をしない傾向がある，6) 不適切感，劣等感を抱きやすい，または失敗者と感じがちである，7) 選択に直面した際に，優柔不断である，の７項目であった。回避性項目の中では，1) 狼狽や屈辱を怖れる，2) 恥じ入る傾向がある，3) 不安である，の３項目が関連していた。彼女はまた，「誤解されている，ひどい扱いを受けている，あるいは犠牲者にされている」とも感じていた。これは回避性の特徴としてはそれほど多く認められていないが，妄想性特性としては非常に一般的な特徴である。

　この依存性特性と回避性特性のカタログは，物語の全容を語ってはいない。彼女は訪問のスケジュール調整に関する質問，リクエスト，不安などであまりにも頻繁に義理の娘[訳注24]に電話したので，娘は電話番号を変えてしまい，それ以上の電話は許されなかった。彼女は私にも頻繁に電話してきて，たいていの場合，特に取るに足らないことを数分間話

訳注24) 第１章では「１人娘」となっており，「義理の娘である」とは記載されていない。

させてくれるよう乞うのだった。私はこの行動を苛立たしく気が散ると感じ，いつ，どういう状況下でならば，私に直接電話をすることが理に適うのか，確固たる限界設定を行った。彼女の反応は，忘れっぽくなるか，むっつりと不機嫌になるかのいずれかであり，受動的に攻撃を表現した。これも Shedler and Westen により，依存性の人に典型的と言及された性質である。彼女は初期の頃には理想化した態度を私に向けていたが，私が限界設定を行うと，すぐに拗ねて妄想的になったのだ。今や私は，彼女を虐待していると見られていた。

　彼女の精神療法は，大部分が支持的で行動療法的であった。私は彼女に，同伴者なしで短距離を移動することから始めて，それから少しずつ長距離を移動するようにと促した。次に，彼女が知っている外国語の1つで指導をしてあげられるような学生を探す手助けをした。こういった取り組みは，彼女が母親の死でそれほど打ちのめされずにすむように，母親への依存を減らす役に立つことが意図された試みであった。数カ月間，彼女はこれらのことを行えたが，その後断念してしまった。

　課題がどのようなものであろうとも断念してしまうというこの患者の傾向は，**持続性**水準が低いこと（a low level of *persistence*）を物語っている。これもまた，予後の示唆において重要な特性である。Cloninger et al. (1999) は，持続性を気質が現出したものと同定した。Cloninger らはまた，**自己志向性**（*self-directedness*）の重要性も論じているが[訳注25]，これは成熟して機略に富む人々では高く，落胆（と抑うつ）に傾きやすい未成熟な人々では低いのである。依存性はしばしば，セラピーに留まろうとする動機づけの高さと，まず何よりもセラピストへの愛着を維持しようとする動機づけの高さと関連しているため，依存性の患者は多くの場合，セッションに自ら定期的に来て，少なくとも表

訳注25) 第1章 p.48～49参照。

面的にはセラピーの多様な規則や要求に積極的に協力する「良い患者」としてスタートする。しかし前述の臨床例で描写されたような極端な症例ではセラピーは行き詰まってしまい，セラピストは，この章の始めのほうで記述された感じの悪い自己愛性タイプの治療と同じくらい骨の折れる，成功の可能性の低い課題に取り組むことになる。

　したがって「治療可能性の境界」にあるパーソナリティ障害の患者には，自己中心的で敵対的なタイプと，著しく目立つネガティブな特性を1つ持つタイプとが含まれるだけでなく，DSMの全パーソナリティ障害の極端タイプも，セラピストへの強固な愛着が例外なく当然見られる不安群の極端タイプも含まれるのである。

参考文献

American Psychiatric Association: Diagnostic and Statistical Manual of Mental Disorders, 4th Edition, Text Revision. Washington, DC, American Psychiatric Association, 2000

Carey B: Payback time: why revenge tastes so sweet. New York Times, July 27, 2004, p F-6

Chasseguet-Smirgel J: The Ego Ideal: A Psychoanalytic Essay on the Malady of the Ideal. Translated by Barrows P. New York, WW Norton, 1985

Cloninger CR: A unified biosocial theory of personality and its role in the development of anxiety states. Psychiatr Dev 4:167–226, 1986

Cloninger CR, Svraki D, Bayon C, et al: Measurement of psychopathology as variants of personality, in Personality and Psychopathology. Edited by Cloninger CR. Washington DC, American Psychiatric Press, 1999, pp 33–65

Costa PT Jr, Widiger TA: Introduction, in Personality Disorders and the Five-Factor Model of Personality, 2nd Edition. Edited by Costa PT Jr, Widiger TA. Washington, DC, American Psychological Association, 2002, pp 3–14

Esquirol E: Maladies mentales, Vol 2. Paris, Baillière, 1838

Fairlie H: The Seven Deadly Sins Today. London, University of Notre Dame Press, 1995

Freud A: The Writings of Anna Freud, Vol 4: 1945–1956: Indications for Child Analysis and Other Papers. New York, International Universities Press, 1968

Harmon-Jones E: Contributions from research on anger and cognitive dissonance to understanding the motivational functions of asymmetrical frontal brain activity. Biol Psychiatry 67:51–76, 2004

Harmon-Jones E, Sigelman J: State anger and prefrontal brain activity: evidence that insult-related relative left-prefrontal activation is associated with experienced anger and aggression. J Pers Soc Psychol 80:797–803, 2001

Harmon-Jones E, Vaughn-Scott K, Mohr S, et al: The effect of manipulated sympathy and anger on left and right frontal cortical activity. Emotion 4:95–101, 2004

Harpur TJ, Hart SD, Hare RD: Personality of the psychopath, in Personality Disorders and the Five-Factor Model of Personality, 2nd Edition. Edited by Costa PT Jr, Widiger TA. Washington, DC, American Psychological Association, 2002, pp 299–324

Kernberg PF: Narcissistic personality disorder in childhood. Psychiatr Clin North Am 12:671–694, 1989

Klein M: Envy and gratitude, in The Writings of Melanie Klein, Vol 3. London, Hogarth Press, 1957, pp 176–235

Lambert G: Natalie Wood: A Life. New York, Knopf, 2004

LaMotta J: Raging Bull: My Story. Englewood Cliffs, NJ, DaCapo, 1970

Millon T, Davis R: Personality Disorders in Modern Life. New York, Wiley, 2000

Ronningstam E: Identifying and Understanding the Narcissistic Personality. New York, Oxford University Press, 2005

Schimmel S: The Seven Deadly Sins: Jewish, Christian, and Classical Reflections on Human Psychology. New York, Oxford University Press, 1997

Schoeck H: Envy: A Theory of Social Behavior. New York, Harcourt Brace World, 1970

Shedler J, Westen D: Refining personality disorder diagnosis: integrating science and practice. Am J Psychiatry 161:1350–1365, 2004

Steiner R: On narcissism: the Kleinian approach. Psychiatr Clin North Am 12:741–770, 1989

Stone MH: The Borderline Syndromes. New York, McGraw-Hill, 1980

Stone MH: The Fate of Borderline Patients. New York, Guilford, 1990

Stone MH: Abnormalities of Personality: Within and Beyond the Realm of Treatment. New York, WW Norton, 1993

Streeck-Fischer A: Misshandelt—Missbraucht: Probleme der Diagnostik und Psychotherapie traumatisierter Jugendlicher, in Adoleszenz und Trauma. Edited by Streeck-Fischer A. Göttingen, Germany, Vandenhoeck & Ruprecht, 1998a, pp 174–196

Streeck-Fischer A: Über die Mimikryentwicklung am Beispiel eines jugendlichen Skinheads mit frühen Erfahrungen von Vernachlässigung und Misshandlung, in Adoleszenz und Trauma. Edited by Streeck-Fischer A. Göttingen, Germany, Vandenhoeck & Ruprecht, 1998b, pp 161–173

Temple-Raston D: A Death in Texas: A Story of Race, Murder, and a Small Town's Struggle for Redemption. New York, Henry Holt, 2002

第9章

治療不可能な
パーソナリティ障害

　これまでの章で用いられた**治療可能性**（*treatability*）という用語は，精神療法開始数カ月後か数年後かに，充分な動機づけ，内省性（reflectiveness）[訳注1]，セラピストと作業同盟を展開する能力，そして精神療法の規則や時間の要求に従う能力などの組み合わせが絡み合って，パーソナリティに著しい改善をもたらすことを指している。このような改善は，他者とうまく付き合っていく能力の向上，親密な関係形成の成功，就労，および余暇に建設的に対処する方法の育成，などが見られたかによって評定される。Freud はインタビュアーに人生の意義を問われた際，結論を2語に要約し，「Liebe und Arbeit」（愛することと働くこと）と答えたのだった。

　反社会性の人々の長期の追跡調査（Black 1999; Robins et al. 1991）によると，重篤なパーソナリティ障害を持つ人々の中には，個人精神療法あるいは集団精神療法を受けることもなく，そこから利益を得ることもなく，長年を経てから改善した者がいることが明らかになった。時として治癒因子は，（たとえば40歳という年齢を超えた時に反社会的態度

訳注1) 第1章訳注6 (p.8) 参照。

の大半を放棄した人々の間では）「時の染色（tincture of time）」なのである。他に，特別なリハビリセンターへの入所処遇が改善に繋がった例もあれば，宗教への関わりやある種の宗教団体への入信が改善の差異をもたらした例もある。したがって，強い反社会的特徴を持って人生をスタートした一部の人々は，当初は治療不可能に見えたものの，救済可能であった。

　この章では，現在確立され有益な，通常の精神療法手段をもってしても治療不可能なパーソナリティ障害に関する内容を紹介する。治療可能性尺度の両極にある2つのサブ・グループに，特に注目が注がれる：救済可能群と救済不可能群である。

治療不可能ではあるが最終的には救済可能な患者

　救済可能であることが後に判明する治療不可能な患者の運命は，追跡調査を通じてのみ初めて解明される。こういった患者は，最初に精神療法が試みられた時に治療努力が失敗に終わるため，その時点では治療不可能と見なされるのである。ニューヨーク州立精神医学研究所で最初の治療を受けた患者の長期追跡調査〔P.I.-500 Study（Stone 1990）〕訳注2)から，この点を具体的に説明してくれる症例を選び，以下に紹介する。

　P.I.-500研究に含められた550名の患者の4分の1（n=137）は，1963年から1976年にかけて入院した際，18歳未満であった。このような患者は，当時で言う青少年サービス（Adolescent Service）で治療を受けた。その当時使われていた診断システムであるDSM-Ⅲ（American Psychiatric Association 1980）に従うと，17名（男性15名，女性2名）が反社会性パーソナリティ障害の基準を満たしていた。

訳注2) 第1章訳注29（p.46）参照。

◆症例 9-1

　こうした若い男性のうちの1人は，家では手に負えず，学校はさぼり，些細な窃盗や万引きで法的トラブルに陥っていたため，入院させられた。彼は母親から強くせがまれた末に病院に来たのだった。彼のトラブルは安定した中流家庭の夫婦であった両親が離婚した2年前，まさにその直後に始まっていた。当時彼は15歳だった。入院ユニット内で，彼はややとっつきにくく，非協力的な様子が注目されており，セラピストを含む治療スタッフに対して挑戦的な態度を示していた。彼は概して自分の問題や人生全般についてほとんど何も語らず，入院から解放されうるまでひたすら待機しているようだった。彼は知らなかったことだが，その時代の習慣で，患者はユニットに1年間留まることになっていた。長期入院は，崩壊家庭環境の出身で病院内の特別学級に通っていた多くの青少年の場合には，ごく一般的であった。治療スタッフは知らなかったことだが，彼の主な症状はアルコール依存症であった。彼はこのことをどのスタッフにも一言も言わなかった上に，その時代の私たちスタッフには，飲酒習慣に関して彼に質問をするだけの鋭敏さがなかったのだ。ユニットで3カ月間過ごした後，彼は病院から逃走した。

　私が20年後に彼の居場所を突き止めた時，彼はその後の年月の間に，いかなる精神療法も求めたことなどなかったと話した。それどころか，多くの場合，彼は飲酒運転で指名手配されている州から逃走するため，国中を移動してきたと語った。彼は自らの機知で生きており，雑多な仕事や時々行う窃盗という手段で自活していた。時折彼は逮捕されて，刑務所で数日を過ごさねばならなかった。30代前半で，彼は自身の過去とよく似た，波乱に満ちた過去を持つ女性に出会った。彼女はその頃，既にAA[訳注3]の熱心な提唱者でありメンバーでもあった。また，彼女は仏教に改宗し，定期的に仏教の宗教行事に参加していた。彼は彼女の影響

訳注3）第1章訳注23（p.32）参照。

を受け，説得されてこれらの組織を試すようになった。初め彼は，彼女を喜ばすためだけにこういった集会に行っていた。しかし時間が経つにつれ，彼はAAも仏教も魅力的で助けになると感じるようになった。彼は断酒し，金物屋で職を見つけ，私が彼に会った頃（4年後，彼が37歳の時）には既にその店のマネージャーになっており，彼の人生を変えることを助けてくれた女性と婚約をし，結婚を間近に控えた状況にあった。

◆症例 9-2

同じように短期間だけ青少年ユニットに滞在した別の患者は，家から逃げ出した16歳の少女だった。彼女は，婉曲的にはPINS（person in need of supervision ＝ 観察を要する人）申し立てとして知られる事情で，私たちの病院に送還されていた。彼女は学校をさぼり，ひどくヘロイン[訳注4]に依存するようになっていた。短期間，彼女は麻薬と引き換えにセックスをしていたが，その後，性的なパートナーの数を減らし，より安定した麻薬の供給を確保する手段として，特定の仲買人（ディーラー）と関係を形成するようになった。彼女が街を彷徨っていたのは，麻薬に誘惑されたからではなく，父親から逃避しなければならなかったからである。父親は彼女の記憶にある限り，母親を身体的に虐待しており，彼女を14歳半頃から性的に虐待していた。家出前に彼女は数回手首を切って自殺そぶりを見せていた。ユニットにいる間，彼女は礼儀正しくて素行も良かったが落ち着きがなく，自分の人生の重荷を下ろそうという願望も，彼女の状況に影響を与えるために持ち出されたあらゆる治療手段に協力しようという願望も，見受けられなかった。彼女は「反社会的特徴のある境界例（ボーダーライン）」という診断を受けた。

他の思春期患者の中で数人の友人ができたが，スタッフとは心からの繋がりを持たず，ユニットで4カ月を過ごすと彼女は逃げ出した——あ

訳注4）第1章訳注30（p.46）参照。

の麻薬仲買人の腕の中に戻るために。18年後に私が彼女の居場所を突きとめるまで，彼女からそれ以上のことは何も聞くことはなかった。病院から逃げ出した数カ月後，彼女と相棒の仲買人は厳しい状況に陥り，路上生活をするようになった。ある朝彼女ははっと目を覚まし，「私たちの友人は皆死んでいっているわ！」と言った。彼女は，大量服用が原因で最近死に至った，他のヘロイン中毒者たちのことを考えていたのだ。彼女と相棒は，その瞬間，その場でヘロインを断った。徐々に麻薬を止めさせてもらえるメサドン療法の診療所があることを知らず，単にヘロインの摂取を中断したため，2人は共に深刻な禁断症状を経験した。2人はその後，ヘロインの誘惑から逃れる最善策は，非合法麻薬が簡単に手に入らない人里離れた田舎の土地を探すことだと感じた。そこで2人は国内の別の地域に移住し，農場で仕事を見つけ，それから結婚したのだ。私が彼女たちを見つけた頃，2人は自分たち自身の農場を買うところまで仕事に励んでいた。かつての患者は，その地域で人気を博す，ある縫いぐるみをの制作と市場化に成功するまでになっていたのだ。2人は高齢になった彼女の母親のため（父親はその時点で亡くなっていた），近所に別宅も購入した。また親として，3人の子どもたちが通う学校のPTA活動に2人揃って活発に参加していた。

この2つの臨床例に登場する患者は双方とも，病院のスタッフに悲観的な思いを抱かせたといえる。思春期の患者に提供された熱心なセラピー（週に45分のセッションを3回と15分のセッションを2回という回数の多さ）にも関わらず，入院中この2名の患者は表面上，精神療法も受けつけず，病状に影響を与えようとなされた他のどの介入も受けつけなかった。次に示す私の臨床治療症例は，長い間，少なくとも外来患者であった間は，精神療法による治療が不可能であることが明白であったが，最終的には救済可能となった患者に関する例である。

◆症例9-3

　20代後半のある男性は，両親・弟（兄）と生活していた。大学は卒業していたが，その後は父の友人を通じてお膳立てされた閑職に就き，単発的にしか仕事をしていなかった。彼は気分が変動しやすく苛立ちがちで，本当の友人はおらず，女性との関係をまったく維持できなかった。この患者がおよそ25歳の時に父親が亡くなったが，その後彼の振る舞いは劣化した。この変化は，片親を喪失したことへの悲しみの結果として生じたわけではなく，父親ならば容赦しなかったであろう振る舞いをしても，今や逃げおおせると感じたゆえの状況であった。たとえば，彼は電話帳で選んだ女性や知り合いの女性に猥褻な電話をかけ始めた。この知り合いの女性たちが何人も彼の母親に苦情を言ったため，母親は治療を受けるように，彼に強く要求した。

　精神分析家が週3回彼に会い，ある時点で精神薬理学者に紹介した。後者は彼の基底に双極性の病状があるかもしれないと考え，気分安定剤を勧めた。しかし患者は，どのような薬物の服用も拒んだ。家では事態が悪化していた。彼の父親は高価な切手のコレクションを保持していた。家族は宝石や骨董品と並んで，より価値のある切手が何点も消えていることに気づいた。患者がこれまで継続的に，こういった物品を質に入れ，その金を賭博に使って（そして失って）いたことが発覚した。家庭内でのくすね取りという出血を止めようと必死になって，母親はすべてのドアに錠をつけ，高価な品が置いてある部屋が無人になる場合はすべて鍵を閉めた。こういった手段は部分的にしか成功しなかった。なぜなら患者は既に，彼自身の部屋の中に多くの価値ある物品を隠匿していたからだ。

　この時点で母親は，何をすべきか私の助言を求めた。彼女はこの間に，息子がどちらの精神科医にも盗みの件を話していないことを知った。彼のごまかしが事実上，医師たちの努力を無効にしていたのだ。入院も勧められたが，彼はそれをはねつけた。ニューヨークで措置入院に

必要とされる自殺傾向も殺人の恐れも彼には見られなかったため，簡単に彼を入院させることはできなかった。私は母親と他の親族たちに，徹底したステップを踏むように説得した。それは，彼の仕事中に，自宅の鍵を取り替え，彼の必要不可欠な所有物を2つのスーツケースに詰め，ホテルに滞在することを提案するメモをつけて（いくらかの現金と共に）そのスーツケースを外に出しておくという内容だった。家族はホテル滞在費として2週間分を前払いした。私の提案は，家族全体がメンバー1人の悪行によって，屈服させられ破壊させられる妥当な理由はないという見地に基づいていた。これらのステップすべてが実行された。患者はさらにもう2週間ホテルに滞在することを許されたが，この頃には，彼自身が途方に暮れる事態に陥っていた。生産的に仕事をすることも自活することもできないので，彼はその時点で少なくともリハビリテーションセンターに入ることには前向きだった。家族は計りしれない安堵感を得て，数年来で初めて，正常な生活を送ることができた。

　7年後にこの家族に連絡するまで，私は患者についてこれ以上のことは知らなかった。幸運にも家族の資力は充分豊かだったので，患者はほぼ4年間もセンターに留まることができた。彼の振る舞いは今や模範的だった。センターの所長が彼を庇護下において，センターの職業能力開発プログラムを通じ労働技能を伸ばし，適切な時間内に1つの課題に取り組むことを助けてくれた。彼はかなり複雑な業務を半日こなし，回復期患者のための住居で生活できるようになった。今では家族も，彼が定期的な間隔で家に帰るのを歓迎するようになった。彼の処方箋には気分安定剤も加えられ，彼は処方された量を忠実に服用していた。リハビリテーションセンターに入所以来，彼は盗みも犯さなければ猥褻な電話をすることもなかった。

　ここまでの3臨床例の患者はみな，衝動的で反社会的な行動という層（最後の症例ではより厚かった）の下に，申し分のない良い性格を共有

していた。ひとたびこうした外層が，1人はAAを通じて，もう1人は長期のリハビリテーションと薬物プログラムを通じて剥ぎ取られると，性格の上質さと他人に対して適切な気遣いを示す能力が最終的に表面化し，そしてこのようなより良い性質のおかげで，患者は社会的に容認可能な人生を追求することが可能になった。これは麻薬の影響下にあった生活や，最後の患者では，彼の20代に人生をはちゃめちゃにしてしまった慢性的な双極性疾患の影響下で送っていた生活よりも，はるかに満足のいく人生でもある。従来の精神療法では治療不可能であったが，しかし最終的には救済可能であったこれらの患者は，反社会的特徴を示すけれども精神病質的(サイコパス)特徴は示さなかった。この「反社会的特徴か，それとも精神病質的特徴か」という区分は，Herpertz and Habermeyer（2004）が最近浮き彫りにしたように，重要である。彼らは「Robert Hareの研究に具現化されている精神病質の概念は，反社会性パーソナリティ（DSM-IV-TR）概念と非社会性パーソナリティ（ICD-10）概念のどちらよりも，予後の悪さの指標として信頼性が高いことが実証された」と述べている。

　反社会性パーソナリティの人々の中には，治療不可能かつ救済不可能として片付けられ，治療の試みが何年間も失敗した後に予想外の改善が生じる者がいる。いくつかの症例では，偶然の出来事の流れによって，患者が，かつて反社会的だった時の度合いと同じくらい「向社会的（pro-social）」[訳注5]になることに繋がる好ましい変化を引き起こす。この変化は，実際，別人化といってよい。私は，スウェーデンにある，長い犯罪行動歴を持つ麻薬依存症者のリハビリテーション専用治療施設で，こういった何人もの人々に出会った。カウンセラーの多くは回復した依存症者で，麻薬習慣と犯罪傾向を克服したばかりでなく，12ステッププログラム[訳注6]の段階を通じて向上し，同じ問題と格闘している他

訳注5)「反社会的（antisocial）」の反対語として使用されている。

の人々のリハビリにおいて中心的役割をも担うようになった人々である。以下の例は，私の行った反社会性パーソナリティについてのワークショップに参加した男性に関連したものである。この治療カウンセラーを Sven と呼ぶことにするが，彼は，47歳で劇的な変化が起きるまで，彼の人生が螺旋状(らせん)に下降していった様子を，観衆に向けて次のように語った。

◆症例 9-4

　Sven は長身の 54 歳男性で，スポーツマン体形の肉体に白くなりかかっている毛髪とあごひげを生やし，重そうな宝石類を身につけ，大きな筋肉質の腕を多色の刺青で飾っていた。言うなれば彼は，ハーレーダビッドソンのバイクに乗った荒々しい「バイカー」として描けるような人物であった。実際，気ままな生活をしている時，このバイクは彼の主たる移動手段であった。彼は共にアンフェタミン[訳注7]嗜癖の両親を持つ1人っ子であった。父親はアルコール依存症でもあった。両親が習慣的に麻薬に没頭していたため，Sven は幼い頃しばしば養育放棄(ネグレクト)された。ただし身体的虐待は受けなかった。

　7 歳の頃には Sven は深刻な行為障害を示したが，それは現在ならば注意欠陥/多動性障害（ADHD）の初期状態と見なされたであろう病状だった。教室ではワイルドで手に負えなかったため，8 歳の年に特殊学

訳注 6）第 1 章訳注 36（p.65）参照。
訳注 7）合成覚醒剤の一種で，耐性が獲得されやすく常習性が強い。日本では 1951 年制定の覚醒剤取締法により使用・所持が禁じられ，医療用途としての使用も許可されていない。日本以外の国，特に米国・英国・オーストリア・カナダなどでは医療上の使用が認められており，ナルコレプシーや ADHD の標準的治療薬とされている。そのため，処方薬剤が乱用目的で流用されやすく，特に高校・大学で問題になっている。〔宮里勝政：『薬物依存』(1999, 岩波新書), C.R. Bartol & A.M. Bartol（羽生和紀・監訳；横井幸久，田口真二・編訳；深田直樹・訳）『犯罪心理学―行動が核のアプローチ― 第 12 章　ドラッグと犯罪』(2006, 北大路書房)，財団法人麻薬・覚せい剤乱用防止センターホームページ（http://www.dapc.or.jp/index.htm）参照〕

校に入れられた。彼は教師の1人とはほどほどにうまくやれていたが，1年後に生徒の嫌われ者であったある代用教員がクラスを引き継いだ。Sven と他の生徒数人が，その新しい女性教師につかみかかり，彼女を3階の部屋の外に吊り下げ，地面に落とした。教師は命拾いをしたが，この行為によって Sven は少年矯正施設に移されることになった。その後の年月，彼は人生の半分にあたる合計27年間を，矯正施設，病院，そして刑務所で過ごした。この年月における逮捕や拘留の多くは，アンフェタミン嗜癖を賄う資金を得ることに絡んだ窃盗が理由であった。彼はバーでの暴行や喧嘩でも逮捕されていた。

彼はアルコール依存症や薬物乱用で多様な治療センターに送還されたが，すべてのプログラムを無駄だと感じた。8年前にも彼は再び「クリーン」になろうと試みたが，成功しなかった。彼は自分ではアルコールが断てないと見なし，薬物の注射も始めてしまった。彼はまた刑務所に入れられたが，そこで彼は「私が自分自身でやらねばならない」という自覚に至ったのだった。彼はセラピーには頼れないと言ったが，その理由を「自分のように犯罪歴のある人間は怠ける傾向がある。セラピーは私たちには届かない」からと述べている。この時，彼は再度 AA プログラムに入れられたのだが，彼はそこであるスポンサーと「しっくりきた（clicked）」。その時から Sven は薬物もアルコールも使用していない。彼は今や，かつての彼と同じように自分をコントロールできなくなったが断酒を達成し，安定した職能を身につけようと努力する男性たちのスポンサーをしていた。「過去の悪行を償い，その許しを求める」という，12 ステップの1つを論じる中で，彼は自分と他の生徒たちが，かつてあのように耐え難い負傷を負わせた教師を捜し出そうと試みたと話した。彼女はその時には既に亡くなっていた。彼は心から良心の呵責を感じていることを述べ，天国というところがあってほしい，そうすれば，彼女にしてしまったひどいことに対して今自分が感じている後悔をそこで彼女が聞いてくれるだろう，と表現した。

Svenの話を聞いた後に私は，彼がすべてを独力でやり遂げたとは思わない，むしろ，40代後半になった時点で自分の人生を何とかしようという動機づけが整うまで成熟したからであろう，とコメントした。動機づけがないままでは，どのセラピストもポジティブな影響を彼に与えることはできなかった。しかし，年齢が授ける成熟のせいであろうと，スポンサーとの間に持てた特別な「心的化学反応(ケミストリー)」のせいであろうと，ひとたび動機づけができると，彼は患者として手の届く人になったのだ。多分，年齢の効果とスポンサーの影響とが相乗効果をもたらしたために，彼は向社会的な成長を促進できたのだろう。私は，彼には親からの残虐行為がなかったことも，もう1つの隠れたポジティブな因子であったかもしれないと推察した。彼の生い立ちは理想的というにはほど遠かったが，それでも，絶え間ない言語による辱めや無意味な懲罰の中で成長する場合に比べると，人間性を奪うものではなかった。皮肉にも，彼が自己処方していた（それから度を越してしまった）興奮剤は，小学生の時に彼の病態がADHDときちんと診断され治療されていたとしたら，異なる状況において，調整された薬価量で処方されていたであろう薬物であった。

治療不可能で救済不可能な患者へのアプローチ

ここまでの章ではパーソナリティ障害という概念を幅広く捉え，その相対的な治療可能性を最高群から困難群までに分類し，程度に沿って編纂してきた。この章では，スペクトラムの末端である，治療するのが不可能な人々に焦点を当てる。治療不可能群は，主に2つのグループから成立している。第1のグループは，治療不可能なパーソナリティ障害患者群である。彼らはたとえ治療期間が長期にわたろうと，いかなる手段でも良くならない。つまり，従来のハビリテーション手段でも，枠組みに囚われないハビリテーション手段でも良くならず，宗教によっても良

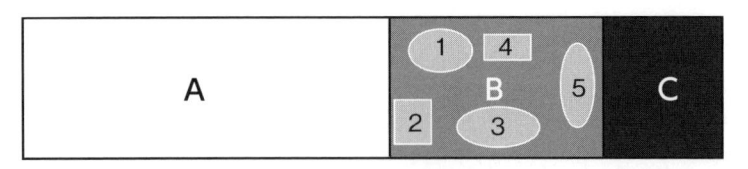

図9-1 パーソナリティ障害の治療可能性スペクトラム：
(A) 治療可能, (B)「グレーゾーン」, (C) 治療不可能

くならず，多様な特殊集団によっても良くならず，軍隊訓練によっても良くならず，理想の性的パートナーを見つけても良くならず，年齢を重ねても良くならないのである。第2のグループは，精神科にも，どの精神健康管理の実践者にも一切関わらず，したがってそもそも「患者としての立場」になることが決してない人々である。メンタルヘルスの専門家たちも，このグループの患者については，ニュースメディアを通じて耳にしたり，伝記や歴史書で読んだり，悲しい個人的な経験を通じて遭遇するだけである。

パーソナリティ障害領域における治療可能性スペクトラムの概略を図9-1に示す。このスペクトラムは3つの枠組みに分割されている。

図上A部はパーソナリティ障害の患者の大部分を占めており，第1章の表1-1に概略を示した人々のように，ネガティブな属性がポジティブな性質（たとえば，動機，性格，心理面の特性）によって充分に相殺されている人々を含んでいる。社会的に認知された多数の精神療法学派をある程度修めた有能で経験あるセラピストは，このような患者を治療する点では信頼に足る仕事ができ，適切な時間と我慢強さがあれば，多大な改善が期待できる。

図上B部は，パーソナリティ障害の解決に問題があり不確実な患者を含んでいる。ここは治療可能性の「グレーゾーン」を表しているため，図上もグレーに色づけされている。学術上の目的から，私はこの枠内に5つの小さな区分を設けた。この区分の正確な広がりは未知であり，地域，文化によって変容する可能性もある。区分1は，一言では定

義できない理由により，特定のセラピストとの治療は成功するが，他のセラピストとの治療では失敗する可能性が高い患者群を表す。患者とセラピストの文化的な融和性は，治療が成功するための重要な因子となりうるが，セラピストの「若さゆえの熱情」のような，反直感的な因子もまた，影響を与えうる。区分2はある特定のアプローチや治療方法に限って良い反応を示すが，それ以外の方法では反応の良くない患者群を表す。区分2では，セラピーの手法のほうが，セラピストのパーソナリティよりも重要視されている。区分3は，年配で高度に経験を積んだセラピストを必要とし，経験の浅いセラピストでは失敗してしまうような患者群が占有している。ここで成功するセラピストは，ある特定のアプローチで訓練されているかもしれないし，または，数種の異なる技法に精通しているかもしれない。区分4で出会うのは，標準的な方法では失敗に終わり，どの臨床家も推薦することを考えつかない慣習に囚われないセラピーの手法のみに，魔法にかけられたように反応する患者に出会うだろう。区分5には，半ダースかそれ以上のセラピストとの失望する経験の後，最終的に1人のセラピストと「しっくりきて」，相当な改善を開始するパーソナリティ障害患者群が含まれる。かつての患者が以下のように言ったと引用されている通りである（Casey 2004）。「私は嫌というほど散々な目に遭ってこう言えます。誰かを治癒と解決に向けて動かすもの，その最重要因子は，クライアントとセラピストの化学反応のような相性です」。これにCaseyは加えて，「タンゴと同じで，精神療法は2人の人間を必要とし，その相性は予想するのも測量するのも難しい」と述べている。

　区分4に当てはまる男性を，この中間グレーゾーンへの配置が妥当と思われる臨床例として紹介しよう。

◆症例9-5
　ある男性患者は20代前半の頃にニューヨーク州立精神医学研究所に入

院した。彼は顕著な回避性パーソナリティを持っており，社会生活を送れなくなるほどひどい広場恐怖を発症していた。入院前に3年間受けていた精神分析的精神療法は不成功に終わったことが明らかになったが，病院で過ごした1年間も彼の病状を改善することはなかった。17年に及ぶセラピーが追加され続いたが，彼はこの期間が終わる頃も，本質的には家を出られない状態であり，障害者手当で生活していた。とうとう40歳になろうかという頃，あるセラピストが別の州でマラソンセラピーグループを実施することを友人が話題にし，3日間の「セッション」の1つに予約を入れるようにと患者を促した。彼はそのマラソンセラピーセッションに参加し，その後は，私が他所（Stone 1990, p.276）でも言及したように，別人になった。もはや外界を恐れることもなくなった彼は，別の男性とチームを組み，共に不動産業界に入って，小さなリゾートホテルを開業し，2人は最終的にはそのホテルを買い取るまでになった。彼が病院を出て26年後に私が訪問した時，彼は満ち足りた，成功した企業家であった。マラソンセッションと彼の人生の不意のターニングポイントが関連していると仮定しても，トリックとまでは言わないものの，このひどく議論の余地がある治療形態が，この男性の回復に決定的な要素であったという主張と，どのように論戦できるのだろうか。私には皆目検討がつかない。

図9-1上のC部は治療不可能なパーソナリティ障害の患者を表している。

自己愛性スペクトラム

治療不可能な領域にあるパーソナリティ障害（その中には救済不可能な患者も含まれる）にアプローチする別の方法は，自己愛性パーソナリティの重篤な形態に関するスペクトラムを考えることである。他者との

関係において略奪的な人々は，その名の示すとおり搾取的であり，その様態は確実に有害で，したがって極度に自己中心的で他人の感情や運命に対して無関心である。この略奪的素因を持つ人々は，深刻な自己愛性パーソナリティのサブタイプを表す。反社会的であるということは何より，たとえ他者への純正な関心を僅かばかり感じるにせよ，他者のニーズよりも自分自身の要求のほうを最優先にするということだ。

DSM-IV-TR（American Psychiatric Association 2000）における反社会性パーソナリティ障害基準を満たす人々の一部は，過酷な環境のせいで反社会的なパターンに少しずつ押しこまれたのであり，その反社会的パターンは善良な性格構造の上に重ねつけられた一種の緑青(ろくしょう)訳注8)であるということは，記憶に留めておくべきである。これは，本章で前述した「治療不可能ではあるが最終的には救済可能な患者」節(セクション)で描写された臨床例のうち，2人の患者（症例9-2, 9-4）に起こった展開として理解できる。以下に，同じ展開が見られる別の例として，P.I.-500調査（Stone 1990）の中からある青年を紹介する。

◆症例9-6

ある青年の母親は彼が11歳の時に亡くなった。彼の父親は再婚し，新しい妻は漫画によく出てくる意地悪な継母のような振る舞いで彼に接した。彼は13歳で家から逃げ出して路上生活を始め，ヘロインを使用して，その習慣を賄うために盗みに手を染めた。18歳の時，彼は過量服薬のために緊急救命室に瀕死状態で横たわることになった。命を救われた後，彼は薬物を全面的に止めると誓いを立て，ナルコティクス・アノニマス（NA）訳注9)で数カ月間過ごした後にNAカウンセラーとなり，若者たちに薬物乱用の悪弊を講演するようになった。彼は後にこの仕事を

訳注8) 銅に生じる緑色の錆(さび)の総称。
訳注9) 第1章訳注31（p.46）参照。

悪性自己愛	軽度の反社会性パーソナリティ障害	精神病質特性	反社会性パーソナリティ障害	精神病質

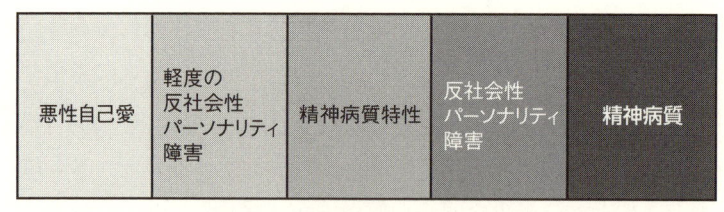

図9-2　自己愛性スペクトラム

キャリアとし，結婚して2人の子どもを育てた。彼にとっては，幸運にも，反社会性パーソナリティはサイズの合わないコートのようなもので，最終的には振り落とすことができ，基盤に隠れていた善良な性格が再生起することが可能になったのである。

図9-2に略述された自己愛性スペクトラムは，深刻さの度合い，とりわけ正常な向社会性パーソナリティという理想から離れている度合いで順序づけられ分割されている。悪性の自己愛者の例は，第5章の妻を殴るビジネスマン（症例5-6）を描写した臨床例で示された（p.209-211）。

DSM-IV-TRにおける反社会性パーソナリティ障害と精神病質概念との違いと類似性を表9-1に示す[訳注10]が，表中にはこれらの診断に際して関連する多様な特性・属性・行動がリストアップされている。また表中には，Robert Hareと共同研究者ら（Hare et al. 1990; Harpur et al. 1989）が作成した20項目の精神病質チェックリスト改定版（PCL-R）から得られる，2つの主因子が示されている。PCL-Rの元々の項目のうち，犯罪の多種多様性，短期間の多くの婚姻関係，性的放逸の3項

訳注10）小林宏明・訳：『診断名サイコパス―身近にひそむ異常人格者たち』（1995, 早川書房），『DSM-IV-TR』，C.R. Bartol & A.M. Bartol（羽生和紀・監訳；横井幸久，田口真二・編訳；高村茂・訳）：『犯罪心理学―行動が核のアプローチ―　第4章サイコパス―生物心理学的要点に焦点を当てて―』（2006, 北大路書房），小野広明：『非行臨床の課題　シリーズ非行の現在　サイコパシーと非行　現代のエスプリ No.462（生島浩・編）』（2006, 至文堂, pp.74-83），西村由貴『司法精神科患者のリスク・アセスメントにおけるヘア・サイコパシーチェックリスト PCL-R2003 の有用性』（臨床精神医学 第36巻9号，pp.1173-1179. 2007, 星和書店）を参照しながら訳出した。

目は，これら2つの主因子に負荷量を示さないことが明らかになっている。PCL-R 項目は 0，1，2 と得点化され，最高得点は 40 点になる。精神病質診断確定のために，米国とカナダでは 30 点以上が使用され，ヨーロッパの多くの地域では 25 点以上が使用されている。また，この尺度の中間範囲得点群は「精神病質特性」群に一致すると言われている。

　予後という観点からは，僅かな社会的逸脱因子項目（例：衝動性，現実的かつ長期的な目標の欠如，乏しい行動統制，無責任な行動）と，最も感情を害さない対人関係因子項目および情動因子項目（例：言葉の巧みさ，浅薄な情動）しか表さない人は，精神病質パーソナリティのカット・オフ・ポイント 30 点またはその前後に位置する可能性があるが，それでもなお救済不可能ではない。先に描写された元 P.I.-500 の患者の何人かは，若い頃にこのような振る舞いをした（ここでは「行動」が強調されていることに注意）。具体的には，彼らは飲酒運転をし，薬物を乱用し，軽窃盗を働き，放浪生活をしていた。治療不可能性と救済不可能性は対照的に，酷薄さ，良心の呵責の欠如，詐欺，病的な虚言などの対人関係因子項目と情動因子項目といった，自己愛性パーソナリティ特性の本質とより緊密な関連性を持っている。

　PCL-R は，主として触法精神障害者と服役中囚人の体験を集約して作成された尺度である。したがって，暴行，破壊行為，詐欺，誘拐，強盗などの多数の異なるタイプの犯罪で逮捕されたことを示す「犯罪の多種多様性」項目や，既に投獄されてそれから仮出所した人々にのみ関係する「条件つき釈放の取り消し」が含まれている。PCL-R は犯罪学的手段（ツール）としては非常に有用であり，その予測能力は妥当と見なされている（Hart and Hare 1997; Hemphill et al. 1998a, 1998b）。たとえば，後に仮釈放された服役犯罪者における常習犯罪率は，PCL-R 得点が 30 点以上の群が，得点が 20 点台の群と比べて有意に高く，得点が 20 点未満の群ではさらに低かった。

表 9-1 精神病質の 2 モデルおよび DSM-IV-TR の反社会性パーソナリティ障害基準に含められた項目・特性・属性

項目・特性・属性	精神病質チェックリスト―改訂版（PCL-R）[a]		Cooke and Michie[b] の精神病質モデル			DSM-IV-TR 反社会性パーソナリティ障害
	因子1:対人関係と情動	因子2:社会的逸脱	パーソナリティ	情動	行動	
Aggressivity（攻撃性）						+
Callousness（酷薄さ）	+			+		
Conning/manipulativeness（詐欺／操作性）	+		+			
Criminal versatility（犯罪の多種多様性）						
Early behavioral problems（早期の問題行動）		+				
Failure to accept responsibility（責任受容の失敗）	+			+		
Failure to conform to social norms（社会的規範への調和の失敗）						+
Glibness/superficial charm（言葉の巧みさ／表面的魅力）	+		+			
Grandiosity（誇大性）	+		+			
Impulsivity（衝動性）		+			+	+
Irresponsible behavior（無責任な行動）		+			+	+
Juvenile delinquency（少年非行）		+				
Lack of guilt（罪悪感の欠如）				+		

（次ページに続く）

第9章 治療不可能なパーソナリティ障害　365

表 9-1（続き）

項目・特性・属性	精神病質チェックリスト─改訂版（PCL-R）[a]		Cooke and Michie[b] の精神病質モデル			DSM-IV-TR
	因子1:対人関係と情動	因子2:社会的逸脱	パーソナリティ	情動	行動	反社会性パーソナリティ障害
Lack of realistic goals（現実的目標の欠如）		+			+	
Lack of remorse（良心の呵責の欠如）	+					+
Many short-term marital relationships（*短期間の多くの婚姻関係*）						
Need for stimulation（刺激への欲求）		+			+	
Parasitic lifestyle（寄生的生活様式）		+			+	
Pathological lying (deceitfulness)〔病的な虚言（欺瞞性）〕	+		+			+
Poor behavioral controls（乏しい行動統制）		+				
Promiscuity（性的放逸）						
Reckless disregard for the safety of others（他人の安全を意に介さない向こう見ずさ）						+
Revocation of conditional release（条件つき釈放の取り消し）		+				
Shallow affect（浅薄な情動）	+			+		

原著者注：イタリック体の3項目は元々の PCL-R に含まれてはいたが，第1因子，第2因子のいずれにも付加量を示さなかったことを示す。

[a] Hare et al. 1990; Harpur et al. 1989.
[b] Cooke and Michie 2001.

PCL-R の問題の１つは，犯罪歴のない人々の精神病質の重篤度を正確に反映するとは限らない点にある。一部の患者，特に裕福な家庭の出身者の場合，精神病質の〔**行動**（*behavioral*）特性と対照的な〕**パーソナリティ**特性を多数示したとしても，（家族の影響力のおかげで）逮捕を免れたり，（家族の財力のおかげで）盗みの誘惑を回避したりして，そのため中程度の PCL-R 得点しかつけられず，精神病質とは同定されない可能性が高い。しかしながら，臨床の場面でも刑事司法の場面でも，セラピストならこういう人々のパーソナリティは疑いなく精神病質であると実感することだろう。

　Cooke and Michie（2001）は臨床的に精神病質と診断された人々のデータをまず分析し，それからもっと正確で広く適用できそうなモデルを創出することによって，この問題に取り組もうと努めた。２人は，パーソナリティ・情動・行動の３因子から構成される精神病質の区分のほうがより優れていると論じた。これらの３因子を構成している項目は**表 9-1** に示されている。またここでは，純粋な犯罪学的項目は除かれている。この修正を用いれば，激しく自己愛的なパーソナリティ属性である，詐欺，言葉の巧みさ，誇大性，病的な虚言という特性以外をほとんど示さない人々や，情動に関連する項目のうち，酷薄さおよび罪悪感の欠如のような項目の１つか２つ以外ほとんど何も示さない人々を，精神病質と同定できる。Hare と共同研究者たちの尺度項目にある共感（empathy）の欠如は，本質的には同情（compassion）の欠如という意味である。同情の欠如については Baron-Cohen（2003）が共感について述べた際に強調しているが，同情は単なる「他人の心を読む」能力とは区別されている〔すなわち読心は，単に他人の気持ちを**正しく同定する**（*identify correctly*）だけで，他人が経験していることに同情の気持ちを持つことではない〕。読心なら，多くの精神病質者がうまくやってのけられる。

　精神病質の全症状を満たしている場合，救済可能性については言うま

でもなく，治療可能性は絶望的であるから，Cooke and Michie のモデルは，犯罪者や，裕福な環境で育てられ，逮捕歴がない極めて自己愛の高い人々の評定には特に有用である。この現象は Hare と共同研究者たちも知らないわけではないようだ。たとえば Hare は，精神病質に関する研究論文(モノグラフ)(訳注11)で，1章全てを「ホワイトカラーの精神病質者」に捧げている（Hare 1993, pp.102-123）。

　DSM-IV-TR の反社会性パーソナリティ障害には，精神病質とは異なる重要な点がいくつかある。DSM の反社会性パーソナリティ障害基準と精神病質尺度の自己愛性パーソナリティ項目との重複点は，病的な虚言と良心の呵責の欠如という特性に限定されている。結果として，DSM-IV-TR の反社会性パーソナリティ障害診断は，表9-1 に記されているように，（攻撃性や衝動性などの）行動をより重視しており，精神病質の核（core）である，極端な自己中心性，搾取性，他人の感情への無関心，自分自身の欲望や野心を推し進める方法として（心理的であろうと身体的であろうと）打撃を負わせる準備(レディネス)が整っていること，を同定する点では役に立たない。（反社会性パーソナリティ障害の基準を満たす）反社会的な人々の中に，精神病質者と比較して予後の良い人々がいることは，使用される定義との関係で理解される(訳注12)。酩酊，万引き，乱闘参加といった症状行動を含めた症状は，パーソナリティ特性よりも治療が簡単であるか，時間と共に減少する可能性がより高い。パーソナリティ特性は定義上，刻み込まれ永続性があるからだ。この区別は，前述した反社会的な（しかし精神病質ではない）家出青年（症例9-6）の，より良い結末を説明している。

　多くの精神病質者は繰り返し反社会的行為を行い，そのために反社会

訳注11）抄訳は小林宏明・訳：『診断名サイコパス─身近にひそむ異常人格者たち』（1995, 早川書房/2000年に文庫版出版）。

訳注12）つまり反社会性の一部の人と精神病質者の予後の違いを，定義の点から理解することができる。

性パーソナリティ障害のサブ・タイプと見なされているようだ。刑務所は反社会性パーソナリティ障害の人々で満杯だが，精神病質パーソナリティの基準を満たすのはそのうちの約4分の1のみである。暴力的な犯罪者にも，同じことが当てはまる。すべての暴力的な人が精神病質なわけではなく，すべての精神病質者が暴力的なわけでもない。しかしながら，すべてのパーソナリティ障害の中で最も治療不可能で救済不可能なのは，精神病質であると同時に常習的に暴力的であり，かつサディスティックな人々だ。以下の例は，精神病質の本質的特徴(エッセンス)を示してはいるが，恵まれた社会的状況のため生涯逮捕を免れつづけたか，あるいは長年にわたり略奪的で無節操な振る舞いをした挙句逮捕に直面した人々に関するものである。

◆症例9-7

　26歳の男性が，家族にとって人生の目的を欠いて見えるという主な理由で，精神療法に紹介されてきた。彼は安定した職業に就いたことがなく，ガールフレンドを次々にとっかえひっかえし，同時期に2人あるいは3人の女性と性的関係を持つこともあった。彼はどの分野のトレーニングも受けていないにも関わらず，壮大すぎて不自然に思われる野心を抱いていた。彼は，豊富な財産を相続した両親の下に生まれた5人きょうだいのうちの1人であった。父親は祖父が創業した大会社の重役に名を連ねていたが，名目上その役職にあるだけでビジネス技能は皆無であり，何の業務にも携わっていなかった。

　患者の母親が亡くなった後，患者は当時10代の思春期であったが，アルコール依存症が悪化した父親は子どもたちから情緒的に距離を置いてしまった。患者は自分の思うがままになったので，「ワイルド・サイド」で生活し始め，彼自身と同じように信託資金で生活する若者のグループと付き合うようになった。彼はさまざまなパーティーに参加するためにヨーロッパとの往復を繰り返し，僅か1年足らずでかなりの相続金を使

い果たしてしまった。彼は高校卒業の祝いにもらったスポーツカーを卒業3日後に衝突させてしまったが，同一モデルの車を購入することで，このニュースを父親に隠し通した。数人の飲み仲間と共にナイトクラブで喧嘩をした時，そこで誰かが重症を負った。警察は患者が容疑者であると考えたが，患者の父親の影響力でその一件を追及しないように説き伏せられ，患者が攻撃に一役買っていたのか決断が下されることは決してなかった。

　私がこの男性の治療を始めた時，彼の最も際立った特徴は，非の打ち所がない服装や魅力と美男ぶり，そして浅薄さであった。彼は時々映画のプロデューサーや祖父のような企業家になりたいと語ったが，こういった思考は真の野心というよりも夢想に思われた。映画製作の知識もなければビジネス界の知識もなく，いずれにしても，ジェット機で飛び回って財を使い果たしていたので投資する資金もなかった。セラピーでの私の当面の目標は，まずは彼の魅力的な外見が有利に働くような立場で仕事を始めさせることだった。この目標のために，家族の1人が自分の不動産業で彼に仕事を提供してくれた。短期間のうちに患者は，何千万ドルもの価値のあるビルを売って「素晴らしい契約」を結んだとか，商業不動産業界で「事を動かす人間」になりつつあるというニュースで，私を喜ばせるようになった。私は，彼の親戚でその会社の共同経営者でもある2人の人物に会うチャンスを得た。彼らは，患者が間違いなく何も売却していないし，オフィスに姿を現した日もスポーツ雑誌を読みながらデスク上に足を休めること以外何もしていない，と断言した。

　この男性の診断については，彼が Cooke and Michie の精神病質パーソナリティ因子の全特性を示したことに注目できよう。彼は酷薄さや良心の呵責の欠如を示さなかった。したがって PCL-R で評価したら，Cooke and Michie のスキーマで考えるよりも重篤度の低いカテゴリーに当てはまったであろう。この男性は精神病質と考えられるが，暴力的ではなく，犯罪者とは同定不可能な人物だった。彼が，自身の家族と他の点では似

ているが，それほど裕福でない家庭に生まれていたならば，彼の人生行路ははるかに悪かったことだろう。彼は，表面的には治療過程の影響を受けることなしに，2年後に治療を止めた。私は彼を治療不可能だが救済可能と見た。約18年後の追跡調査時に，彼は結婚しており2人の子どもの父親になっていた。彼は落ち着いており，大半は新たな相続財産で生活しており，法律にひっかかるようなことは決してなかった。

この症例の人物が，略奪的というよりも本質的に浪費家で受動的であったのに対し，次の症例は精神病質に通常伴う状況を示している。**略奪性**（predatoriness）が顕著な当該者は，治療可能でもなければ救済可能でもない。

◆症例 9-8

40代半ばの女性が，幼い娘の養育権争いの真っ只中にあった。娘の父親とは最近離婚していたが，彼は彼女の5番目の夫であった。彼女には，2番目の夫との間に息子もいた。貧しい家庭のアルコール依存症の両親の下に生まれた彼女は，自らの魅力とセクシュアリティを利用し，はるかに高い社会的地位(ステイタス)を手に入れた。彼女は2回しか妊娠したことがないと主張したが，彼女をよく知る人々は，彼女が20代半ばまでに少なくとも8回中絶したことを知っていた。

彼女は，遺産相続で相当な富がまもなく手に入るからと最初の夫を罠にかけ，その相続を拠り所に「数カ月」内に返すので大金を貸すよう彼を説得した。結婚式の後で，彼女は遺産相続人などではなく，夫が貸した以外は無一文であるという真実が露見した。今や彼らは夫妻になっていたので，借金は無意味であったが，この状況が彼女の配偶者を不機嫌にし，結婚はすぐに終焉を迎えた。それから彼女は，良い教育を受けた女性と結婚することに熱心な男性に出会った。実際には大学に入学したことなどないのに，彼女は一流大学を卒業したと嘘をついた。彼女はこ

の夫との間に息子をもうけたが，この結婚もまた彼女の欺瞞性のせいで暗礁に乗り上げた。

　30歳になる前に彼女はまた結婚した。彼女は3番目の夫との共同名義の小切手口座から多額を引き出し口座を空にした後，夫を騙して相当な金額を巻き上げ，そして別の男性と逃げた。4回目の結婚も同じように成功しなかった。彼女の夫は彼女の飲酒にうんざりし始め，彼女の不貞に関して聞き及んだ話に堪忍袋の緒が切れた。風向きが自分に不利になっていることを意識して，彼女は妊娠したと主張して結婚を固めようとした。この策略は，夫が何年も前にパイプカットを受けたことを告げた瞬間に裏目に出た。「妊娠を主張するのなら，不倫をしているか，嘘をついているかのどちらかだ」と彼は彼女に言った。信頼関係は破壊され，この結婚もまた突然終わりになった。

　35歳の時，彼女はまた結婚した。今度の夫は裕福な製造業者であった。彼は娘が生まれた3年後に離婚訴訟を起こしたが，それは彼女が彼のビジネスから資金を使い込んでいるのを見つけた時のことだった。彼は国内の違う地域に移住したが，彼女が養育権を持った親であったために寛大な支援を与えた。しかし彼は友人から，彼女が夜，バーに男性を引っ掛けに行く間，娘を独りにしていると聞いた。朝方，その少女は時々母親がまだ家に戻らないために近所の道端を彷徨っていたのである。近所の人々が少女を自宅に入れてやり，朝食を与えていたのだ。別の時には，彼女は行きつけのバーに娘を連れていき，その夜バーで引っ掛けたさまざまな男性との性的場面を娘に晒していた。この時父親が養育権を求めて裁判を起こし，勝訴した。しかし，なお1週間にわたって母親と過ごすことが定期的に許可されており，そのような訪問の間，母親の行動は以前と同じように養育放棄的で不適切であった。
<ruby>ネグレクト</ruby>

　少女がおよそ5歳の頃，母親である患者は，自分が万引きに行く時に娘を連れていくようになった。母親は玩具，服，靴などを大量に，そして小さな電気製品を数点万引きし，娘にもより高価な品々をくすね盗る

ように教えた。娘は捕まったとしても逮捕に至るにはあまりにも幼いと計算していたからだ。母親は数回逮捕されたが，しばしば，警察官，告訴側検事，彼女自身の弁護士，時には判事さえも色仕掛けで落としてしまった。彼女にはコカイン[訳注13]摂取の習慣ができて，麻薬の所持で逮捕されたが，同じテクニックを使って投獄の可能性を免れていた。このテクニックは酩酊中の運転で捕まった際にもまた，彼女の役に立っていた。

　彼女の元夫が今や，彼女が親として不適格であるという，表面的には論駁（ろんばく）しがたい根拠に基づき，母親として彼女が訪問することに対し第三者による全面的な監督を求める訴えを起こしていた。地方裁判所の迷路を通過する長い旅路の末，彼は簡単に攻落しそうにない判事に，彼女の略奪的活動を厳格に取り締まるように説得できた。彼が全面的な養育権を得る直前に，彼女はいまだに憂慮すべき力を有していることを示すような，技巧に満ちた詐欺行為を自ら犯した。ある時，当時ティーンエイジャーになっていた彼女の息子が珍しく家を訪ね，たまたま彼女と一緒に過ごしたことがあった。彼女は数回の運転違反のため，自分に逮捕令状が発行されていることを知っていた。彼女は逮捕を避けるため，息子を彼女のように女装させ，自分になりすまさせたのである。また，娘が父親と全面的に同居するようになった後，彼女は，万引きで獲得した玩具や他の品々を，大きな包みにして少女に送った。その包みが裁判所に転送され，この証拠が最終的に彼女の有罪判決に繋がって，45歳にして彼女は服役という代償を払った。おそらく，彼女の美貌は若かった時ほどに光り輝くものではなくなっていたので，色仕掛けで投獄を逃れようという彼女の試みはもはや成功しなかった。私が養育権試行に関連した専門家証言者として彼女を評価した際，私は彼女のPCL-R尺度得点を32点と評価したが，この得点の高さは4つのB群（クラスタ）パーソナリティ障害のどの診断にも該当する上に，精神病質パーソナリティそれ自体の診断も下

訳注13）第4章訳注9（p.172）参照。

せる範囲値である。

◆症例 9-9

これは Fred Tokars（McDonald 1998）という男性の臨床例である。彼には PCL-R 尺度と Cooke and Michie の尺度の両方に含まれている全パーソナリティ因子が現れている。Tokars は 1992 年に妻を射殺するために殺し屋を雇った。それは，自分がマネーロンダリングによって妻や政府を欺いていることを妻が発見したと知った時のことであった。彼は凡庸な学校で法学の学位を獲得し，それから西部の州にある俗に言う学位乱発工場で博士号をとった後，自らを「Tokars 博士」と称し始めた。彼は Sara Ambrusko という外科医の娘と結婚した。夫妻は子どもを 2 人もうけた。Tokars は全面的なコントロールを握るようになり，妻がクレジットカードを持つことも小切手口座を開設することも認めなかった。彼はまた国税庁から逃れるためにすべて現金で支払いをした。彼は妻を身体的に虐待し，自分を受取人として多額の保険に入るように強制した。Tokars はアルコール依存とコカイン嗜癖があったので麻薬仲買人や犯罪者の弁護を始めたが，これは結果的に，非常に利潤の多い行為であった。結婚生活は悪化の一途をたどり，彼は「万が一，妻に何かあった場合のため」さらに多額の 200 万ドル（約 2 億円）近い保険金を彼女に掛けた。Sara は離婚を求める訴訟を起こしたが，その際彼の犯罪行為の暴露も試みようとしていた。Tokars が雇った殺し屋が 2 人の息子の前で彼女を射殺した。しかし Tokars は，彼が多くの犯罪に関わったことを示す書類を，妻が既に当局に送っていたことには気づいていなかった。Tokars の有罪を確定し終身刑を受けさせるに当たって，この証拠は決定的な役割を果たした。Tokars は精神病質に加えて，暴力とサディズムの要素も有していた。彼は，DSM-IV-TR で**サディスティックパーソナリティ障害**（*Sadistic personality disorder*）の確定診断[訳注14]に最低限必要とされる 4 項目より，1 つ多い項目を表していた。それらの診断項目とは，1）

支配の確立のために残虐性や暴力を用いる，2) 他人のいる場で辱める，3) 配偶者または子どもに対し無情な規律を用いる，4) 脅迫する，5) 他人の自律性を制限する，である。

◆症例9-10

　Richard Minns (Finstad 1991) は，40代後半までに，テキサスにクラブやジムのチェーンを抱えるヘルス・スパ王になっていた。Minnsはまた，永遠に若々しくパワフルでありたいと望み，時間の経過に徹底抗戦を挑む，強迫的なボディービルダーであった。4人の子どもを持つ既婚者であったが，美人コンテスト優勝者であり医学生でもあるBarbra Piotrowskiと恋に落ちて，彼女には年齢を詐称し，独身のふりをして熱烈な情事を重ねていた。後に伝記で文書化されたように，彼には，興奮探求，リスク敢行，軽躁状態（性欲過剰，強烈な「エネルギー」，睡眠の必要がほとんどない），訴訟好き，議論好き，外向性，病的な嫉妬，所有欲の強さ，顕著な吝嗇（りんしょく），といった際立つパーソナリティ特性があった。彼は不正直で非倫理的であり，復讐心に満ち，傲慢で利己的，妄想的で操作的であることに加え，企業家であり，人使いが荒く，激烈で，情緒的に不安定で，爆発的に怒りやすかった。彼は，愛人がいることを暴露するとさまざまなビジネスマンを恐喝した。カリスマ性があったので，彼は「他の人々がその隣でダンスをしたがる炎」であった。大魚を抱え上げたビキニ姿を写真に撮らせ，自分で釣ったと虚偽の主張をするほど，彼はほら吹きの自慢家（braggadocio）[訳注15]であった。BarbraがMinnsは妻帯者であることに気づいた後，彼は彼女を説得し，インシュ

訳注14）サディスティックパーソナリティ障害は，DSM-Ⅲには記載があるが，DSM-Ⅳ-TRにはない。

訳注15）イギリスの詩人エドモンド・スペンサー（1552?-1599）の作品で，英文学史上最大の寓意叙事詩（世界文学事典編集委員会・編：『集英社世界文学事典』2002, 集英社）とされる「The Faerie Queene（妖精女王）」に登場する「虚栄心」の権化のBraggadocchioから（『日本大百科全書』1994, 小学館）。

リン投与によって自分の妻を殺害させようとした。Barbraとの情事が続くにつれてMinnsはますます嫉妬深くなり，彼女を支配するようになった。MinnsがBarbraの自律性を極端に制限しようとしたところ，Barbraが我慢できなくなったため，2人の関係は悪化した。ある時，彼女が彼の要求通りに服を着替えることを渋ると彼は彼女の鼻を殴ったが，その後「私がやったんじゃない！　何かがとりついたんだ！」と言い張った。最終的に，彼女が彼と別れる勇気を振り絞った時，彼は彼女を殺すために殺し屋を複数雇った。1980年の10月，MinnsがBarbraの年の2倍の51歳になった時，殺し屋が彼女を狙撃したものの，彼女を下半身不随にすることしかできなかった。Minnsはその後ヨーロッパに逃亡し，この四半世紀そこに留まり続けているが何の裁きも受けていない。ただ民事裁判では，Minnsは当事者不在のまま，懲罰的損害賠償金として6,000万ドル（約60億円）の罰金刑を受けた。しかしながらBarbraは1ドルたりとも受け取ることができていない。Minnsは犠牲者に対してと同様に，私たちに対しても，言うまでもなく「当事者不在」なのである。

自己愛性スペクトラムの極限

　自己愛性スペクトラムの外縁にあるのは，極端な特権意識と精神病質パーソナリティ特性が重複するパーソナリティの形状である。サディスティックなパーソナリティ，特に自分が他人に被らせる苦痛を喜ぶという典型的特性が，この混合体に頻繁に付加される。（刑事司法関係の仕事に携わる者を除く）メンタルヘルスの専門家にとって，この種の人々は月の裏側に住んでいるようなものだ。存在は推定されるが，実際に目にされることはない。ニュースメディアからは枚挙に暇がないほど多くの例が得られる。こういった人々は，人間の性質のより賞賛し難い面を強調するだけではなく，**治療不可能性と救済不可能性**（*the concepts of* *untreatable and unsalvageable*) という概念が収斂していく区域(テリトリー)をくっきりと浮かび上がらせる存在である。

　治療不可能要素は，自分のパーソナリティには何かまずいところがある，と認めることに対する精神病質者の確固たる拒絶である。この否認の片割れが精神医学への軽侮であり，精神病質者の見解では，精神医学など弱くて愚かな者たちのために考案された鎮痛剤なのである（Hare 1993）。この態度と一貫しているのは，セラピー的コミュニティアプローチを強調するセンターに収容された精神病質者に見られる，治療動機づけの低さ（あるいは多くの場合，治療動機づけの不在）である（Lösel 1998）。精神力動的な見地からは，暴力的でサディスティックな精神病質者の大半が，かつては親から残虐行為を受ける側にあり，それが復讐への渇望を養成したのである（Stone 2001）。神経心理学的な見地から特別に興味深いのは，そのような早期生育歴がない症例である。こういった臨床例の基盤には，遺伝的素因または子宮内環境の好ましくない因子があり，それらが脳の変容の原因となり，衝動統制や同情および共感能力に影響しているに違いない。このような事例はまた，共感を仲介するのに重要な前頭葉前野(ぜんとうようぜんや)に影響を及ぼす，脳損傷の結果として出てくることもありうる。

　精神病質に対する「中程度の遺伝的素因」は，Raine（1993, p.77）によって提案されたことがある。Raineと共同研究者ら（1996, 2000）は，反社会性の人々における，前頭葉前部灰白質(かいはくしつ)の縮小のような脳の異常と，不安定な家族環境との相互作用にも注目している。対照的にPorter（1996）は，彼が二次的精神病質と称した特性の発症について優れた議論を行った。彼はその議論の中で，遺伝的あるいは体質的因子が顕著でなかったとしても，極度に逆境的な家族環境が，最終的に精神病質パーソナリティへと繋がる異常な成長経路を作動させる，と述べた。Porterの概念は，性的な連続殺人や他の反復的暴力行為を犯す精神病質者に特に関連性があるだろう。

どの人物でもその人の精神病質パーソナリティへの主たる寄与因子が何であれ、ひとたび典型的特性が確固として確立すれば、そこには**特権意識**（*entitlement*）という特性が随伴するであろう。特権意識という感覚は自己愛性パーソナリティ障害の記述語の1つではあるが、しかし精神病質の特徴としては、これまで特に含められてはこなかった。しかしこの特性は重篤な症例では非常に顕著であり、Wilson and Seaman（1992）は、この組み合わせを描写するために、**ローマ皇帝症候群**（*Roman emperor syndrome*）という句を造語した（p.260）。これらの著者は、ネロ皇帝やカリグラ皇帝[訳注16]並みに、犠牲者を従属させて全面的支配を行使したい、という連続殺人者たちの要求に注目している。

　この形態の特権意識は、相対的に小さな連続殺人者集団に限定されたものとは言い難い。雇った殺し屋を通じて妻を殺したり、殺人を事故に見せかけるように舞台装置を整えたりする男性の多くが、自分が自身に対する法律であると確信していることはよく知られており、重荷となった婚姻関係を自分から除去したり、「万が一、妻に何かあった場合のため」として加入した大金の保険金で儲けたりするという行為を、罰されることなく実行できると考えているのだ。

　私が92名の妻殺し（uxoricides：妻を殺害した夫たち）について文献研究を行ったところ、夫が殺し屋を雇ったケースが12件であり、「舞台演出（計画殺人）」が含まれていたケースが27件であった。この2タイプが全体の42％に及んでいたのだ。殺し屋を雇った者たちの中には Fred Neulander（Francis 2002）や James Sullivan（Collins 2004）がおり、計画殺人を犯した者には、Howard Band（Band and Malear 2003）、Kevin Anderson（Smith 2002）、Edward Post（McCellan 1993）がいる。こういった男たちの多くは、コミュニティではうまく機

訳注16）共に紀元1世紀のローマ帝国皇帝。（Nero は第5代、Caligula は第3代）。両名とも当初は人望を集めたが暴君となり、その残虐非道ぶりは有名。前者は自殺し後者は暗殺された。

能しており，PCL-R 尺度の社会的逸脱属性はほとんど示さないとはいえ，言葉の巧みさ，誇大性，操作性，欺瞞性，酷薄さ，良心の呵責の欠如を含め，強度の精神病質パーソナリティ（たとえば自己愛的）特性を示した。たとえば Edward Post は，妻の生命保険金を受け取り，情事を重ねていた女性と自由に結婚するために，自分の出席していた会議を抜け出し車で長距離を走行し，妻を浴槽で溺死させ，動かしがたいアリバイを有すると見えるように，真夜中まで続くその会議へと再び車で戻ったのだった。

サディズム

　私は以前，パーソナリティの連続体における最もネガティブな極限は，国家が承認した行動とも戦時行動とも無関係の平和な状況で，連続殺人者（Stone 2001）のように，他人を辱めて長期的・系統的に拷問することに喜びを得る人々の姿であると提唱した（Stone 1993）。異なる見地から見ると，こういった行動は，社会をまとめあげている（黄金律[訳注17]のような）社会的慣習から最も遠く離れたものであり，私たちの大半がごく幼い子ども時代から教えられる教訓，たとえば他者の人間性を尊重しなければならず，他人を心理的または身体的苦痛に屈させることは慎まなければならないという教えに，完全に180度相反する。

　サディズム全般は圧倒的に男性の現象である。進化精神医学は，女性のサディストが稀である理由について，いくらかヒントを提供する。女性は自らが出産するため，どの赤ん坊が自分の子どもなのか分かってい

訳注17）通例，キリストが山上の垂訓中に示したとされる「何事でも，自分にしてもらいたいことは，ほかの人にもそのようにしなさい（マタイ福音書7章12節）」「自分にしてもらいたいと望むとおり，人にもそのようにしなさい（ルカ福音書6章31節）」を指し，キリスト教の根本的倫理とされる〔引用は新改訳聖書刊行会・翻訳：『新改訳新約聖書第2版』（1997, 日本聖書刊行会）より〕。転じて，内容が深遠で人生にとってこの上なく有益な教訓や行動の基本原理。

る。父親は不確定要素を信じるしかない。男性は，自分の扶養する子どもが本当に遺伝的に自分と血の繋がりがあることを確実にするため，「騙されて」別の男性の子どもを扶養してしまうリスクを最小限にするよう，何千年もの間に女性の性的行動(セクシュアリティ)をコントロールする方向に至ったのだ。この資源の配分ミスを回避するために，嫉妬心，女性への無情なコントロール，長期間の婚約のような社会的習慣などの手段が，私たちヒト種で発達したのである。サディズムは部分的に，女性を支配するための男性メカニズムの誇張版であると理解することもできる。もちろん，時として，性とは無関係の多様な機能を果たすためにサディスティックな行動が執行される場合もある。それはたとえば，他人によって引き起こされた苦痛に対する復讐の決行などである。残虐行為の無力な犠牲者が鮮明にサディストの「優越性」を意識する限り，サディズムは劣等感への解毒剤になりうる。拷問が激しく，その継続が長引けば長引くほど，当然の結果として加害者の優越性と被害者の劣等性との間のギャップは広がり続け，それゆえにサディストのか弱い自信はますます再保証される。

　大半のサディスティックな人々は，自分たちの行動が間違っていることについていくらか恥の感覚を維持しており，否認や合理化を通して，自己認識という不快感から自分自身を隔離して防護する。しかしながら，私が覚えている範囲で，連続殺人者の少なくとも4人は，微塵ほどの恥も見せず，さらには自分のサディスティックな「哲学」について広範に書き記している。最も簡潔明瞭な証言は Mike DeBardeleben[訳注18]のサディズムに関する記述である。

　　他人に苦痛を被らせたいという願望は，サディズムの本質(エッセンス)ではない。中心的な衝動は，他人への完全なる征服権（mastery）を得ることで，その男なり女なりを私たちの思いどおりになる無力な対象者とし，彼女の絶対的統治者（ruler）になり，彼女の神となって，彼女を好きなよ

うにするということだ——すべてがこの目的のための手段なのだ。そして最も過激な方法として彼女を苦しませることを意図する。なぜなら，痛みを被らせるほど他者に対して大きな権力を誇示することはないからだ。彼女が自分を防御できないようにし，苦しみを経験するよう強いる。他者を完全に支配する喜びは，サディスティックな欲動の本質中の本質だ。(Hazelwood and Michaud 2001, p.88)

連続殺人者そのものの話題（トピック）について，より洞察に富んでいるのは，英国のアッシュワース司法精神医学病院[訳注19] に長年拘留されているIan Brady (2001) [訳注20] である。Bradyはかの有名な湿地帯の殺人者

訳注18) James Mitchell "Mike" DeBardelebenは，the Mall Passer（精密な偽造貨幣でショッピングモールを通過してしまうことから）として長年追跡されていた。1983年，米国シークレットサービスの捜査員が，DeBardelebenを通貨等偽造の疑いで逮捕する。逮捕後DeBardelebenの自宅を調べたところ，何千ドルもの偽札に加え，彼が犯した犯罪の証拠（サディスティックな行為の犠牲者の写真や声を録音したテープなど）が発見され，次々と犯罪歴が明らかになった。DeBardelebenは，1940年に陸軍将校の父とアルコール依存症の母との間に，3人きょうだいの第2子として誕生した（第3子の弟は後に自殺）。父親は硬く短気で，支配的かつ横暴であった。母親とは強い愛憎関係にあったとされる。幼少期，母親は彼の強情さを理由によく罰を与えていたが，DeBardelebenが高校に入学するとその関係が逆転し，彼が母親に暴力を振るうようになる。16歳で彼は初めて逮捕される。彼は5回結婚した（妻の中には精神疾患を持つ者がいる）が，妻のうちの数人はサディスティックな関係に晒されると同時に，彼の犯罪の共犯者となった。逮捕される18年前から彼は，自動車泥棒，詐欺師，偽造者（公文書および貨幣），誘拐，強姦などの重罪を犯し続けていたことが判明した。自己のサディスティックな倒錯行為に対し，広範な文章と写真を残したことでも有名である。複数の犯罪（彼の犯罪の全容は未解明とされる）に対して累計375年の終身刑が宣告され，カンザス州の刑務所に服役中である。（〔http://www.trutv.com/〕，〔http://www.stephenmichaud.com/lethalshadow.htm〕，〔http://maamodt.asp.radford.edu/Psyc% 20405/serial% 20killers/Debardeleben,% 20Mike% 20_fall% 202007_.pdf〕参照）

訳注19) 英国北西部リバプール郊外に位置し，イングランドおよびウェールズにおける特別病院の1つ。危険な暴力傾向または犯罪傾向があり，自傷他害の恐れの強いために特別な保安条件下での治療が必要な患者を収容する，男性専用の精神科厳重警備病院である。（〔http://www.merseycare.nhs.uk/services/clinical/high_secure/Ashworth_Hospital.asp〕参照）

第9章　治療不可能なパーソナリティ障害　381

（Moors Murderer）であり，1963年から1965年にかけて，共犯者で愛人でもあったMyra Hindleyと5人の子どもを誘い込み殺害した。BradyはMyraと自身への一種の催淫剤として後に再生するため，犠牲者の首を絞める際の叫び声をテープに録音していた。ロンドンの傑出した犯罪心理学者であったJeremy Coid教授は，Bradyに面接を行い，彼が遭遇し評価した全犯罪者の中で最も自己愛的な人物と見なした（J.Coid 1999, 私信）。コリン・ウィルソン[訳注21]（Brady 2001, p.5）によると，Bradyは，セックスによってではなく自尊心（self-esteem）修復

訳注20）Ian Bradyは1938年にスコットランドのグラスゴーに生まれ，生後すぐに地元のある家族の養子となる。家宅侵入と窃盗を繰り返し，13歳で2年間の保護観察処分となるが，その間に10回保護観察違反を犯したため，期間が2年間延長された。16歳の仮釈放時から実母と暮らすために英国のマンチェスターに移住する。1963年から1965年にかけ，Myra Hindley（1942-2002）と5件の幼児誘拐・強姦・殺害事件を犯す。共犯に巻き込まれたHindleyの義弟の通報により逮捕された。犠牲者を埋めた場所がmoor（英国の泥炭質の荒野）であったことからMoor Murdererと称された。1965年の逮捕の1カ月後に死刑制度が廃止されたため，両名とも終身刑となる。Hindleyは2002年に60歳で死亡した。Bradyはその後，数回にわたり7件の殺人も自供している。〔Colin Wilson（中山元，二木麻里・訳）：『猟奇連続殺人の系譜』（1994, 青弓社），Oliver Cyriax（柳下毅一郎・訳）：『世界犯罪百科全書』（1996, 原書房），Colin Wilson（関口篤・訳）：『世界犯罪史』（1997, 青土社），およびhttp://www.trutv.com/を参照〕

訳注21）Colin Wilsonは1931年英国生まれの評論家。1959年頃ウィルソンは，アブラハム・マズローの欲求階層が犯罪史の各時期に対応するという着想を得た〔Colin Wilson（関口篤・訳）：『世界残酷物語（下）』（1997, 青土社）より〕。マズローは，人間の動機を欲求から捉えようとし，生理的欲求，安全上の欲求，帰属と愛の欲求，尊敬の欲求，自己実現の欲求という欲求階層説を提唱した。ウィルソンは，この欲求階層という視点から，欧米における犯罪の主要な動機に着目し，犯罪史を以下のように整理している。19世紀初頭までは生き延びるための犯罪が主であり，産業革命後の19世紀中ごろは家庭の安心確保のための犯罪が主であり，社会保障制度が整った19世紀末後では愛情・嫉妬・性欲に基づくセックス犯罪が増加し，そして餓死の恐れがなくなった20世紀には動機のない犯罪へと移行した。動機のない犯罪とは，犯罪の動機が自尊心レベルへと変化したことを意味する。この段階にある犯人は，「ひとかどの人間になる」ことが挫折した際，自尊心（自己愛）が傷つけられた責任を社会に転嫁し，自身の犯罪を社会に対する正当な抗議行動として合理化すると，ウィルソンは考えたのである。つまりBradyの犯罪の背景には，主に力や自尊心を増強させたいという動機があったと理解できる（原著者との私信による）。

の追及によって動機づけられた新しい連続殺人タイプの先駆者であるという。おそらく連続殺人者の中で最も知的な Brady は，自分自身を，サド侯爵のように，「正常な倫理性を超越している」と見ていた（Brady 2001, p.6）。

彼の精神力動は，彼の書いたものと彼の伝記作家の印象（Williams 1968）を通じて把握できる限り，他の大半の連続殺人者のものとは異なる。たとえば，子ども時代にアルコール依存症で暴力的な母親に残虐な目に遭わされた DeBardeleben（Michaud 1994）とは違って，Brady はどのような種類の虐待の被害も受けなかった。彼の父親は彼が生まれる少し前に亡くなり，母親であった Margaret Stewart は，彼の養育をグラスゴー[訳注22]の Sloan 家へと任せたが，この一家は彼に温かでフレンドリーな家庭を提供した。しかし彼は，一匹狼かつリーダーとして育ち，統合失調質(スキゾイド)だが支配的でもあるパーソナリティの若者となり，9歳の時から住居侵入窃盗を繰り返していた。数年後，彼は頭部だけが露出した状態で猫とウサギを地中に埋め，それから芝刈り機で轢くという行為に耽るようになった。彼は 16 歳で再逮捕され，母親と生活するという条件で仮釈放となったのだが，母親が Patrick Brady と再婚していたので，この人の苗字を彼はこの時から名乗るようになった。1 年後に Brady は再び逮捕され，2 年以上刑務所に拘留されたが，これは彼を硬化させて「反社会的反逆者」に変えた経験であった（Brady 2001, p.9）。服役前，彼はトルストイやドストエフスキーをむさぼり読んでいたが，服役後は『わが闘争（Mein Kampf）』[訳注23]やその他のナチス文学を読むようになっていた。1961 年，彼はタイピストの Myra Hindley に夢中になった。しかし後に彼女のほうが全面的に彼にのぼせ上がり，究極的には何でも言うことを聞く「奴隷」になった。Ian の自信は今や増強

訳注 22）スコットランド南西部の港市。
訳注 23）ドイツ第三帝国の総統兼首相，ナチス指導者アドルフ・ヒトラー（Adlof Hitler: 1889-1945）の自叙伝。

し，Myra を共謀者に連続児童殺人へと乗り出したのだ。

　投獄中に書いた本（Brady 2001）の中で，彼はその連続殺人について，それを実行した者のみが知る方法で描写した。彼は自分自身のパーソナリティと，John Gacy[訳注24]のような他の著名な連続殺人者の力動について，驚くほど洞察に満ちた意見を述べている。Gacy は，同性愛関係にあった多くの男性をレイプして殺し，その後自宅の張(ポ)り出し屋根付き玄(チ)関の床下に埋めていたシカゴの男性だが，子どもの頃に父親から残忍な仕打ちを受けていた。Brady は，恐怖は憎悪を生み憎悪は暴力を生む，とコメントした後に続けて，「この恐怖を中和し自らの男性性を強化するために Gacy は，殴りつけ拷問し貶(おとし)めるための同性愛者を選ぶことからスタートした。しかし彼はその行為によって，物理的に相手との間に距離を作り，その種よりも自分が優越な種であることを，自身に断定的に証明していたのだ」と述べた（p.127）。Brady は，ロサンゼルスのナイトストーカーと呼ばれる Richard Ramirez[訳注25]に関して，彼の連続殺人が他人を支配したいと

訳注24) John Gacy は 1942 年，ポーランドとデンマークからの移民の両親の元にイリノイ州で生まれる。父親は激昂しやすい男性で，誕生直後の Gacy に心臓疾患があることが判明すると激しく失望し，以降ことあるごとに身体的・精神的虐待を繰り返すようになる。Gacy は常に父親から認めてもらうことを求めていた。5 歳と 8 歳の時に，10 代の少女と請負業者の男性からの性的被害に遭う。病気がちであった少年時代とは変わって成人期以降の Gacy は，実業家としても有名になり，社会的名士となった。チャリティー活動にピエロの扮装をして参加する Gacy は子どもから慕われた。また，民主党員としてカーター大統領夫人と握手する写真が残されている。1978 年，自身が経営する会社のアルバイトの面接に来た 15 歳の少年を誘拐，暴行し殺害した。この事件の捜査で，Gacy が過去 6 年間にわたり，9 歳から成人に至る 33 名の男性を殺害していたことが判明する。1968 年には若い男性に対する強姦未遂事件で逮捕されるが，初犯で模範囚だったために 18 カ月で釈放されていた。釈放後は少年たちを騙し自宅に連れ込み，アルコールか麻薬で身体の自由を奪い，性的暴行と拷問を繰り返した末に殺害していた。27 番目までの被害者の死体は自宅の床下に隠され，それ以降の被害者の死体は川に放棄されていた。1980 年に死刑を宣告され，1994 年に刑が執行された。〔Robert K. Ressler & Tom Shachtman（相原真理子・訳）：『FBI 心理分析官』（1994, 早川書房），Robert K. Ressler & Tom Shachtman（田中一江・訳）：『FBI 心理分析官 2』（1996, 早川書房）参照〕

いう願望に動機づけられていると考え,「Ramirez の家族歴には,彼が父親に虐待されていた,あるいは彼が父親への憎悪を心に抱いていたと示唆するものは何もない」と加えた（p.173）。Brady は最近の Ramirez の伝記（Carlo 1996）を入手できていなかったようだ。警察官であった Ramirez の父親 Julian は,Richard に対して極度の身体的虐待を働いた。加えて Richard は,子ども時代に過活動的で,6歳以前に数回殴られて意識を失い（そして死にかけ），後に側頭葉癲癇・攻撃性・性欲過剰を発症したのだ。パーソナリティにおいて Ramirez は,人を信頼せず,意固地で,完全に道徳観念のない,一匹狼となった。

　私たちには,深刻な環境的ストレッサーが何ら存在しなかったのに,どのような脳回路の異常性が素因となって,Brady が道徳観念を欠き,誇大的で,同情を欠き,支配的で性的に歪み,殺人を犯すように育ったのかは分からない。それは,Gacy や Ramirez のように環境に「作られた」精神病質者とは対照的に,Brady は事実上「生まれついての」精神病質者であることを意味している。前者2名は殺人者としてのキャリアに漕ぎ出した後では,治療も救出も無理だったことは明らかである。Brady の場合は,どの時点で精神療法を受けていたとしても,救済できた可能性は低い。Brady は精神病質でサディスティックであることに

訳注25) Richard Ramirez は1960年,テキサス州で,メキシコ移民（ヒスパニック）のカトリック教徒の両親の下に,7人きょうだいの末っ子として生まれる。悪魔崇拝者と名乗っていた。1984年から1985年にかけてロサンゼルスの民家に侵入し,被害者をベッドで強姦・暴行・殺害した後,現場に悪魔のシンボルを残す。金品を奪うこともあった。犯行,犠牲者ともに一定のパターンがなかったため捜査は難航を極めたが,殺害を免れた被害者の証言と当時導入された指紋検索データシステムの一致などから犯人として特定され,逮捕に至った。逮捕前は甘い物ばかりを食べ風呂にも入らない生活を送っていたが,3年半にわたる裁判の引き延ばし中に義歯を入れ,見違えるほど外見を整えた。1989年に13件の殺人と30件の重罪で有罪となり,死刑を宣告され,現在服役中である。〔Colin Wilson（中山元,二木麻里・訳）:『猟奇連続殺人の系譜』（1994,青弓社），小林宏明・訳:『診断名サイコパス—身近にひそむ異常人格者たち』（1995,早川書房），Oliver Cyriax（柳下毅一郎・訳）:『世界犯罪百科全書』（1996,原書房）参照〕

加え，Ramirezや，私が伝記を研究した（Stone 2001）127人の連続殺人者のおよそ半分（n=63，49.6%）と同様，統合失調質である。統合失調質パーソナリティは一般人口の中で稀であり，有病率は約1%である（Widiger and Rogers 1989）が，性的な連続殺人を犯す男性の有病率は，その50倍である。こういった男性の統合失調質的孤高および無関心さ（detachment）^{訳注26)}は，犠牲者の苦しみに対する冷淡な酷薄さと治療不可能性の両方の原因になっているようだ。

精神病質とサディズムは，自伝素材を残した第3の連続殺人者であるLeonard Lake（Harrington and Burger 1999; Lasseter 2000）に，極度にまで存在していた。Lakeは1945年にサンフランシスコで生まれた。アルコール依存症の父親は，Lakeが5歳の時，彼の妹の誕生直後に家族を捨てた。3人の子どもを養育することができなかった彼の母親は，Lakeの養育を母方の祖父母に任せた。祖父母の暮らし向きは裕福で，彼を大事に扱ってくれた。彼の母親は下の2人のきょうだいを連れてシアトルへ移っていった。Leonardは母親が去ったことでひどく取り乱し，その後決して母親と会うことはなかった。彼はこの放棄の他にはトラウマがなかったことが知られている。

18歳になるころ，彼は女性を奴隷にするという空想を抱くようになっていた。彼の2度の短い結婚は，妻たちが彼を横柄に感じたという理由で終わりになった。2番目の妻に我慢の限界が訪れたのは，Lakeが（実際に殺される間に犠牲者が写真を撮られる）「実写殺人」映画を作ることに熱意を燃やしていると知ったからであった。彼の激しい女性への憎悪は，2番目の妻が彼と離婚した1972年以降に表面化した。離婚が成立したのは，彼が1964年から1971年まで勤務していた海軍を，精神医学的理由で除隊になった1年後のことだった。海兵隊として海外に駐留する間中，彼は米国に留まる妻への嫉妬にやつれ果てていた。「ヒステ

訳注26) 他者との関わりを求めないこと。

リー性神経症」と診断された彼は，彼自身にとっても他人にとっても危険であると感じられたため，ペンデルトン基地[訳注27]でセラピーを受けたが，目に見えるほどの効果は得られなかった。

その後 Lake は，カリフォルニアの遠隔地域でサバイバリスト[訳注28]になり，窃盗，(弟の) 殺人，強盗，自動車犯罪，性犯罪，詐欺，非合法銃器所持，誘拐を含め，広範で多様な罪を犯した。彼は，Claralyn Balazs という女性に愛着を形成したが，彼女は最終的に彼の下を去った。Lake は再びひどく動揺したが，同時にしたいことを何でも自由にできると感じた。なぜなら後に彼が書いたように「死ぬことを恐れていない者に対して社会は無力である」からだ。彼は逮捕の試みの裏をかくため青酸カリのカプセルを常に持ち歩いていた。

彼は，香港生まれで海軍からの逃亡者であった Charles Ng[訳注29]を庇護下に入れた。彼らは共に女性を隠れ場所に誘いこみ，そこで暴力的でサディスティックなセックスと拷問に遭わせた。2人は火葬場を建設し，そこで10数人の犠牲者を焼却した。Lake は自身の「思考哲学」を日記に記している。記入の1つを読んでみると「完全な女とは，全面的にコントロールされる女だ。言われたことを正確に成し，それ以外のことはしない女。全面服従する女に関して性的な問題はまったくない」[訳注30] (Lasseter 2000, p.150)。Lake と Ng は女性を誘拐し，彼女から赤ん坊を取り上げ，縛り，椅子に手錠で括り，彼女の精神的劣化と拷問を録画した。ある時点で Lake は彼女に「お前は我々に協力することができる。つまりここに我々の囚人として留まるってことだ。我々のた

訳注27) 米国カリフォルニア州南部にある海兵隊の基地。
訳注28) 世界の秩序が崩壊すると予期し，その時に備えてシェルターなどを造り，自分たちだけ生き残ろうとする人。
訳注29) Charles Chiat Ng は1961年生まれ。事件後カナダに逃走したが1カ月後に逮捕され，1992年にカリフォルニア州で裁判が開始された。〔Oliver Cyriax (柳下毅一郎・訳):『世界犯罪百科全書』(1996, 原書房) 参照〕
訳注30) Colin Wilson (関口篤・訳):『世界犯罪史』(1997, 青土社, p.464) を参考にした。

めに労働し，我々のために洗濯し，我々のためにファ◯クするんだ。もしくは『そんなことはしたくない』と言うこともできるが，その場合はお前をベッドに縛り付け，レイプし，外に出して射殺するぞ。お前の選択だ」と告げたのだった（p.217）。彼はパートナーの Ng を代弁し，「我々がしていることが公正かどうかなどということは，ふん，議論することではない。我々は自分たちが公正であるかとか，善いのかどうかなどということは，気にしていない。我々自身のことしか気にしていないのだ」（Harrington and Burger 1999, p.61）とつけ加えた。最終的に，数多い偽名の1つを使用中に逮捕されて，Lake は青酸カリのカプセルで自殺した。

　DeBardeleben, Brady や Lake とは対照的に，アトランタ生まれの Gerald Schaeffer（London 1997）は両親の揃った裕福な家庭に生まれた。彼の父親はアルコール依存症で妻を虐待し，しばしば殴り，貞節な妻であるにも関わらず「売女(ばいた)」と呼んでいた。Gerald 自身は思春期以降，セックスに対する激しく極性化した態度に並んで，暴力的な性の空想に苦しめられた。彼は窃視症(せっし)であるにも関わらず，近所の若い女性が日光浴をしているのに気がつくと，その女性を「尻軽売春婦め」「止めさせてやる」などと言った。同時に彼は彼女を絞殺して，死体をエバーグレーズ国立公園[訳注31]に捨てるという着想に苛まれた。一時期彼は Sondra London と交際した。この女性とは暴力的な会話で疎遠になるのだが，彼女は後に，彼の自伝的素材を編纂することとなった。19歳の時，彼は警察官補佐になり，交通犯罪を口実に女性を自分の車におびき寄せるため，制服を利用した。さらなる性的倒錯行動，特に拘束趣味(ボンデージ)が全貌を現した。彼は，自分が手錠をかけた女性を，非自発的に排便するまで恐怖で圧倒した。この策略が彼の「トレードマーク」になった。言葉巧みな魅惑者タイプの精神病質者である彼は，80人以上の女性を殺

訳注31）米国フロリダ半島南端にある広大な国立公園。

したと自慢していた。逮捕された後，彼は吐き気を催させるような，糞便愛好的（coprological）でサディスティックな性質を詳細に備えた自伝的物語を書き始めた。1995年，刑務所内で，彼は他の服役囚に刺し殺された。

反社会性パーソナリティまたは
精神病質的パーソナリティを伴うサディズム

　DeBardelebenは例外として，前述で論じられたのは，そのサディスティックな行動や精神病質的特性が，逆境といえる**環境**の影響（*environmental* influences）よりも**遺伝的**影響（*genetic* influences）のせいで始動したような男性に関する症例であった。このグループにはDavid Berkowitz（「サムの息子」）訳注32)（Klausner 1981）や，Joel Rifkin訳注33)（Eftimiades 1993）といった連続殺人者が含まれるが，彼らは誕生時に，温かく滋養的だった家族の養子になったことが知られている。いずれの男性も統合失調質で，強く愛着を形成していた養親，

訳注32）David Berkowitzは1953年生まれ。養子として育てられたが，慕っていた養母の死後に養父は再婚し，Berkowitzは陸軍に入隊する。除隊後に実母を探し始めるが，1975年に実母が見つかり，姉もいたことが判明する。しかし彼女たちは彼と関わることに拒否的であった。その後彼はテキサスで銃を入手し，1976年から1977年にかけてニューヨーク市で若い女性やカップル17人をナイフや銃で襲った。性的暴行を加えず金品も奪わないが，6人を射殺し，1人を失明させ，1人を半身不随にした。当初「44口径の殺人狂」と呼ばれたが，「サムの息子（Son of Sam）」という名でマスコミや警察に手紙を送りつけ，ニューヨーク市民に多大な恐怖を与えた。駐車チケットの控えから身元が判明し逮捕された。365年の懲役刑を宣告され，現在も服役中である（ニューヨーク州には死刑制度がない）。罪状には挙がっていないが2,000件以上の放火も告白している。〔Colin Wilson & Donald Seaman（関口篤・訳）：『現代殺人百科』（1988, 青土社），枝川公一：『現代アメリカ犯罪全書』（1993, 光文社），小林宏明・訳：『診断名サイコパス―身近にひそむ異常人格者たち』（1995, 早川書房），Oliver Cyriax（柳下毅一郎・訳）：『世界犯罪百科全書』（1996, 原書房），John Douglas & Mark Olshaker（井坂清・訳）：『FBIマインド・ハンター』（1997, 早川書房）参照〕

Berkowitz の場合は養母，Rifkin の場合は養父の死後，パーソナリティの劣化を示した。

極度で理不尽な親の虐待（extreme and gratuitous parental abuse）の結果，パーソナリティが精神病質的かつサディスティックな方向に沿って展開発達した男女の例は，十中八九，はるかに多数であろう。養育環境が特におぞましいものである場合，「育ち／環境（nurture）」から「生まれ／遺伝（nature）」だけを切り離して考えるのは難しい。良好な環境での悪い結果の原因は，**悪い遺伝**（bad nature）を示唆するが，悪い環境での悪い結果は，どちらか一方だけに原因があるのかもしれないし，両方にあるのかもしれない。

しかしながら Lonnie Athens（1992）は，パーソナリティの深刻な変奇形（デフォルメ）が，親の悪意に長期間曝露されることからも発生するという，納得せざるをえない主張をした。Athens は，相対的に善良で普通の子どもが，拷問に匹敵するほど親から繰り返し暴力被害を受けた後，いかにして矯正不可能な暴力的犯罪者として人生を終わりうるかを記述するため，特別な語彙を創出し 4 段階からなる概略を示した。ここで強調されているのは，サディズムや反社会性の方向に一線を越えてしまい，もはや修復できないような**矯正不可能な**パーソナリティ障害（irremmediable personality disorders）である。Athens の 4 段階の第 1 段階では，将来の犯罪者は**残忍行為**（brutalization）に晒されている。残忍行為とは，1）**暴力的従属**（violent subjugation：子どもが親や

訳注 33）Joel Rifkin は 1959 年生まれ。別名 Joel the Ripper。1989 年から 1993 年にかけて，ニューヨーク市で売春婦（17 名と推測されており，その多くは薬物依存者）を殺害・切断した連続殺人犯である。Rifikin は，内気で IQ は平均値以上であったものの，失読症で，思春期青年期を通じひどいいじめの対象となっていた。高校卒業後，数大学を転々とし，写真と園芸に関心を示す。1987 年同居していた養父が前立腺癌の痛みに対してバルビツール酸を大量服薬し，4 日間の昏睡後に死去すると，深刻な抑うつ状態に陥る。その後彼は，暴力・殺人・売春を繰り返すようになった。1993 年に逮捕され，1994 年に 203 年の終身刑を宣告された。（〔http://www.trutv.com/〕，〔http://archives.zinester.com/56505/63063.html〕参照）

他の養育者の手による粗暴で残酷な扱いの犠牲者になる），2) **個人的戦慄**（*personal horrification*：当該者が他者［通常はきょうだいか親］の暴力的服従を非自発的に目撃する），3) **暴力的コーチング**〔*violent coaching*：親または他の年上の近親者が，多様なストレスのかかる対人状況で暴力的手段を採用するよう子どもに指導する，もしくは侮辱や批判に対して暴力的な方法で復讐しない（*not getting revenge*）子どもを嘲る〕などである。莫大な規模の残忍行為を吸収しながら，若者は**好戦性**（*belligerency*）の態度を発達させ始める。この第2段階で若者は，以前には耐えた残虐経験について考え込み始める。かつての被害者は自分の選択肢を見直し，そのような罰をこれ以上「横たわって」受けないと決心を固める。古い過ちを正す唯一の理に適った方法として，以後，暴力に訴えるという決断が下される。この決断が**暴力的パフォーマンス**（*violent performances*）の段階の到来を告げる。この第3段階において当該者は，「他者に重傷を負わせようと決意し，他者を身体的に攻撃するという新たに発展させた決心を試すために適当な状況を待つばかりとなる」（Athens 1992, p.63）。今では青少年または若年成人となった当該者が，暴力という手段で敵に何とか決定的な勝利を決めることができれば，**猛毒性**（*virulency*）という最終段階への移行が起こりうる。ひとたび猛毒性が達成されると，後戻りはできない。その人物は，今や暴力を通じて「敵」に勝利できることにあまりにも誇りを持ってしまい，世の中とは喰うか喰われるかの凶暴な世界であると過剰に確信し，他者の多くは悪意に満ちているという妄想的想定にはまり込み過ぎており，殺すか殺されるかいう態度でしか対処できないと考えているのだ。

　Gary Gilmore の人生^{訳注34)}は，ノーマン・メイラー（Norman Mailer）による伝記（Mailer 1979）や，Gilmore の弟であり小説家でもある Mikal Gilmore の心を打つ物語で詳述されているが，暴力的従属か

訳注34) 第1章訳注12（p.15），訳注13（p.15）参照。

ら猛毒性への移行を劇的に示している。Gary は暴力的で不合理に懲罰的なアルコール依存症の父親に育てられた4人兄弟のうちの1人であった。少年たちは皆，些細な過ちを理由に父親から無慈悲に殴られた。Gary は烈火のような攻撃を一番喰らうこととなった。なぜなら彼は，兄弟4人の中で最も反抗的で，最も「飼いならし」にくかったからである。彼の場合，兄弟と比べて生まれつき「損害回避」傾向（Cloninger 1986）が最も低く，衝動統制不能傾向が最も高いように思われるので，遺伝的因子も影響していると考えられる。彼は父親の殴打という激しさの下にあっても従順にならなかったため，父親は心ない正のフィードバック装置として作動し，ただ単により激しくより頻繁に彼を殴った。その結果，Gary は自分の人生に関わる女性たちを恐怖で服従させて，悪意に満ちながら暴君的に支配するようになったのである。そして彼は暴力的犯罪のキャリアへと漕ぎ出すが，このキャリアは強盗でへまをしたことで終結した。この時彼はガソリンスタンドの若い店員を射殺したが，殺された店員の妻は初めての子どもを妊娠中であった。

　Athens は彼の研究論文で，残忍行為の存在する家庭環境がパーソナリティ発達に与える圧倒的影響を考察することに専心している。彼の臨床例の多くは実に身の毛もよだつ内容で，続いて起こる猛毒性の原因に対するさらなる探索の必要はない。しかし私はこのような場合ですらも，遺伝的・気質的要素における些少の差異が，暴力的な育てられ方と相互作用するのではないかと考えている。私たちは暴力的犯罪者の兄弟（少年たちのほうが少女たちよりも攻撃性に傾きやすい）の多くが，善良で道徳的な市民となっていることを知っている。損害回避と新奇性追求に関係する気質因子は，身体のサイズや運動能力などと同様に，差異をもたらす。生まれ順もまた重要かもしれず，たまたま，軽蔑されているおじや祖父に似ているとか，とても大切にされている人に似ているといった理由で，扱われる際の愛情が増減するといった微妙な因子もありうる。しかし，顕著にサディスティックな傾向を持つ反社会性犯罪者と

精神病質犯罪者の多くについては，親の暴力が**主たる**，そして**決定的な病原因子**（the *major* and *decisive* pathogenetic factor）であるというAthens の指摘を支持する証拠が大量に存在している。

治療効果を評価する際の難しさ

　ある種の非行少年や，まだ行動化されてはいない暴力的空想を心に抱いている人々を含めた暴力傾向のある人に治療作業を行う者たちに立ちはだかる問題の 1 つは，ネガティブな治療結果の測定が困難なことである。Athens が略述したような生育歴を持っていながら，ある精神障害が形を成していく早期段階で精神療法による治療を受けて殺人を犯さ**なかった人**（did *not* commit murder）が，仮に治療が提供されていなかったとしたら「必ず」殺人を犯していたかどうか，知ることは不可能である。精神病質特性や，暴力的行動への遺伝的あるいは気質的素因はあるが，暴力に晒されることのない安定した家庭で育てられた若者についても，同じことが言える。前章で私は，青少年精神科医の Annette Streeck-Fischer（1998a, 1998b）が，旧東ドイツの若い「スキンヘッズ」たちに行った治療に言及した[訳注35]。彼女の患者の一部は，治療されないままでいたとしたら移民の家に焼夷弾攻撃をしかけたり，自分の偏見の標的を殺したりすることになったかもしれないが，その人数を測定することは不可能である。

　私が伝記をレビューした連続殺人犯の中の 38 人（29％）は，精神科病院で治療または診断を受けており，その多くは最初の殺人を犯す前に為されていた。Arthur Allen や Ed Kemper[訳注36]を含め，レビューしたうちの 4 人はカリフォルニアのアタスカデロ司法精神医学病院[訳注37]に入院しそこで 5 年間を過ごしていた。Allen は自然死の後，サンフラ

訳注35）第 8 章 p.317 参照。

ンシスコ湾岸地区の Zodiac Killer[訳注38]と同定されたが，彼は小児性愛行為でアタスカデロ司法精神医学病院に再拘留されたことがあった。彼は当時既に連続殺人者であったが，そのことは誰にも知られておらず，退院後にそのキャリアを再開した。Kemper は 15 歳の時に祖父母を射殺した後，入院させられた。その直後，母親の殺害を皮切りに彼の連続

訳注 36) Edmund Emil Kemper は 1948 年生まれ。彼の両親の結婚生活は劣悪であった。姉と妹が偏愛された一方で，父親似であったこと，体格の良さ，内気さを理由に Kemper は母から疎まれた。アルコール依存症ではあったが，周囲の人からは頼りがいのある女性と見られていた母に常にけなされ慰めを見出せなかったことは，Kemper をひどく傷つけた。1965 年に母親が 2 度目の再婚をすることになり，Kemper は祖父母の農場に送られた。彼はこの時に祖母（母親より一層保護者として不適格であった）を，続いて祖父を銃殺し，カリフォルニアの精神病院に収容されたが，IQ の高さと心理スタッフに与えた好感が効を奏したせいか，一部の精神科医や州検事の反対にも関わらず 1969 年に開放される。当時未成年ながら身長約 2 メートル，体重約 120 キロであった。1972 年に 2 人の女性を殺害し，首を切断する。以降，主に女子大生を対象に同様の殺人を繰り返し，死姦，人食肉を行うこともあった。1973 年に寝室で寝ていた母親を撲殺し首を切断，その後母親の親友を自宅に呼び，絞殺し首を切断する。3 日後警察を自宅に呼び殺人を自供。1973 年に 8 件の殺人事件で有罪となり，本人は死刑を望んだが終身刑となった。〔Robert K. Ressler & Tom Shachtman（相原真理子・訳）：『FBI 心理分析官』(1994, 早川書房)，小林宏明・訳：『診断名サイコパス―身近にひそむ異常人格者たち』(1995, 早川書房)，Oliver Cyriax（柳下毅一郎・訳）：『世界犯罪百科全書』(1996, 原書房)，および http://www.trutv.com/ 参照〕

訳注 37) サンフランシスコとロサンゼルスの中間，カリフォルニア州セントラル・コーストに位置する，1954 年設立のカリフォルニア州全域の司法制度に対応する男性専用の凶悪犯罪者用厳重警備病院(maximum security hospital)。1,275 床を備えており，うち 204 床が急性期用である。〔http://www.dmh.ca.gov/Services_and_Programs/State_Hospitals/Atascadero/Default.asp 参照。訳出については第 1 章訳注 10(p.13)参照。

訳注 38) Zodiac Killer は 1966 年から 1974 年（1968 年から 1969 年とする説もある）にかけてサンフランシスコで起こった連続殺人犯の使った自称。主に恋愛中のカップルを狙撃し殺害。さらなる殺人を防ぎたければ 12 宮（ゾディアック）のマークの入った自分の手紙を新聞に掲載するよう要求した。1969 年には，TV のトークショーで電話による犯人と法律家との会話が放映された。1990 年代にはニューヨークにも同様の手口の犯罪者が現れるが，いまだに解決していない。またいずれも被害者の正確な数は分かっていない。〔Colin Wilson（関口篤・訳）：『世界犯罪百科（上）』(1991, 青土社)，Oliver Cyriax（柳下毅一郎・訳）：『世界犯罪百科全書』(1996, 原書房)，および http://www.trutv.com/ を参照〕

殺人が始まった。Gary Taylor は，思春期から始まった連続婦女暴行事件後にミシガンで入院させられたが，断酒するという約束を条件に，イプシランティ州立病院を退院することを許可された。権威者たちを騙すことに長けた精神病質者であった Taylor は，釈放後に飲酒を再開しただけではなく，連続婦女暴行殺人に歩を進め，家に秘密の部屋を作り殺害前に犠牲者を拷問していた。フィラデルフィアの男性 Gary Heidnick は，多数の女性を自宅の地下貯蔵室の壁に鎖で繋ぎ強姦し，後には四肢切断したのだが，自殺そぶりを理由とした多数の入院歴の持ち主であった。彼は後に統合失調質精神病質という診断を下されたが，アルコール依存症の父親によって深刻なトラウマを体験していた。父親は彼が4, 5歳の時，窓の外に吊るし，泣くのを止めなければ落とすぞと脅かしていたのだった。

　このグループの男性たちは，適切な若い年齢で治療を受けたものの，その治療は短期間のみか，経過を追うためのフォローアップが実施されなかったか，そうでなければ，その治療がなされた時期は暴力傾向が確立してしまった大分後になっていた。連続殺人者の大多数は，逮捕されるまで治療を受けたことがまったくなかったか，「ヘルプ」を必要としていると同定されることすらもなかった。たとえば Jeffrey Dahmer[訳注39] は，思春期に裏庭で犬や猫を斬首し，その頭を串刺しにしていたのだが，誰も気づかなかったようだ。動物への拷問という将来の暴力性を示す最も深刻な前駆徴候が最初に発生した時点で，誰かが注意を払っていたとしたら，彼がどの程度救済可能であったか，私たちには思いめぐらす術もないのである。

反社会性パーソナリティ障害，精神病質，破砕した家庭

　David Lykken (1995) は，反社会性パーソナリティの発症の重要な

因子として，父性の欠損に注目した。彼は「現代の反社会的な若者という収穫物（みのり）は，多くの場合，同居する生物学的な父親が不在の家庭で，福祉手当で需命を繋いでいる，無学で社会性が不充分な母親によって栽培されている」（p.202）と書いた。彼は，学校無断欠席者，判決を受けた非行少年，刑務所受刑者の3分の2から4分の3は，生物学的な父親が長期不在であるか，初めから完全にいなかった家庭で育てられていることを指摘した（p.203）。精神病質という話題を取り扱う中で，彼はある進化論的観点を強調したが，それによると一次的精神病質は，通常の恐怖心が遺伝的に少なく授与されていること（Cloningerの損害回避レベル[訳注40]の低さと類似する）の反映か，あるいは，**脳の抑制系**（よくせい）（*brain inhibitory system*）の生天的弱さを指す。彼は二次的精神病質の原因

訳注39）Jeffrey Dahmerは1960年生まれ。別名ミルウォーキーの食人鬼。1978年から1991年にかけて，オハイオ州やウィスコンシン州などで17人の青少年（大部分が黒人の男性）を絞殺した。死姦，死体の切断，死体の一部を食べるという残虐さは全米に衝撃を与えた（Dahmerは被害者を「ゾンビ状態」にすることで常に友人を周囲に置いておきたかったと語っている）。また警察当局の失態や担当捜査官の人種や同性愛者に対する偏見に批判が集中した。少年時代，Dahmerは内向的で孤独だったが，小動物や昆虫を虐待する一面も持っていた。高校時代はIQの高さにも関わらず，情緒不安定で集中力を欠き，奇矯な行動で問題児扱いされていた。また自身の同性愛傾向に悩みを募らせ，問題解決のために既にアルコールに依存するようになっていた。研究職に熱中する父親と精神的に不調である母親は不仲で，Dahmerの誕生後に夫婦関係は悪化の一途をたどり，1978年離婚に至る。離婚により，彼は実質的に両親から棄てられた。Dahmerが最初の殺人に手を染めたのは，この年，高校卒業数日後のことであった。逮捕されるものの1990年に保護観察処分となり出所，しかしその後12人を殺害し再逮捕される。1992年にDahmerは15件（2件については証拠不充分を理由に立件が見送られた）の殺人事件について15回の終身刑，累計936年を宣告された（ウィスコンシン州では1853年に死刑制度が廃止されている）。ハンサムで外見は好青年であったDahmerには，面会希望や好意が次々と寄せられたという。1994年にウィスコンシン州の刑務所内で黒人収容者Christopher Scarverに撲殺された。〔Colin Wilson（中山元，二木麻里・訳）：『猟奇連続殺人の系譜』（1994，青弓社），Oliver Cyriax（柳下穀一郎・訳）：『世界犯罪百科全書』（1996，原書房），Robert K. Ressler & Tom Shachtman（田中一江・訳）：『FBI心理分析官2』（1996，早川書房），およびhttp://www.trutv.com/ を参照〕

訳注40）第1章 p.47～49参照。

を，脳の賦活系（brain activating system）が過活動であることに帰したが，ここは過度の衝動強度が，リスクを冒しやすい生活様式をもたらす部位である（p.226）。私には，後者の神経系は冒険好きな性質や開拓精神に関して有利に働く可能性の高い，異なるタイプの**先天的**素因（*innate* predisposition）であるように思える。また彼の考え方とは対照的に，私は，二次的精神病質の概念を，極度な逆境に置かれた家庭環境という状況に限定して捉えている。理想的な環境では，生物学的父親が外的な「脳の抑制組織」の役割を果たし，子どもの，特に息子の，衝動的で社会的には受け入れられない行動傾向を，父親の生み出す敬意や恐れという手段で制御する。時間と共に，父親の定めた規則は内在化されて，父親の「警察官」としての機能の必要性は低下するのである。

　特に暴行，強姦，殺人といった暴力行為を反復的に犯す人々を研究するにあたって，私は観察に基づき，犯罪者の家庭はしばしば父親不在であったり，虐待的雰囲気が浸透しているばかりではなく，多くの場合，あまりにも破砕され構造上混沌としており，整然とした何らかの形でチャートに表すことが不可能に近いという所見を抱くようになった。単純なジェノグラム[訳注41]の代わりに，蜘蛛の糸のような関係が展開されるということである。たとえば，近親姦で生まれたきょうだいが叔父・叔母であると同時に兄弟・姉妹でもあるといった関係，生物学的父親と想定されている男性との間にではなく母親が不倫関係を結んでいた男性との間に生まれた子どもたち，数回にわたり離婚・再婚を繰り返し絶え間なく変わる継父母たちや，里親たちや他人に子育てを任せる親たちなどが含まれるのである。とどのつまり，およそ安定性らしきものは破壊され，子どもは一貫して世話をしてくれる親を剥奪されるということだ。

　この状況の具体的な説明として，私が研究した約500の殺人者の伝記

訳注41) 医学歴つき家系図。

の中から数例を選出した。**図 9-3** は，2 人の精神病質のベトナム戦争退役軍人，John Wayne Hearn と Robert Black（Green 1992）の蜘蛛の巣状の人間関係を描いている。Black は Sondra Eimann と結婚し，7 年後に離婚したが，結局その翌年に再婚することになった。彼は妻には飽きてしまっており，父方のいとこである Teresa のほうをより好み，秘めた情事を重ね続けていた。彼は John Wayne Hearn と知り合いになった。Hearn は『幸運の戦士（Soldier of Fortune）』という雑誌[訳注42]の愛読者だったのだが，これは料金を払えば利用できる殺し屋サービスを提供していると解釈できるような広告を特集していた。John Wayne Hearn の父親 Joe Pickett は第二次世界大戦で戦死したため，彼は 4 回結婚した母親の 2 番目の夫 John Hearn に育てられたが，この養父の姓を自分自身の姓にしたのである。John Wayne Hearn 自身も 4 回結婚したが，Debbie Sims Bannister にとりつかれたように心を奪われた。彼女もまた 4 度目の結婚生活を送っていた。彼女は，自分の夫と姉の夫を消すのに Hearn が使えると計算し，その目的のために Hearn に気があるふりをした。ひとたび夫という邪魔者がなくなれば，彼と結婚すると約束したのだ。Robert Black もまた類似した理由で，Hearn のサービスを受けることに熱心であった。Teresa と一緒になれるよう，自分自身を解放することを期待して，Sondra という重荷を下ろそうとしていたのだ。この計画は期待されたほどうまくは運ばなかった。Hearn が 3 人の「標的」を殺害した後，Debbie はもはや彼に関心を示さなかった上に，3 人は揃って逮捕され，重い判決を受けた。私がここで注目してほしいのは，殺人者 Hearn は継父が連続するような混沌とした家庭で

訳注 42) ベトナム戦退役軍人らによって「冒険家」を対象に 1975 年に創刊された月刊誌。反共主義を掲げ，編集部が実際の軍事行動の先頭に立ち現場報告を記事とし，世界各国の紛争地帯における傭兵募集広告なども掲載される。さまざまな銃兵器・毒物・化学物質の情報の紹介や情報交換の仲介も行われている。民間の殺人事件に関係し何度も訴訟の対象となっている。〔枝川公一：『現代アメリカ犯罪全書』（1993, 光文社），および http://www.sofmag.com/ を参照〕

Robert Blackをめぐるジェノグラム

```
おじ ─── おば           Robert Black, Sr. ─── Ivonne nèe LaFoy    Glenn Eimann ─── Marjorie Eimann
    │                              │
  息子 ─ Teresa ─ 最初の夫      Gary   Robert ─ 1967年結婚      Sondra   Larry
              (離婚)          「不倫」         1974年離婚
                                             1975年再婚
         Jason   Nicole                    Gary Wayne Black
              │
           2番目の夫
```

John Wayne Hearnをめぐるジェノグラム

```
                    最初の夫 ─ Mary Watson ─ 2番目の夫   3番目の夫
                   Joe Pickett                         John Hearn Springer
                 第二次世界大戦で死亡                     4番目の夫
                                    Margaret Hearn     Watson

  最初の妻  2番目の妻  3番目の妻  4番目の妻   John Wayne Hearn
            │                   │
         Wayne Hearn          Elaine Hearn
                                              「強迫的愛」
```

Debbie Sims Bannisterをめぐるジェノグラム

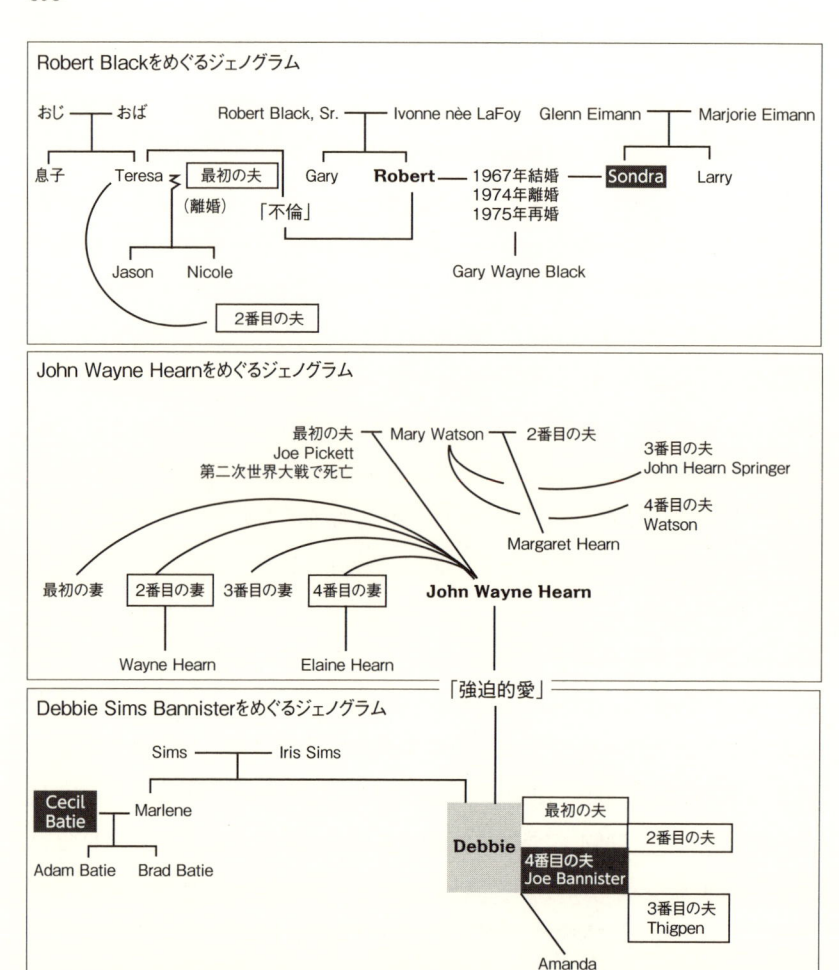

```
            Sims ─── Iris Sims
                 │                         最初の夫
   Cecil ─ Marlene                                    2番目の夫
   Batie                        Debbie
                                          4番目の夫
   Adam Batie  Brad Batie                 Joe Bannister
                                                      3番目の夫
                                                      Thigpen
                                  Amanda
```

図 9-3 狂気─罪悪ジェノグラム：Robert Black・John Wayne Hearn・Debbie Sims Bannister

原著者注：Debbie が John Wayne を説き伏せ，Joe, Cecil, Sondra を殺害させた。

育ち，後には自身の子どもたちも次々と継母の影響下に置いたという点と，一方その合間に，同じように不安定で，自らも4回結婚した女性と恋に落ちたという点である。私は Hearn の側のこの選択は，ある種の障害を持つ人が，同じ障害を持つ人に引き寄せられる，**同類交配（婚）**

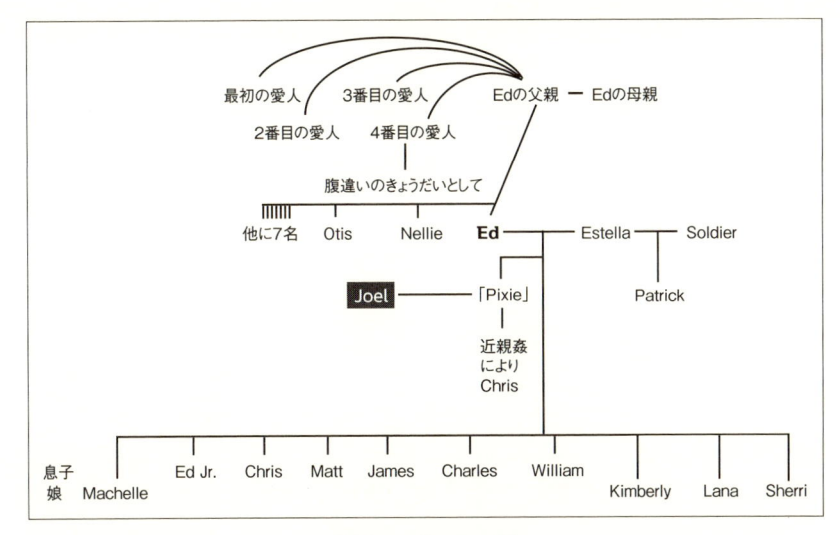

第9章 治療不可能なパーソナリティ障害　399

```
                最初の愛人  3番目の愛人   Edの父親 ─ Edの母親
                    2番目の愛人  4番目の愛人
                       腹違いのきょうだいとして
           ||||||||
           他に7名  Otis    Nellie    Ed ┬─ Estella ─ Soldier
                           Joel ──「Pixie」        Patrick
                                    │
                                   近親姦
                                   により
                                   Chris
   ┌──────┬─────┬─────┬─────┬─────┬─────┬─────┬─────┐
  息子
  娘  Machelle  Ed Jr.  Chris  Matt  James  Charles  William  Kimberly  Lana  Sherri
```

図 9-4　Sexton 家

(assortative mating) の例であると見ている。また私は，彼の家族の混沌とした構造が，どのような精神療法的手段に対しても強い抵抗性となるような，反社会性パーソナリティあるいは精神病質パーソナリティの発症リスクを高めた1因子であると見ている。この種の障害のある人々は，自分自身を病んでいると見なすことも，治療を求めることも稀である。

　次の例は Sexton 家に関するもの（図 9-4）で，その中心人物は，義理の息子の1人を殺した Ed Sexton（Cauffiel 1997）である。私は彼の話を次のセクションでより詳しく描写する。ここではそのジェノグラムが単純な線状の表現を許さないことを特筆したいが，その理由は，Sexton が自分自身の娘に男児を孕ませ，この男児を結果的に男児自身の叔父・伯母の腹違いの弟にしたからであった。

　同様に，Karla Faye Tucker の家族構造も断片化と不安定性のパターンを示す。ジェノグラムは図 9-5 に描かれている。Tucker と共犯男性は，1983年にヒューストンで2人の人間を殺した。彼女の母親の

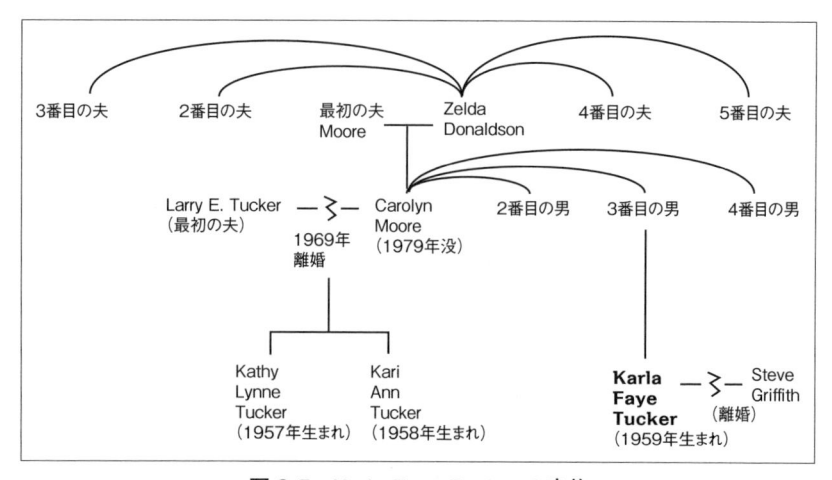

図9-5　Karla Faye Tucker の家族

　Carolyn は最初の夫 Larry との間に2人の娘をもうけたが，Karla Faye はこの男性が自分の父親でもあると想定していた。彼女は実際には，母親がまだ Larry Tucker と一緒に暮らしている間に「不倫関係を持った」別の男性の娘であった。Carolyn とその母親の Zelda は共に刺激を求める「ワイルド」な女性で，無法者に惹かれた。2人とも売春婦で，Karla Faye も同じくそうであった。Karla の母親は，彼女が8歳の時にはマリファナ[訳注43]の紙煙草を巻く方法を教え，彼女がティーンエイジャーの時には「売春婦の客」を供給するような女性であった。Karla Faye は12歳の時に喧嘩をして強制退学処分を受けた。15歳になるまでには既に，子宮摘出を受けていた。彼女は，本質的に親から管理されずに育ったのである。継父である Larry が10歳の時に彼女の養育権を得たが，彼女はその頃までには既に，ヒューストンの路上で，同じようにワイルドで薬物を乱用する知人たちと生活していた。

　殺人で逮捕された後，Karla Faye は1998年の刑執行前までの15年

訳注43）第4章訳注7（p.172）参照。

間を死刑囚として過ごした。刑務所にいる間に，彼女は生まれ変わったクリスチャンとなり，犯罪に対する真正な良心の呵責を示した。彼女の物語は，Beverly Lowry（1992）に感動的な伝記を着想させることになった。その物語は，反社会性パーソナリティを抱えた女性の悲劇的な話である。彼女が反社会性パーソナリティを抱えるようになった原因の一部は，母と祖母からの「ワイルド」な遺伝子に起因しており，より多くの部分は薬物乱用，父親不在，売春，混沌とした家族に誘発された完全な保護監督の欠如という乱れた生活に起因していた。彼女はサディスティック，精神病質，あるいは自己愛性といったパーソナリティ形態を示さず，救済可能に見えた。しかし彼女は型どおりの世界とはかけ離れた所で成長して生活し，セラピーや医学的治療は，あたかも彼女の居住していない惑星に属しているかのようだった。Karla Faye は母親の反社会的「教育」で駄目になってしまったが，Carolyn は彼女なりに娘を愛していた。彼女は娘の Karla Faye に対して残忍な振る舞いに及んだわけではなかった。したがって次の節(セクション)で描写されている者たちのように「地獄から来た親（parents from hell）」訳注44) として姿を現してはいないのである。

地獄から来た親

　重篤に，そして本質的に治療不可能なパーソナリティ障害のある親は，2つの大きなグループに分類できる。1）自分自身の子どもか子どもの伴侶に対して邪悪な行為を犯す，もしくは自分自身の子どもか子どもの伴侶を殺す親，2）子どもに対して邪悪な対応をすることで，その子どもが成人に至ると邪悪な行為や殺人を犯す素因になってしまうほどに子どもの発達中のパーソナリティを歪めてしまう親，である。この第

訳注44) From hell は「最悪の，最低の／偽の」という慣用句として使用される。

2グループの元凶の親は，その間も自分の人生を歩み，子どもの人生の背景に留まり犯罪で逮捕されることもなければ，司法当局から精神科検査や治療を受けるように強制されることも，決してないのである。

自分自身の子どもを殺す親や子どもの配偶者を殺す親

図9-4に描かれたSexton家の心理的中心人物は，Ed Sextonであった。このウェストヴァージニア出身の男性は，Cauffiel（1997）の著作によると，刑務所から釈放された直後に結婚した妻のEstella-Mayとの間に，11人の子どもをもうけた。12人目のPatrickは，Estella-Mayが他の男性との間にもうけた子どもである。Edは娘5人全員と近親姦関係を持った。彼は娘のMachelleを身体的にも虐待し，「16歳になるまではベルトで打ってやるし，それからは拳骨で殴ってやる」と言った。ある時彼女は，あまりにひどく殴られたために入院しなければならなかった。Edは鞭打ちの間，息子たちを家族全員の前に裸で立たせ辱めもした。子どもたちは皆，Edにもし部外者に話したら殺すと脅かされていた。時折彼は，子どもをクローゼットに閉じ込め，鍵穴からゴキブリ用のスプレーを噴射した。男の子の1人は重症になって意識を失った。子どもたちは長期間縛り付けられたために，自分の排泄物の上に横たわっていることすらあった。

娘のPixieは父親によって妊娠させられた。彼はそこで，子どもが近親姦で生まれたのではないと装うため，娘をJoelと結婚させた。娘PixieがChrisを産んだ後，EdがJoelを殺し，PixieがChrisを殺した。Edは若い時分，猫や犬を殺し，近所の子どもに拷問をして火をつけたりしていた。彼は子どもたちにお互いとの性交を促し，家にいる時は，彼の気の向くままに誰とでもセックスができるように，通常裸のままであった。彼のサディズムと邪悪行為のニュースは最終的に漏れ出て，彼は義理の息子殺害容疑で逮捕された。

Ian Bradyがしたような他人の子どもの拷問とそれに続く殺人を超越

できる邪悪行為は，私が思うに，自分自身の子どもの拷問と殺人だけである。この点について，Theresa Knorr（Clarkson 1995; Lohr 2004）の例は，司法報告書に匹敵するものがないほどである。彼女はカリフォルニアの中流家庭の2人姉妹の妹で，母親のお気に入りであったにも関わらず，病的に姉に嫉妬していた。彼女の最初の結婚相手は，Clifford Sanders であった。息子の Howard と娘の Sheila の誕生後，彼女は夫への嫉妬と独占欲を募らせ，結婚2年後に Clifford を殺したが，裁判所では正当防衛で殺したと信じられたために有罪を免れた。Robert Knorr との2度目の結婚で，彼女は続けざまに4人の子ども（Suesan, William, Robert, Terry）をもうけたが，結婚は4年間で終わった。3回の短期の結婚が続いたが，最後の結婚は知り合って3日後の結婚で，3カ月後には離婚している。すべての男性が，彼女の独占欲を理由に彼女を拒絶したのだ。

　1976年，6人の子どもを抱えて独り身となった彼女は，体重が増え始め，大量に飲酒するようになった。彼女は自分自身の娘の魅力に病的な嫉妬を感じるようになり，異常なほどひどく残酷に娘たちを扱った。Suesan は家から逃げ出したが，発見されて精神科に入院させられた時，彼女の虐待の話を信じる者は誰もいなかった。Theresa は Suesan が嘘をついていると主張し，彼女は母の下に返された。ひとたび家に戻ると，彼女は繰り返し母親と，兄弟からも殴られた。Theresa が息子たちに殴打に加わることを強制したのだ。また逃げ出さないように，彼女はベッドに鎖で繋がれた。1982年，Suesan が16歳の時，Theresa は，娘が母親である自分の体重増加を引き起こしている「魔女」であると想像し始めた。激怒した彼女は，娘を22口径のピストルで撃って怪我を負わせた。その後彼女は，15歳の息子 Robert に，姉の背中にナイフを入れて銃弾を取り出すように強制した。数日後，Theresa は Suesan の四肢を縛り，口にテープを貼り，彼女の持ち物すべてを荷造りして，彼女の兄弟たちに母である自分と Suesan を遠隔地点まで車で運ばせた。

そこでTheresaは娘にガソリンを浴びせて,焼き殺したのである。

翌年,Theresaは当時20歳になっていたSheilaに,家族の収入を補うため売春するように強制した。Sheilaのもたらす収入のおかげで,殴打はしばらくの間止まった。しかしTheresaは娘が妊娠しているかもしれないと考え,その時点で彼女をひどく殴り,縛り,過熱したクローゼットに閉じ込め,パイプにくくりつけ,食べ物も飲み物も剥奪した。3日後,クローゼットが開けられた時,Sheilaは死んでいた。息子たちは,再び妹（姉）の死体を同じ遠隔地点まで車で運ぶという任務を押しつけられ,死体はそこに投げ捨てられた。死体はすぐに発見されたが,身元が確定されなかった。8年後にTerryが,当局に母親の犯した2つの殺人を暴露することになった。Theresaはその時逮捕され,2件の拷問致死で有罪となり,2つの連続終身刑という判決を受けた。この間ずっとTheresaは精神科的援助を求めたことはなく,代わりに自分自身の娘に対する殺人的な羨望や憎悪を発散していたのだ。

被害者－転じて－加害者現象（victim-turned-victimizer）（van der Kolk 1996）は,実子殺害を犯すような親の人生において顕著である。たとえばJudias Buenoanoは,2歳で母親を亡くした後,孤児院で過ごすことになった。後に彼女は家に戻り父親と継母と生活し始めたが,2人とも極度に虐待的で,彼女を殴り,飢えさせ,煙草で火傷を負わせた（Anderson and McGehee 1991）。数年後,彼女は生命保険金で儲けるため,最初の息子に砒素を盛り,それから事故を装って彼を溺死させた。彼女は同じく保険金目当てに2人の夫を毒殺し,婚約者の車を爆発させようとし,2軒の家屋を燃やしたのだった。

外科医のJohn Dale Cavanessは,幼少期の虐待に反応したというわけではないのだが,妻,4人の息子,秘書たち,愛人たち,患者さえをも残忍行為の対象とした（O'Brien 1989）。彼は保険金のために長男Markを1977年に殺し,同じ理由で7年後に次男Seanを殺した。

類似した自己愛性性格とサディスティック性格を持つもう1人の親,

Debora Green 博士（Rule 1997）は，子どもの頃に虐待を受けたわけではなかったが，統合失調質特性と精神病質特性を伴う，人の神経を逆なでするような自己愛性パーソナリティを示した。かつて高校を首席で卒業した彼女は，猫のみを可愛がり，3人の子どもの目の前で夫を猥雑な名称で呼び，アルコール依存症で拍車のかかった憤怒の大爆発を起こしがちであった。また彼女は上の子ども2人を父親に逆らうようしむけていた。夫がとうとう離婚を口にして別の女性との情事を持ち始めると，Debora は彼をリシン^{訳注45)}で毒殺しようとした。彼女が夫を殺そうとしていたことが発覚するまでに，夫は11回も入院することとなった。それから彼女は自殺すると脅したが，その時点で夫が彼女をメニンガー・クリニック^{訳注46)}に入院させた。彼女は4日後に署名して退院し，夫に「死んでも子どもたちは渡さないわ」と警告した。彼女は家中に燃焼促進剤をまいて火をつけ，3人の子どものうち2人を殺した。彼女は他に，境界性パーソナリティ障害（BPD）の基準を満たすパーソナリティの側面も持ち合わせていた。彼女はメニンガー・クリニックで過ごした数日のうちに精神科研修医になるという空想を抱いたが，精神科医として機能できるような特徴を欠いていることは言うまでもなく，精神科患者として機能できるような特徴すら欠いていることには，見たところ気づいていない様子であった。

自身の暴力で子どもを暴力へと素因づける親

Shengold（2000）^{訳注47)}は，我が子に対する親の残忍行為に言及するため，**魂の殺害**（soul murder）という用語を用いた。精神疾患を持つ

訳注45) トウゴマ・ヒマから摂れる猛毒性蛋白質。
訳注46) 米国カンザス州トピカに，カール・メニンガー（1893-1990）とウィリアム・メニンガー（1899-1966）兄弟によって1919年に設立されたクリニック。米国の精神分析のメッカといわれた。
訳注47) Leonard Shengold（寺沢みづほ・訳）：『魂の殺害―虐待された子どもの心理学』（2002, 青土社）

犯罪者のための刑務所や司法精神医学病院には，親から反復的で深刻な虐待や辱めを受けた人々が多数収容されている。親のこの行為は，子孫を殺人者としてのキャリアに導く一因となるほどであった。司法精神医学病院で私が治療を担当した患者の中には，「エンジェル・ダスト」（フェンシクリジン^{訳注48)}）の影響下で，3人の職人の多重殺人を試みた男性がいた。彼は人生早期に，些細な過ちを理由に母親から電気コードで打たれていた。父親は彼を頻繁に窒息しそうになるまで締めつけ意識を失わせ，その後彼に肛門性交を行っていた。30歳前後の彼と私は出会ったのだが，その頃までに彼は，静かな火山になっていた。外見上は礼儀正しいが，アルコールまたは薬物というガソリンを注がれると，爆発的な憤怒を示し殺人を犯せるほどであった。彼のPCL-R尺度得点は30点であり，反社会性パーソナリティ障害と精神病質の両方の基準を満たしていた。最初に入院した時，彼はピストル購入と殺人企画について語ったが，この話は計画的な歪曲に満ちていた。8年を病院で過ごした後，彼は一言一句違えず同じ話を繰り返した。治療に向けての努力は，全く何の効力もなかったのだ。

　Charles Manson^{訳注49)}（Bugliosi 1974）という名前は皆によく知ら

訳注48）1957年に麻酔薬として開発され，後に幻覚剤として乱用されるようになった薬物。解離感覚や強い知覚の歪みを生じさせる作用がある。米国では1965年に使用が禁止され，重篤な副作用のために現在では獣医学でも使用されていない。日本では麻薬に指定され，製造・所持・使用が禁止されている。〔宮里勝政：『薬物依存』（1999, 岩波新書），C.R. Bartol & A.M. Bartol（羽生和紀・監訳；横井幸久，田口真二・編訳；深田直樹・訳）：『犯罪心理学—行動科学のアプローチ—　第12章　ドラッグと犯罪』（2006, 北大路書房），財団法人麻薬・覚せい剤乱用防止センターホームページ（http://www.dapc.or.jp/index.htm）参照〕

訳注49）Charles Milles Mansonは，32歳までに17年間服役していた。1967年に出所するとヒッピー全盛期のサンフランシスコで10代から20代の若者のカリスマとなる。信奉者が集まると，ヨハネ黙示録とビートルズを利用した教義に基づく「family」と呼ばれるカルト集団を創りあげ，1968年から1969年にかけてメンバーに命じてさまざまな殺人を行わせた。Manson自身は33人を殺害したと述べている。〔Oliver Cyriax（柳下毅一郎・訳）：『世界犯罪百科全書』（1996, 原書房），John Douglas & Mark Olshaker（井坂清・訳）：『FBIマインド・ハンター』（1997, 早川書房）参照〕

れている。ただし，その子ども時代の詳細は知られていないであろう。Mansonは，1934年ケンタッキーで16歳の未婚の母，Kathleen Maddoxの子として生まれた。彼女は売春婦であり，自動車窃盗や武装強盗で法を犯し，Mansonをウェストヴァージニアのおじのところに置いて，長期間姿を消してしまう母親であった。Mansonは父親を知らずじまいだった。ある時点で母親は，「里親役の」夫婦相手に，Mansonをビール1本と交換してしまった。Charlesは矯正施設を出たり入ったりした。彼の社会への強い嫌悪は，刑務所内で肛門性交されてから強化された。19歳で仮釈放になり，彼は短期間結婚して息子をもうけた。25歳になるまで，彼はレイプ，薬物使用，売春斡旋，窃盗，詐欺を含め，多様な犯罪で逮捕された。再びレイプで投獄され，1967年に釈放されると，彼はサンフランシスコに行き，自分のカリスマ性を用いてヒッピーグループのリーダーになった。1969年8月のシャロン・テイトたちの殺害で，Mansonは全国的に知られる人物になった[訳注50]。彼はカリフォルニアのコーコラン刑務所で終身刑に服している[訳注51]。私たちはMansonの生物学的父親について何も知らないが，Mansonは母親から，衝動性と新奇性探求性を求めるリスク遺伝子という負荷を背負わされていたのかもしれない。

　Mansonの母親が主として**怠慢の罪**（sins of omission）を犯したとするなら，イングランド北西部で2人の幼い男の子を殺した少女Mary Bellの母親は，最もおぞましい類の**遂行の罪**（sins of commission）[訳注52]に耽った（Sereny 1998）[訳注53]。母親のBettyは養

訳注50) 1969年，米国人女優Sharon Tate(1943-1969)がMansonのカルト教団信者によって他の4名と共に殺害された。殺害当時彼女は妊娠8カ月で，ポーランドの映画監督ロマン・ポランスキー（1933-）と結婚していた。
訳注51) Mansonには1971年に別の殺人事件に関して死刑判決が下されたが，カリフォルニア州で1972年に死刑制度が一時的に廃止されたことに伴い，自動的に終身刑に減刑された。後年同州の死刑制度は復活したが，Mansonには影響が及ばず，現在も服役中である。

育放棄的な売春婦で，自身が家に連れ帰ったさまざまな男性との性行為を，娘が5歳の時から強制した。Maryは父親を知らなかった。彼女の母親も知らなかったのかもしれない。BettyはMaryが生後1年を迎えるまでに何度も殺そうとした。それはMaryが6歳か7歳の頃から始まったのだが，Bettyは客にフェラチオを行うよう彼女に強制し，誰かに言おうものなら恐ろしい結果になると彼女に警告していた。男たちとBettyらは，Maryの直腸に物体を押し込んで，鞭打ちにしていたのだった。Maryが8歳の時，母親は彼女の頭部を水面下に押しこんで溺死させようとした。別の時には，娘が意識を失うまで喉を締め上げもした。この手口はMary自身にも採用された。彼女は11歳の時，鳥，猫の首を絞め，それから2人の男児（それぞれ2歳であった）を絞殺したのだ。このため彼女は，まず矯正施設に，後に刑務所に送られた。当初Maryは「悪意に満ちた精神病質者」と見なされ，国中の非難の的となった。時間が経つうちに，彼女は倫理的にもスピリチュアルにも，リハビリが可能であると判明した。彼女は現在別の名前で生活しており，結婚して自身の子どもを持っている。Mansonがサディスティックな精神病質者になり，（医療で）治療することも（宗教で）救済することもできなかったのに対して，Maryの家族のサディスティックな精神病質者は彼女の母親，Bettyであった。しかしBettyが公正な裁きを受けることは決してなかった。

地獄から来た親は，その残忍で拒絶的で屈辱を与える行動で自身の子孫のパーソナリティに長期継続する影響を及ぼすが，暴力的犯罪者分野に限って存在しているわけではない。20世紀の戦争の間に起きた残虐行為の責任者であった国家元首の多くには残忍な父親がおり，息子が成

訳注52）諺に，「There is a sin of omission as well as of commission.：遂行の罪もあれば怠慢の罪もある（してはいけないことをする罪もあれば，すべきことをやらない罪もある）」がある。

訳注53）古屋美登里・訳：『魂の叫び 11才の殺人者，メアリー・ベルの告白』（1999, 清流出版）

人期に到達して権力を持つと,父の残忍性が後に何百万倍にも増大されたという事実には,一時の関心事以上のものがある。非嫡出子の異母兄である Alois Jr. によると,ヒトラー[訳注54]は父親から「カバ用の鞭で無慈悲に打たれ」,一度は意識を失うまで首を絞められた(Flood 1989, p.7)。ヒトラーには愛情深い母親がいたので,彼の父親が穏やかで滋養的であったならば彼はどうなっていたのだろうかと思わずにはいられない。ヒトラーは膨大な規模の復讐を求める代わりに,最初になろうとしていたそこそこの才能を持った芸術家で,世界に何の痕跡も残さなかったであろう人物となっていたかもしれない。

スターリン[訳注55]は父親への激しい嫌悪を抱いて成長したが,その父親は「酔っ払った時には彼をいつも殴っており,伝えられるところではナイフで身を守るようにと子どもを駆り立てていたと言われている」(DeJonge 1986, p.25)。彼の母親,Ekaterina もまた息子を鞭で打ちのめし,結果としてスターリンは誰のことも愛さず,自身の権威以外のあらゆる権威を憎んで成長した。毛沢東[訳注56]の父親は裕福な農民で,「かっとなりやすく,守銭奴で過度に厳格であり,毛や兄弟を頻繁に折檻していた」(Short 1999, p.28)が,ヒトラーやスターリンの父親のようにサディスティックではなかった。それでもなお,兄弟たちより反抗的であった毛は父親を憎むようになり,そして2人の相互作用が毛の伝統的権威に対する復讐心と軽蔑を養ったように見える。サダム・フセイン[訳注57]の生物学的父親,Hussein al-Majid については,ほ

訳注54) 本章訳注 23 (p.382) 参照。
訳注55) Iosif Vissarionovich Stalin (1879-1953) は,グルジア出身の旧・ソビエト社会主義共和国連邦の政治家。レーニンの後継者となった 1922 年から,死去する 1953 年まで権力を掌握し,ソビエト連邦共産党書記長として君臨した。プロパガンダを通じた個人崇拝,政敵の大粛清で有名。
訳注56) 毛沢東 (1893-1976) は,中国共産党の創立党員であり,中国共産党の最高指導者として中国革命を勝利に導いた。中国建国の父とされ影響力はいまだ根強いが,数千万もの死者を出したとされる大躍進政策・文化大革命は毛の失敗と見なされ,過度の個人賛美や神格化は次第に薄れつつある。

とんど何も，いつ，どこで死んだのかすらも，知られていない。彼はサダムより2歳年下の，唯一の同父母弟Sihamの父親であったかもしれない。この2人の子どもをもうけた後，父親はどうやら家族を棄てている（Coughlin 2002, p.6）。母親のSubha Tulfahはその後，Hassan al-Ibrahimと結婚した。サダムは継父に拒絶され，恐らく性的に虐待され，定期的に打たれていた。Hassanは外側をアスファルトで覆った杖でサダムを叩き，サダムから殴られるのを避けるために彼を泥の中で踊らせた。ヒトラー，スターリン，毛がおおむね他人の殺害を命じた（ordered）のに対し，サダムの個人的な残虐性は伝説化している。DSMのカテゴリーは，これらの男性たちが行った行為の極悪性に，正当な判断を下さない。**サディスティック**（*sadistic*），**自己愛性**（*narcissistic*），**反社会性**（*antisocial*），**精神病質**（*psychopathic*）といった用語は，彼らにとっては浅薄な婉曲的表現にしかならないからだ。精神療法は父親にも息子にも影響を及ぼさないであろう。

「精神の殺害（PSYCHIC MURDER）」という形態の親の破壊性

Shengold（2000）[訳注58]によって用いられた「魂の殺害」という句（フレーズ）は，スウェーデンの劇作家，アウグスト・ストリンドベリ[訳注59]によって1世紀前[訳注60]に書かれた一篇の記事に由来している。彼は，実際の殺人は減っているように思われるが，魂の（あるいは精神の）殺害，つまり，個人の生存理由を奪い去ることは増えていると批評した。Shengoldが説明したように，「魂を破壊する潜在的な能力（キャパシティ）は，別の人間

訳注57）Saddam Hussein Abd al-Majid al-Tikriti（1937-2006）は第5代イラク共和国大統領。バース党員として政治活動・地下活動を行い，1969年に革命評議会副議長，1979年大統領に就任。革命評議会議長，国軍最高司令官を兼務し，権力を把握。石油事業の国有化を通じ，イラクの近代化を推進し，女性の地位向上を進めた。反対派への粛清と恐怖政治，クルド人に対する弾圧からは，独裁者として恐れられた。2003年に米国・英国両軍の攻撃によりイラク戦争が勃発。米国軍に拘束され，2006年に人道に対する罪で死刑が執行された。

第 9 章　治療不可能なパーソナリティ障害　411

を自分の権力下に収めることに，全面的にかかっている」（のであり，これは親と幼い子の間との関係には内在化している）のだが，彼はここに付け加えて，「個人において，精神の殺人は，敵対的な親，残酷な

訳注 58）Shengold は著作の中で，ストリンドベリと並び，ノルウェーの劇作家イプセンの名を挙げている。Henrik Johan Ibsen（1828-1906）はノルウェー出身の劇作家で近代演劇の父（創始者）。近代思想や女性解放運動に強い影響を及ぼしたとされる。テレマルクの裕福な商家に誕生するが，生誕に関して不義の子であるという噂が流布した。確証はなく事実とは異なるとされるが，イプセン自身は認めていた。母親は厳格なキリスト教徒であった。8 歳の時家が破産。周囲の者が手の平を返すように一家に冷淡な態度をとるようになったことで人間不信と孤独癖を強めた。15 歳で自立後，妹を除いて原家族との縁を切っている。16 歳の時に勤務先の 10 歳年上の女性に子どもを産ませ，14 年間の養育費の支払いを義務づけられた。医学部への進学を目指すが途中で作家に転向。貧困生活が続くが，ドイツを外遊しイタリアに居住を移したのち，発表した作品が評価されるようになり，1870 年代に発表した『人形の家』などの近代劇で世界的名声を博す。1891 年に 27 年ぶりにノルウェーに帰国，死去まで過ごす。〔世界文学大事典編集委員会・編：『集英社世界文学大事典』（1996，集英社），毛利三彌：『イプセン戯曲選集　現代劇全作品』（1997，東海大学出版会）参照〕

訳注 59）Johan August Strindberg（1849-1912）はスウェーデンの劇作家，小説家。ストックホルムの裕福な船舶業代理人の父と，元同家の家政婦であった母との間に，第 4 子として生まれる。4 歳の時家が破産。のちに財政は回復するが学校を転々とし，この暗い家庭環境の中で彼の反抗的姿勢が生まれた。13 歳で母を失う。18 歳でウプサラ大学に入学するが，作家を志し中途退学する。その後戯曲や風刺小説が評価され文壇の寵児となる。イプセンに大きく影響を受けたが，後には批評の対象としている。高く評価された作品を生み出す一方で，辛辣さや毒舌により，外国で逃避生活を余儀なくされ裁判沙汰になるなど，毀誉褒貶の激しい抗争的姿勢に貫かれた人生であった。彼が女性に対し，強い愛情と憎悪の間を揺れ動いた様子は，作品に描かれる女性観と 3 度の離婚歴が物語っている。〔『日本大百科全書』（1994，小学館），世界文学大事典編集委員会・編：『集英社世界文学大事典』（1996，集英社）より〕

訳注 60）19 世紀のヨーロッパにおいては，催眠や暗示，特に強者による弱者の意志操縦が関心の的となっていた。〔毛利三彌他：『ストリンドベリ名作集』（1975，白水社）〕こうした強者－他者関係のテーマは，イプセンやストリンドベリが作品中で描いた家族の関係の中に見出すことができる。イプセンは作品のほとんどで，崩壊寸前の，あるいは崩壊する核家族を通して親子夫婦の家族問題，性の問題，自己喪失を描いている。ストリンドベリの劇作品にも家族の関係が描かれているが，両者とも「近代の問題の所在を家族内に見たといえる。〔毛利三彌：『イプセン戯曲選集　現代劇全作品』（1997，東海大学出版会）〕また作品に色濃く投影された彼ら自身の原家族との関係は，本書で論じられているテーマを連想させるものが多い。〔世界文学大事典編集委員会・編：『集英社世界文学大事典』（1996，集英社）参照〕

親，無関心な親，精神病圏の親，精神病質の親と，その親の保護管理下にある囚われた子どもとの間に基盤が置かれている」(p.19) と述べた。

ここまで，親の破壊性がその子孫の暴力的な犯罪性に著しく，多くの場合は決定的に貢献してしまった家庭に焦点を当てながら，この現象の多くのバリエーションを描写してきた。他にも，親のせいで子どものパーソナリティに変奇形(デフォルメ)が生じ，結果的に，慢性的な抑うつ感や充実感の欠落や自殺がもたらされることになってしまった，夥(おびただ)しい数の症例が存在している。こういった結末の大半は，親の**ネガティブな**自己愛（the *negative* narcissism of the parents）に由来する。Shengold がリストにした，敵対性や残酷さなどを含む態度のカタログは，親の自己愛のバリエーションであり，子どもとの関係にはネガティブな捩(ね)れが生じている。このカタログには，親の嫌悪，羨望，軽蔑を加えることができるだろう。しかし，**ポジティブな**自己愛（*positive* narcissism）もまた，恐ろしい顛末を生むことがある。子どもたちは，特に大いなる権力地位にあり，過度の自由を不適当に叶え，限界設定をしないような親によって，文字通り「甘やかされて腐りはてる」かもしれないのだ。どちらの場合でも，親のパーソナリティには重篤な自己愛性の変奇形があり，彼らは治療を必要としているとは考えず，精神療法を求めず，治療可能性はおろか，患者となる領域の外側に留まる。私は以下の例を，高い社会的地位にあった（そしてそれゆえに伝記の主題となった）人々の伝記から選んだ。パートナーの敵対性は，時として脆弱なほうのパートナーのパーソナリティにも等しく粉砕的な影響をもたらすので，そういった状況の例も含めることにする。

Rebekah Harkness の伝記を書いた Craig Unger（1988）によると，彼女は遺産相続人であり，自分の名を冠したバレエ団の創設者であったが，成人期以降の人生では自分自身の利益・関心を追及することに専心し，最初の子ども Edith を損ね傷つけた。彼女の4人の夫のうち，最初の夫の下で生まれた Edith は，母親の愛情を知らないままであった。た

とえば母親の無関心さは，Edith が7歳で，父親の死の直後に母親の部屋に入った時，彼女に「何が欲しいの？」とぴしゃりと言った（p.387）ことに示されている。1982 年に母 Rebekah は癌で死にかけていたが，当時娘 Edith は多種多様の薬物を服用し，乱用していた。これらの薬物のうちの2つ（アミトリプチリン[訳注61]とジアゼパム[訳注62]）に加えてアルコール摂取により，母の死後まもなく Edith は自殺した。Edith は人生の大半において深刻な抑うつ状態にあり，結婚後にはアルコール依存症となったが，それは息子の誕生以降一層悪化した。彼女は，母を持ったという経験もなければ，自分自身の子どもの母となるための雛形を持った経験もないと感じていた。

　Brenda Diana Duff Frazier（Diliberto 1987）の人生は，「ハリウッドマザー」タイプの自己中心的な親による，ひどい操作性の結末を具体的に説明している。Brenda の親は，自身が決してなし得なかった舞踏会の女王になることを実現した娘を**通して自分の人生を生きること**（*living through* her daughter）に必死な親であった。彼女の母親は地味な女性だったが，娘の Brenda Frazier は美貌の持ち主で，18歳の時に社交界デビューを飾った裕福な女性であった。1938 年には彼女の写真が『ライフ（Life）』誌の表紙を飾り，また「Brenda Frazier, New York」という住所だけで手紙が配達されるほど有名であった。Brenda は（娘に対する野心は別として）母親から養育放棄され，全面的に乳母たちに育てられたので，見たところ「気骨」なしで成長した。一連の不幸な結婚が続き，彼女はアルコール依存症になり，大食症を発症し，自傷そぶり

訳注61）三環系抗うつ薬の一種。脳内においてノルエピネフリン及びセロトニンの再取り込みを抑制し，シナプス領域のモノアミンが増量することにより，抗うつ作用を示す。効果が高いが，抗コリン作用が強く，口渇・便秘・めまい・眠気・排尿障害などの副作用が強く現れやすい。（青葉安里，諸川由実代・編：『こころの治療薬ハンドブック 2003 年（第3版）』2003, 星和書店）

訳注62）ベンゾジアゼピン系の代表的薬剤。第4章訳注6（p.170）も参照。（青葉安里，諸川由実代・編：『こころの治療薬ハンドブック 2003 年（第3版）』2003, 星和書店）

や自殺企図の末,世捨て人として人生を終えた。

　Edith Harkness と Brenda Frazier は,共に長年精神分析的精神療法を受け,BPD,大感情障害,非常に高い自殺リスク (Stone 1990) と自己破壊行動全般に関連したアルコール依存症が組み合わさった病相を呈した。

　辛辣に書かれた自身の家族の記録 (1992) の中で,Geoffrey Douglas は特権を有しながらも不運であった自分の両親の物語を語っている。彼の父親はウォール街[訳注63)]のブローカーで,ある女性遺産相続人の息子であった。彼の母親はソーシャルレジスター[訳注64)]に載る家庭出身のファッションモデルであった。しかし彼の父親は強烈に偏狭で,「弱く,甘やかされて育った,誤った方向に導かれた,残酷な」男性 (p.190) であり,傲慢で他人を支配し,辱めた。彼の母親は脆い人で,「信じられるのは自分のウエストのサイズと,自分の微笑み,そして社交界デビュー用の道具一式だけであった。これがなくなってしまうと,彼女は音楽のないダンスのようなものだった」(p.190)。彼女は抑うつと広場恐怖のため,コネチカットのシルバー・ヒル病院に何度も入院した。入院させた精神科医が一度 Douglas 氏に会い,彼について以下のように語っている:「私が知る限り,彼が Douglas 夫人の病の原因である……彼は,私が遭遇した中で最も不寛容な人である……どうしようもなく偏見があり,非常に硬く(リジッドで),心が偏狭である。彼は,Douglas 夫人がどんなふうに『帰宅した』か,私たちがここ(シルバー・ヒル病院)で教えている『この馬糞[訳注65)]をどんなふうに自分に手渡し始めた』かについて話す……私にとって状況は事実上絶望的に見えた……何をどのようにしたらいいのか,どうすべきか分からない」(p.173)。著者の父親は嘘をついて彼の母親を裏切り,彼女を殴っていた。シルバー・ヒル病

訳注63) ニューヨーク証券取引所の所在地で,米国金融市場の通称。
訳注64) 米国独特の社会的エリートの名簿,名士録。
訳注65) 忌まわしい不要物。

院の別の精神科医は Douglas 氏を「偽装した愛想の良さや社会的気品や魅力という上辺の顔の背後に，攻撃や無慈悲さを隠している男性」と描写した（p.210）。結婚生活13年目に，Douglas 夫人は自殺した。親ではなく，この場合は夫による「魂の殺人」の犠牲者であった。

　「権力は腐敗する，そして絶対権力は絶対に腐敗する」と言われている。例は豊富にあるが，ルーマニアのチャウシェスク一家には特に目を見張る。チャウシェスク夫妻ニコラエとエレナ[訳注66]は，ルーマニアを支配する間に莫大な富を蓄え，ルーマニア国民が苦しんでいる時に贅沢三昧を楽しんでいた。際限ない自己愛において，夫妻は息子の Nicu を無視はしなかった。それどころか腐り果てるまでに甘やかした。元ルーマニア諜報機関の長官であった Pacepa 将軍は（1987），Nicu の傲慢さと軽蔑性について記している。党首の栄誉を称えるディナーで，ウェイターが牡蠣をたっぷり載せた皿を持って入ってきた。Nicu は「何か味付けはしてあるのか？」と尋ねた。ウェイターが「新鮮で生のままになっています，同志 Nicu」と答えたとたん，Nicu は「味付けが必要だ，この間抜けめ」と叫んだ。そして Nicu は「テーブルに上がって，すべての牡蠣に『味付け』するように注意しながら，尿をかけ始め」，それから客たちにそれを食べるように強制した。ありがたいことにディナーが終わりを迎えると，Nicu はウェイトレスの1人をレイプした（p.39）。自己愛性の暴君を人間化できる唯一の手段は失墜だが，チャウシェスク一族の人生においては，失墜の到来は遅すぎた。共産党政権が1989年に崩壊した時，ニコラエとエレナは処刑された。夫妻の素行

訳注66）Nicolae Ceausescu（1918-1989）はルーマニア社会主義共和国初代大統領。統一戦線，国防，経済，イデオロギーなどの最高機関の議長を兼任した。毛沢東夫人の江青（1913/15-1991）の影響を受けた妻の Elena Ceausescu（1919-1989）と共に，一族支配による独裁政権を敷き，「王朝」と呼ばれるほど権勢を振るった。ソ連にゴルバチョフ政権が誕生しペレストロイカが推進されたことで1989年にルーマニア革命が勃発。革命軍に拘束され，即時に基礎，軍事裁判が行われ，夫妻は共に処刑（銃殺）された。拘束から処刑後の様子は撮影され公開された。

不良息子は，今では保護してくれる力強い親もいなくなり，ウィーンに逃亡し，そこで悔い改めることもなく，自己愛性パーソナリティは治療されぬまま，アルコール依存症と肝硬変のため1996年に死んだ。

　上述の例や，これまでに示した他の臨床例（第1章症例1-9で言及した一時的に緘黙（かんもく）となった近親姦犠牲者の物語）が示すように，家族の聖なる不可侵性と相対的な不可入性のため，顕著な自己愛性パーソナリティと精神病質パーソナリティを有する親の中には，自身の子どもに対して犯罪行為を犯しても，セラピストに治療を受けることもなく，法廷で罰せられることもないままその一生を終える者がいるのである。

参考文献

American Psychiatric Association: Diagnostic and Statistical Manual of Mental Disorders, 3rd Edition. Washington, DC, American Psychiatric Association, 1980

American Psychiatric Association: Diagnostic and Statistical Manual of Mental Disorders, 4th Edition, Text Revision. Washington, DC, American Psychiatric Association, 2000

Anderson C, McGehee S: Bodies of Evidence: The True Story of Judias Buenoano: Florida's Serial Murderess. New York, Lyle Stuart/Carol Publishing, 1991

Athens LH: The Creation of Dangerous, Violent Criminals. Chicago, IL, University of Chicago Press, 1992

Band C, Malear J: Shattered Bonds: A True Story of Suspicious Death, Family Betrayal, and a Daughter's Courage. Far Hills, NJ, New Horizon Press, 2003

Baron-Cohen S: The Essential Difference. New York, Basic Books, 2003

Black DW: Bad Boys, Bad Men: Confronting Antisocial Personality Disorder. New York, Oxford University Press, 1999

Brady I: The Gates of Janus: Serial Killing and Its Analysis. Los Angeles, CA, Feral House, 2001

Bugliosi V: Helter Skelter: The True Story of the Manson Murders. New York, WW Norton, 1974

Carey B: For psychotherapy's claims, some skeptics demand proof. The New York Times, August 10, 2004, p F1

Carlo P: The Night-Stalker: The Life and Crimes of Richard Ramirez. New York, Kensington, 1996

Cauffiel L: House of Secrets. New York, Kensington, 1997

Clarkson W: Whatever Mother Says: A True Story of Mother, Madness, and Murder. New York, St. Martin's Press, 1995

Cloninger CR: A unified biosocial theory of personality and its role in the development of anxiety states. Psychiatr Dev 3:167–226, 1986

Collins M: The Palm Beach Murder: The True Story of a Millionaire, Marriage, and Murder. New York, St. Martin's Press, 2004

Cooke DJ, Michie C: Refining the concept of psychopathy: toward a hierarchical model. Psychol Assess 13:171–188, 2001

Coughlin C: Saddam: King of Terror. New York, Ecco/HarperCollins, 2002

DeJonge A: Stalin, and the Shaping of the Soviet Union. New York, William Morrow, 1986

Diliberto G: Debutante: The Story of Brenda Frazier. New York, Knopf, 1987
Douglas G: Class: The Wreckage of an American Family. New York, Henry Holt, 1992
Eftimiades M: Garden of Graves: The Shocking True Story of Long Island Serial Killer Joel Rifkin. New York, St. Martin's Press, 1993
Finstad S: Sleeping With the Devil. New York, William Morrow, 1991
Flood CB: Hitler: The Path to Power. Boston, MA, Houghton Mifflin, 1989
Francis E: Broken Vows: The Shocking Murder of Rabbi Fred Neulander's Wife. New York, St. Martin's Press, 2002
Gilmore M: Family album. Granta 37 (autumn):11–52, 1991
Green B: The Soldier of Fortune Murders: A True Story of Obsessive Love and Murder-for-Hire. New York, Delacorte, 1992
Hare RD: Without Conscience: The Disturbing World of the Psychopaths Among Us. New York, Pocket Books, 1993
Hare RD, Harpur TJ, Hakstian AR, et al: The revised Psychopathy Checklist: reliability and factor structure. Psychol Assess 2:238–241, 1990
Harpur TJ, Hare RD, Hakstian AR: Two-factor conceptualization of psychopathy: construct validity and assessment implications. Psychol Assess 1:6–17, 1989
Harrington J, Burger R: Justice Denied. New York, Plenum, 1999
Hart SD, Hare RD: Psychopathy: assessment and association with criminal conduct, in Handbook of Antisocial Behavior. Edited by Stoff DM, Maser J, Brieling J. New York, Wiley, 1997, pp 22–35
Hazelwood R, Michaud SG: Dark Dreams: Sexual Violence, Homicide, and the Criminal Mind. New York, St. Martin's Press, 2001
Hemphill JF, Hare RD, Wong S: Psychopathy and recidivism: a review. Legal and Criminological Psychology 3:139–170, 1998a
Hemphill JF, Templeman R, Wong S, et al: Psychopathy and crime: recidivism and criminal careers, in Psychopathy: Theory, Research, and Implications for Society. Edited by Cooke DJ, Forth AE, Hare RD. Boston, MA, Kluwer, 1998b, pp 375–399
Herpertz SC, Habermeyer E: "Psychopathy" als Subtyp der antisozialen Persönlichkeit. Persönlichkeitsstörungen: Theorie und Therapie 8:73–83, 2004
Klausner LD: Son of Sam. New York, McGraw-Hill, 1981
Lasseter D: Die for Me: The Terrifying True Story of the Charles Ng and Leonard Lake Torture Murders. New York, Kensington, 2000
Lohr D: The case of Theresa Cross Knorr. Available at: http://www.crimelibrary.com/notorious_murders/family/theresa_cross/index.html. Accessed May 29, 2004.
London S (ed): Killer Fiction. Venice, CA, Feral House, 1997
Lösel F: Treatment and management of psychopaths, in Psychopathy: Theory, Research, and Implications for Society. Edited by Cooke DJ, Forth AE, Hare RD.

Boston, MA, Kluwer, 1998, pp 303–354
Lowry B: Crossed Over: A Murder. A Memoir. New York, Knopf, 1992
Lykken DT: The Antisocial Personalities. Hillsdale, NJ, Erlbaum, 1995
Mailer N: The Executioner's Song. Boston, MA, Little, Brown, 1979
McClellan B: Evidence of Murder. New York, Penguin, 1993
McDonald RR: Secrets Never Lie. New York, Avon, 1998
Michaud SG: Lethal Shadow: The Chilling True Crime Story of a Sadistic Sex Slayer. New York, Onyx, 1994
O'Brien D: Murder in Little Egypt. New York, William Morrow, 1989
Pacepa IM: Red Horizons: The True Story of Nicolae and Elena Ceausescus' Crimes, Lifestyle, and Corruption. Washington, DC, Regnery Gateway, 1987
Porter S: Without conscience or without active conscience: the etiology of psychopathy revisited. Aggress Violent Behav 1:179–189, 1996
Raine A: The Psychopathology of Crime: Criminal Behavior as a Clinical Disorder. New York, Academic Press, 1993
Raine A, Brennan P, Mednick B, et al: High rates of violence, crime, academic problems, and behavioral problems in males with both early neuromotor deficits and unstable family environments. Arch Gen Psychiatry 53:544–549, 1996
Raine A, Lencz T, Bihrle S, et al: Reduced prefrontal gray matter volume and reduced autonomic activity in antisocial personality disorder. Arch Gen Psychiatry 57:119–127, 2000
Robins LN, Tipp J, Przybeck T: Antisocial personality, in Psychiatric Disorders in America. Edited by Robins LN, Regier DA. New York, Macmillan, 1991, pp 258–290
Rule A: Bitter Harvest: A Woman's Fury, A Mother's Sacrifice. New York, Simon & Schuster, 1997
Sereny G: Cries Unheard. New York, Metropolitan Books/Henry Holt, 1998
Shengold L: Soul Murder. New Haven, CT, Yale University Press, 2000
Short P: Mao: A Life. New York, Henry Holt, 1999
Smith C: Death of a Doctor: Two Doctors, Obsessive Love, and Murder. New York, St. Martin's Press, 2002
Stone MH: The Fate of Borderlines. New York, Guilford, 1990
Stone MH: Abnormalities of Personality: Within and Beyond the Realm of Treatment. New York, WW Norton, 1993
Stone MH: Serial sexual homicide: biological, psychological, and sociological aspects. J Personal Disord 15:1–18, 2001
Streeck-Fischer A: Misshandelt—Missbraucht: Probleme der Diagnostik und Psychotherapie traumatisierter Jugendlicher, in Adoleszenz und Trauma. Edited by Streeck-Fischer A. Göttingen, Germany, Vandenhoeck & Ruprecht, 1998a, pp 174–196
Streeck-Fischer A: Über die Mimikryentwicklung am Beispiel eines jugendlichen

Skinheads mit frühen Erfahrungen von Vernachlässigung und Misshandlung, in Adoleszenz und Trauma. Edited by Streeck-Fischer A. Göttingen, Germany, Vandenhoeck & Ruprecht, 1998b, pp 161–173

Unger C: Blue Blood: The Story of Rebekah Harkness and How One of the Richest Families in the World Descended Into Drugs, Madness, Suicide, and Violence. New York, William Morrow, 1988

van der Kolk B: The complexity of adaptation to trauma: self-regulation, stimulus discrimination, and characterological development, in Traumatic Stress: The Effects of Overwhelming Experience on Mind, Body, and Society. Edited by van der Kolk B, McFarlane AC, Weisaeth L. New York, Guilford, 1996, pp 182–213

Widiger TA, Rogers JII: Prevalence and comorbidity of personality disorders. Psychiatr Ann 19:132–136, 1989

Williams E: Beyond Belief: A Chronicle of Murder and Its Detection. New York, Random House, 1968

Wilson C, Seaman D: The Serial Killers: A Study in the Psychology of Violence. New York, Carol Publishing Group, 1992

あとがき

ああ、神様が天賦(てんぷ)の才を与えてくれないものか、
他人が私たちを見るのと同じように私たちが自分自身を見る力を!
そうすればたくさんの失敗やばかげた考えから
私たちは解放されるのに。
服装や歩きぶりの気取りさえ私たちから消えるだろうに、
そして信心深さまでも!

――ロバート・バーンズ[訳注1]
『シラミに寄せて,教会である婦人の帽子(ボンネット)にシラミを見て』[訳注2]

　母なる自然は,私たちの眼は外側に開いているのが相応(ふさわ)しいと思った。こうすれば私たちは,外界の危険と喜びとを見極めて自らの生存率を高められる。この手筈(アレンジ)の欠点の1つは,自分自身を見ることに私たちがあまり啓(ひら)かれていないことである。この着想は,教会の貴族ぶった女性に対する,ある詩人の穏やかな嘲りの背後にあった。その女性は,他

訳注1) Robert Burns は方言を用いた詩作で知られるスコットランドの国民的詩人(1759-1796)。日本で親しまれている唱歌『蛍の光』の原詩作者。自然の小さく弱い生物への哀れみを抒情詩に,教会や世俗の偽善や不正への怒りを風刺詩にこめて詠った。
訳注2) 木村正俊・訳:『ロバート・バーンズ研究会編訳　ロバート・バーンズ詩集』(2002, 国文社)

人のみが目にすることができる帽子の上のシラミ虫に気づかず，そのために他のエレガントなイメージを台無しにしてしまっていた。彼女自身がどう見えているかについて，彼女の周囲の人が気づいていたように彼女も気づいたとしたら，現代の用語で言うところの彼女の自己愛（彼女の「気取り〔air(s)〕」）は，破裂してしまったことだろう。ここには私たちの**パーソナリティ**という概念との類似がある。すなわち，パーソナリティとは私たちが外界に投影する自己であり，結局自分自身よりも他の人のほうに，よく見えているものなのだ。

誰もがパーソナリティを有しており，大半の人はパーソナリティに社会的な適応性を備えている。家庭での私生活においてでさえも，私たちは親密な暮らしを共有している者たちの気分を害するような特性を決して多く見せはしない。私たちは誰しも，自分自身が変えたい，あるいは他人から見て相手に変えてほしいと思う特性や突飛な点を1つか2つ持っているが，その程度に留まっている。極端な状況を除けば，より歓迎しがたい特性や不適応な特性を測定する際にはある程度の主観性が存在する。その特性をうっとうしいと思う人もいるが，厄介などとはまったく思わない人や，それどころか魅力的だと思う人さえいる。

パーソナリティ障害という診断のきっかけとなるほど歓迎しがたい特性がある場合，私たちは「何かすべきである」と感じる区域(テリトリー)へと一線を越えたことになる。この状況は，パーソナリティの全領域を包括する**表1**に描かれている。左側は正常またはある程度の正常パーソナリティを示す分野で，（割合としては，図に示されたよりもはるかに大きく）奇癖が少々あるのみで，精神療法的介入を必要としない。この分布範囲は徐々に，治療する根拠となる厄介な特性が存在する区域へと移行していく。

抑制された（inhibited）パーソナリティタイプの余剰分もこの区域に見られる。ただし，私がこれまでの章で強調したように，治療からどの程度利益が得られるかという見通しと，その利益を達成する際の容易さ(たやす)

表1　概観：パーソナリティ障害とその治療可能性

治療の必要なし	治療が有益である可能性大	治療困難	治療結果が不確実	治療可能の域を超えている
軽度の奇癖	いくつかの厄介な特性	A群障害	BPD, 反社会性パーソナリティ障害	精神病質（極めて酷薄・良心の呵責が極めて欠如・激しい欺瞞性）
	ほとんどのC群障害	自己愛性パーソナリティ障害, 軽度の境界性パーソナリティ障害（BPD）	硬い強迫性パーソナリティ障害	
	「ヒステリック性格」		軽躁性パーソナリティ	「狂信的パラノイア」とテロリスト
	「抑うつ―マゾヒスティック」	演技性パーソナリティ障害	「悪性自己愛」	サディスティックパーソナリティ障害
			極めて傲慢な自己愛性パーソナリティ障害	
			自殺傾向の極めて高いBPD	

に関する見通しは，非常に硬い(リジッドな)強迫的な人々，奴隷のように依存的な人々，深刻な恐怖症で回避性の人々にとってはそれほど明るいものではない。治療可能なパーソナリティタイプであっても，その様態が極端な場合には，軽度の自己愛パーソナリティや，ともすると境界性パーソナリティよりも治療が難しい。

　私が「困難」とラベリングした分布範囲には，A群(クラスタ)障害と重篤度の低いB群障害の一部が見られる。

　治療可能性が低いパーソナリティタイプの領域には，より自己破壊的な境界例患者が入り，そこには極めて自殺傾向の高い患者が含まれる。後者の自殺傾向の高い者たちは，良好な治療可能性を生むような自己内省性（self-reflectiveness）[訳注3]や動機づけを示すかもしれないが，耐空性のある飛行機でなければウィンド・シア[訳注4]に遭遇すると前触れもなく地面に突っ込んでしまうように，突然予測不可能に落ち込んで

しまうか，自殺にすら至る場合がある。

　Kernberg（1992）が悪性自己愛と描写した患者に関わる場合も，治療結果は不確実である。反社会性行動を示すものの，基底にある性格構造(ストラクチャー)に Cooke et al.（2004）が「傲慢で欺瞞に満ちた対人関係様式」と名づけた性質が少ない人々は，確実であるとは言えないが，最終的には好ましい治療結果となるかもしれない。ただこのポジティブな社会的変化は，長期にわたるセラピーの過程を通じて生じるというよりも，時の経過とともに達成される成熟を通じて生じるのかもしれない。

　最後に，治療が不可能である領域には，政治的狂信者や宗教的狂信者（ネオナチ，K K K(クー・クラックス・クラン)(訳注5)，イスラム至上主義者など）を含む妄想的な狂信者が見受けられる。その大多数は，自分自身を阻害されているとも障害があるとも見なさず，治療を求めない。そして，治療を法廷に命じられたり強制されたりしても，少数を除く全員に変化への適応性はないだろう。例外があるとすれば，Annette Streeck-Fischer（1998a, 1998b）の描写した青少年ネオナチ「スキンヘッズ」(訳注6)があてはまる。彼らの中には，そのグループのために考案された精神療法に対して反応が良い者たちがいたからだ。

　反社会性の人物が治療不可能と判明する場合，その人物にはおそらく以前から基底に（傲慢で欺瞞に満ちたタイプの）精神病質的(サイコパス)パーソナリ

訳注3）第1章訳注6（p.8）参照。
訳注4）風と風がぶつかる所に発生する急激な風速・風向の変動のことで，乱流を起こす。ウィンド・シア中の航空機操縦は困難であり，航空機事故の最大の原因となっている。
訳注5）Ku Klux Klan の略称。米国の白人至上主義団体の秘密結社。南北戦争（1861-1865）後，共和党主導により南部が民主化されたことに反発した元奴隷商人らによって結成された。保守派の支持を集め民主党に政治的に利用されるが，激しい暴力行為が取り締まりの対象となり，1870年頃に一時的に消滅する。20世紀初頭に社会不安の中で第二次 KKK が組織化される。第二次 KKK は，強硬的・過激的な特徴で知られ，有色人種の他にユダヤ人や移民をも排斥の対象とした。KKK は戦後消滅したが，1960年代と1970年代に活動を再活発化させている。
訳注6）第8章 p.317 参照。

ティが存在しており，それがその人の反社会的行動への素因になった可能性が高い。Cooke et al.（2004）は同様の見解を述べ，特に多くの精神病質者の成育歴に反社会的行動そのものがない（Cleckly 1941）ことから，反社会的行動を精神病質パーソナリティに固有の症状ではなく必然的な結果と捉えた。おそらく，多くの精神病質者は暴力行為や違法行為に従事することもあるが，彼らは法律と対決との対決を避けられるように対処していると述べるほうがより正確であろう。たとえばずる賢い者たちは，どの純朴な観光客なら偽のロレックスを売りつけられても警察に苦情を訴えることがないか，分かっているのである。

　そうは言うものの，極端な場合には精神病質をほぼ必然的な顛末とするような脳の**差異**（*differences*）〔ある点を越えると**異常**（*abnormalities*）に達する差異〕について，私たちはもっと学ぶ必要がある。たとえば，ある種の人が統合失調症を発症しやすいように思われるのと同程度に，新奇性探求，低い共感と同情，驚愕刺激への低い P300 ^(訳注7) 反応性，高い衝動性などを持つ人は精神病質へのリスクが高いのであろうか？ Matthysse and Kidd（1976）は，IQ と類比した「統合失調症指数」，略して「SQ」という着想を導入し，統合失調症に対する遺伝的リスクの程度を数量化した。最高度の SQ を有する人々は，家族がいかに保護的で滋養的であろうとも，精神病に対して脆弱ということになる。もしそうだとしたら，相対的に高い「PQ」〔精神病質指数（psychopathy quotient）〕を抱えた人々は，最も理想的な家族に囲まれていても精神病質パーソナリティの発症を免れることはできないのだろうか？

訳注7）代表的な ERP（事象関連電位：event-related potential）の１つ。ERP とは，ヒトが外界の刺激や情報に注意を向けるなどといった認知活動を行う際に，大脳皮質の各感覚野で生じる誘発電位を指す。P300 は ERP の中で最も応用範囲が広いとされ，1960 年代から研究が始まり，1980 年代から研究がさかんになった。この電位は，ヒトが何かに注意した時に生じることが偶然発見され，陽性（positive）電位であることと，注意の対象が現れてから約 300 ミリ秒後に生じるため，P300 と命名された。（株式会社東芝運営の HP「ゑれきてる」http://www.toshiba.co.jp/elekitel/special/2006/12/sp_03_a.htm を参照）

習慣的なサディズムを示す人々も同じように，治療可能か治療不可能かという次元には存在していない。彼らの一部は，誇大性や復讐心，屈辱を通じて人を支配(コントロール)したいという要求，そして精神病質的な同情の欠如の組み合わせによって動機づけられている（Baumeister et al. 1996）。彼らは決して治療を求めることはなく，司法の場でセラピストが遭遇する際にも治療に反応することはない。この類のサディスティックパーソナリティを，武装対立の期間に悪意や復讐心から敵対側の兵士や市民に拷問を行う人々に現れるサディスティックな行動と混同してはいけない。たとえば，ナチスの有力者の中でもユリウス・シュトライヒャー[訳注8]は「最悪の類の虐待者であり脅迫者であった」（Zillmer et al. 1995, p.148）が，この運動に参加する前にもパーソナリティはサディスティックであった。対照的にアドルフ・アイヒマン[訳注9]は，Hannah Arendt（1965）が明らかにしたように，著しく野心的ではあったがサディスティックではなかった。両者とも邪悪な行為を犯したが，2人のうち，明けても暮れても終生邪悪な人間であり続けたのは，シュトライヒャーのほうであった。

本質的に治療不可能なもう1つの集団は，自ら援助を求めず，周囲か

訳注8）Julius Streicher（1885-1946）は，反資本主義的反ユダヤ運動の指導者でナチス幹部（後に休職処分），反ユダヤ新聞『シュテュルマー（Der Stürmer）』の発行人。過激でユダヤ人に対する反感を煽るような内容を掲載した。ナチスの軍事行動やホロコーストには一切関与していないが，戦後ニュルンベルク裁判で反ユダヤ扇動行為を罪状に絞首刑となった。

訳注9）Karl Adolf Eichmann（1906-1962）はナチスドイツの国家保安警察本部のユダヤ人担当課配属の警察官僚。親衛隊中佐。ナチスドイツ政権によるヨーロッパ内ユダヤ人組織的虐殺計画を実質的に指揮し，着実に実行した。この結果，数百万人のユダヤ人が強制収容所に連行され殺害された。敗戦後米軍に拘束されるものの逃亡に成功し，最終的に当時親ナチス国家であったアルゼンチンに逃亡する。16年に及ぶ潜伏期間後の1960年にイスラエル諜報特務局により逮捕・強制出国（拉致），イスラエル国内エルサレムでの裁判を経て絞首刑に処された。アイヒマンは「命令に従っただけ」として最後まで無罪を主張していた。処刑の翌年，Yale大学の心理学者スタンリー・ミルグラムは，実験を通じ権威下における人間の服従行動の様相を明らかにしたが，この実験はアイヒマン実験とも呼ばれている。

ら強く急(せ)きたてられても治療を受けないようとしない「地獄から来た親（あるいは配偶者）」たちであり，その数例の概要を私は第9章で述べた．他人の感情への顕著な鈍感さと並び，自己愛的特性が彼らのパーソナリティ構造のほとんどを占めている．

　疫学的観点から，治療がほぼ不可能な，あるいは全面的に治療不可能なパーソナリティ障害の領域のサイズを見積もることはできない．この領域には，自分自身を患者として同定することがなく，どのような学派の訓練や指導を受けたセラピストでも治療を成功させることのできない患者や人々が存在している．あらゆる階級(ランク)の精神保健の専門家をすべて集結させ合計すれば，相当数の潜在的セラピストの団体となるが，その人数よりも，治療が非常に困難なパーソナリティ障害を有する人や，治療不可能なパーソナリティ障害を有する人の合計数のほうが勝っている．このような人々のうち，どの人が提供してもらえる治療方法から利益を得られそうか，どの人が利益を受ける可能性が非常に少ない，もしくはその可能性が皆無であるのかを見極めることが重要となる．異なるパーソナリティ障害やその組み合わせの予後について，私たちがより多く知れば知るほど，私たちはより正確に，かつ首尾良く治療的努力を進めることができる．知能や年齢といった，パーソナリティとは無関係だが予後に影響する他の変数も，因子として考慮されるべきである．たとえば，年配の人であっても内省的でオープンであれば，硬く，サイコロジカル・マインドのまったくないずっと若い人よりも，パーソナリティによりポジティブな変化が見られる．

　極端に「ネガティブ」なパーソナリティの持ち主に定期的に遭遇することになる司法臨床に携わるセラピストだけではなく，司法以外の幅広いコミュニティで職務にあたるセラピストも，自らの資源(リソース)を大切に使う必要がある．一方で，BPD，統合失調型(スキゾタイパル)パーソナリティ障害，一部の反社会性パーソナリティ障害，そして他の「難しい」パーソナリティ障害に対して治療効果を及ぼすセラピストの力量は，この数十年来向上し

てきている。この本のような書籍は，現在進行中の仕事として受け止められるべきである。治療可能とほぼ治療不可能と治療不可能の間の境界線に関する本著の提案は，近い将来さらなる進展があれば，より好ましい方向へと変遷するだろう。そうであるとしてもおそらく，恒久的に治療不可能な人という残滓(ざんし)が消えることはないだろう。それは，連続強姦犯，連続殺人犯，常習的な詐欺師，政治的暴君，凝り固まった偏狭な人などである。彼らは，精神医学**にとって**関心の的であり続けるだろう，しかしながら精神医学**の**治療法には耐性を持ち続けるだろう。臨床家にとって有用なのは，こうした手法の効力(パワー)に加え，その限界を認識しておくことである。

参考文献

Arendt H: Eichmann in Jerusalem: A Report on the Banality of Evil. New York, Penguin, 1965

Baumeister RF, Smart L, Boden JM: Relation of threatened egotism to violence and aggression. Psychol Rev 103:5–33, 1996

Cleckley H: The Mask of Sanity. St. Louis, MO, Mosby, 1941

Cooke DJ, Michie C, Hart SD, et al: Reconstructing psychopathy: clarifying the significance of antisocial and socially deviant behavior in the diagnosis of psychopathic personality disorder. J Personal Disord 18:337–357, 2004

Kernberg OF: Aggression in Personality Disorders and Perversions. New Haven, CT, Yale University Press, 1992

Matthysse SW, Kidd K: Estimating the genetic contribution to schizophrenia. Am J Psychiatry 133:185–191, 1976

Streeck-Fischer A: Misshandelt—Missbraucht: Probleme der Diagnostik und Psychotherapie traumatisierter Jugendlicher, in Adoleszenz und Trauma. Edited by Streeck-Fischer A. Göttingen, Germany, Vandenhoeck & Ruprecht, 1998a, pp 174–196

Streeck-Fischer A: Über die Mimikryentwicklung am Beispiel eines jugendlichen Skinheads mit frühen Erfahrungen von Vernachlässigung und Misshandlung, in Adoleszenz und Trauma. Edited by Streeck-Fischer A. Göttingen, Germany, Vandenhoeck & Ruprecht, 1998b, pp 161–173

Zillmer EA, Harrower M, Ritzer BA, et al: The Quest for the Nazi Personality: A Psychological Investigation of Nazi War Criminals. Hillsdale, NJ, Erlbaum, 1995

監訳者あとがき

　長年パーソナリティ障害の研究・治療を継続されてきた Michael H. Stone 先生の著作を訳出する機会に恵まれたことは，後に続く者にとって，大変幸運なことでした．この貴重な機会を提供してくださった，星和書店の石澤雄司社長および近藤達哉氏に心から感謝いたします．
　また翻訳原稿を読み，コメントや添削をしてくださった杉山明子氏，大野恵里氏，菊地亜衣子氏，大西恭子氏にお礼を申します．

　Stone 先生には，用語の邦訳など細かい確認作業のために時間を割いていただきました．私たちの依頼をご快諾くださり，迅速に対応してくださった Stone 先生に，心から感謝いたします．Stone 先生のご経歴は日本ではあまり知られていないと思いますので，ここで少々紹介いたします．
　Stone 先生は，ニューヨーク州シラキュース（Syracuse）に生まれ，コーネル大学（Cornell University）に進学し，サンスクリット語とヘブライ語に加え，ラテン語，ギリシャ語の古典文学を専攻されました．その後，精神分析家を志望して，コーネル大学医学部（Cornell Medical School）に進学し，卒業後は血液科のインターンとして4年間過ごされました．続いてコロンビア大学大学院医学部（College of Physicians and Surgeons）において精神科研修医プログラムに参加され，修了後も引き続きコロンビア大学で精神分析医のトレーニングを受けておられます．

監訳者あとがき

　精神分析医のトレーニング開始以来，Stone先生は教育とパーソナリティ障害の研究に時間を割くようになり，精神病院や司法領域で活動された後に，精神科医・精神分析医として個人開業されました。先生は入院歴がある500人以上のパーソナリティ障害患者を対象に，10年から25年後のフォローアップ研究『Psychiatric-Instititute500（P.I.-500）』を実施されました。この長期にわたる境界例患者のフォローアップ研究は，これまでにない，パーソナリティ障害に関する最大規模の実証的研究といえるでしょう。また，境界例パーソナリティ障害の研究に携わる中で，司法精神医学領域に重点を置き，特に近年はサディズムを含む非社会的パーソナリティや精神病質といったパーソナリティの逸脱に関心を注いでおられます。これまで進めてこられた，パーソナリティの逸脱や悪意ある人間に関する研究結果が，テレビのディスカバリーチャンネル（Discovery Channel）で『邪悪な人物』という番組の主催者として選ばれるきっかけとなりました。このシリーズ番組の企画によって，Stone先生はアメリカ全土に出向いて，連続殺人犯やその他の殺人犯にインタービューし，どのような生まれ（nature）や育ち（nurture）が彼らを残酷な犯罪に至らしめたかの理解を試みておられます。犯罪者たちとの出会いから得られた理解を，最近出版された著書『邪悪の構造（The anatomy of Evil）』で遺伝，早期環境，現代神経科学の視点から克明に描いておられます。

　Stone先生は，心理学と精神医学に関する古書収集を通じ，異なる言語に関する知識を維持するように心がけておられます。先生は日本語を含む15カ国以上の言語に精通しておられますが，この類い稀な語学力によって，世界各地の異なる文化を深く理解することが容易となっているようです。先生は，精神医学の歴史に関する最古1470年に遡るこの稀覯書のコレクションによってご自身の語学知識を維持しておられます。先生のこのコレクションは世界最大の個人収集で，10カ国語で構

成されているそうです。

　Stone 先生は，これまで 30 カ国以上で，境界例パーソナリティ障害および精神病質を含む境界例以外のパーソナリティ障害に関する講演をされています。先生は 3 度日本を訪れておられます。その際に一度，先生が敬愛される故・小此木啓吾先生の同僚や仲間を対象に，境界例患者に関する講演をされ，その来日時のエピソードを，私が小此木先生からスーパーヴィジョンを受けていた頃に伺ったことがあります。Stone 先生は小此木先生と車で品川駅を通り過ぎる際に「three mouths, river（＝口三つと川）」とつぶやかれ，小此木先生が突然のその発言の意味を尋ねられたところ，Stone 先生は「今通った駅……『品川』の書き方でしょう」と答えられたそうです。Stone 先生は小此木先生に日本語で自筆のお手紙を書かれています。そのお手紙を私も読ませていただきましたが，それは見事な日本語でした。

　Stone 先生には 11 冊の著作があります。本著には，Stone 先生の「すべてのパーソナリティ障害が治療可能とは限らない。治せないパーソナリティ障害もある」という確信が，特に反映されています。またご自身の説の根拠を描写するために，現時点で治療可能な例と治療不可能であると考えられる例が多数紹介されています。

　Stone 先生は多くのパーソナリティ障害患者と係わる中で，パーソナリティ障害を患者の複雑な生育歴がもたらす病理として捉えるにとどまらず，複雑な力動や関係性を含めた，さまざまな要因の絡み合いの連鎖がもたらす病理として捉えています。Stone 先生がパーソナリティ障害の本質を理解していこうとする営みの中に，ご自身が精通されている多言語や広範囲にわたる文化への深い造詣を駆使する姿が浮かんできます。それぞれの言語や文化がもたらす理解の限界の壁を，他言語や他文化からもたらされる理解で補い，体系化し，治療に繋げているのです。

Stone 先生の心身（mind-brain-body）をくぐり抜け，紡ぎ取られたパーソナリティ障害の本質の理解が，本著で"言語化"されています。

2010 年　夏

井 上 果 子

索引

【欧 語】

[A]

AA　167
a conglomerate trait　22
action parameters　88
ADHD　64, 171, 286
affect-blindness　11
agreeableness　23
alexithymia　12
alloplastic　84
altruism　31
American Psychiatric Association　75
a mitigating factor　240
aristocratic character　18
Arthur Green　40
a turning against the self　84
autoplastic　84

[B]

bad character　17
borderline state　9
BPD 治療のための実践ガイドライン　6

[C]

candid　35
conceptually　246
containment　80
contemptuousness　47

craving　288
cure　321

[D]

Diagnostic and Statistical Manual of Mental Disorders　1
dismissive　56
DSM-IV-TR　75, 78, 96
dysphoria　84
dysthymia　78

[E]

ego-dystonic　1
ego-syntonic　2
empathy　9
entangled　56
erotomania　240
exhortation　305

[F]

Fairbairn　124
faulty mentalization　10
forensic hospitals　13

[H]

Heinz Kohut　98
histrionic　40, 123, 125
hysteric　40, 123
hysteroid　77

[I]

integrity 16
intelligence 11
intropunitive 84
introspection 7, 8
isolation of affect 39

[J]

jealousy 47
Judd and McGlashan 9

[K]

Kraepelinの気質 273

[L]

Lewis and Bunce 27
likeability 22
Linehan 53
lowered anxiety tolerance 88

[M]

manipulative 288
Martin McDonagh 52
McGuire and Troisi 58
mentalization 9
Michael Balint 94
Michael Bond 63
Mikal Gilmore 14

[N]

NA 46, 361
Narcotics Anonymous 46

[O]

oblativité 31, 34
obsessive love 240
obsessoid 77
openness 24

[P]

paranoid 288
passive-feminine character 18
Patrick Leung 63

PCL-R 362
PCL-R項目 363
Peter Fonagy 9
Peter Lee 63
phallic-narcissistic 288
phobic character 147
pseudo-candor 43
psychological mindedness 11

[R]

reflective function 10
repository 157
Roger Boisjoly 16
Rosalind Cartwright 96

[S]

sangfroid 86
satori 34
self-blame 84
self-reflective 60
self-transcendence 31
spirituality 31
splitting 55
SSRI 108
stubbornness 47

[T]

Thorkil Vanggaard 152
tikkun olam 152
trait 5

[W]

Wilhelm Reich 18, 41

【日本語】

[あ]

アクトアウト　164
嵐のような対人関係　253
アルコホーリクス・アノニマス　32, 224
アレキシサイミア　11
アンガー・マネージメント　257

[い]

意志の力による解離　170
異者形成型　164
依存性パーソナリティ　18
著しい妄想傾向　228
偽りの−廉直性　43
遺伝的影響　388
意味記憶　246

[う]

嘘つき匿名会　225

[え]

エピソード記憶　246
エロトマニア　240
演技性　40, 123, 125
演技性パーソナリティ障害　79, 292

[お]

オブセソイド　77
親訓練　282

[か]

外傷後ストレス障害　64
概念的に　246
回避性患者　57
回避性パーソナリティ障害　65, 303
開放性　24
解離エピソード　170
解離経験　91
解離性障害　64

解離性同一性障害　181
価値下げ　56
渇望すること　176
渇望的　288
絡み合い　56
換気的感情排出　274
環境の影響　388
頑固さ　47
感情盲目性　11, 12
願望の収納庫　157
緩和要素　239

[き]

棄却　56
棄却的愛着様式　56
危険回避　128
気質　13
犠牲者化　264
貴族的性格　18
基底欠損　94
機能障害　274
気分変調症　78
逆説的な　229
教育　274
境界パーソナリティ構造　76
境界例状態　9
共感　9
強迫観念的愛　240
強迫性障害　65
強迫性パーソナリティ　39
強迫性パーソナリティ障害　77
強迫的清浄症状　91
恐怖症性格　147
極度で理不尽な親の虐待　389
極めつけの衝動性　163

[く]

具体的な指示　274
クラウス・フォン・シュタウフェンベルク伯爵　17
訓戒　305

[け]

軽度なサディスティック
　パーソナリティ　126
軽度な精神病質パーソナリティ　126
軽蔑的態度　47
限界設定　274
喧嘩腰　326
言語を用いる精神療法　6
顕在夢　94
献身の魂　31, 34
顕著な反社会性特性　163

[こ]

高潔　16
行動化　164
行動パラメーター　88
好ましさ　22
こぼしがち　326
渾沌とした　225

[さ]

再演　166
サイコパシー　39
サイコロジカル・マインド　11
サディスティック
　パーソナリティ障害　373
作動記憶　267
悟り　34

[し]

自我異和的　1
自我親和的　1
刺激性気質　14
自己愛性スペクトラム　375
自己愛性特性　54
自己愛性パーソナリティ　18
自己愛性パーソナリティ障害　18
自己愛的特性　39
自己意識　265
自己志向性　342
自己塑造的　84

自己中心性　6
自己超越性　31, 34
自己懲罰的　84
自己敵対　84
自己同一性の感覚　125
自己内省的　60
自己内省能力　66
自己非難　84
自殺可能性　53
嫉妬　47
司法精神医学病院　13
遮断された廉直性　41
受動－女性的性格　18
症状障害　176
衝動性　253
情動の隔離　39
助言　274
進化精神医学的観点　79
新奇性追求　175
神経症水準　125
身体醜形障害　57
身体的虐待　95
心理的構造　54

[す]

遂行の罪　407
スイッチング　181
スキゾタイバル　45
ストイック　35
スピリチュアリティ　31
スプリッティング　164, 179

[せ]

性格　13, 18
性格の悪さ　17
精神疾患の診断と統計のための
　手引き　1
精神病質　39
精神病質チェックリスト改定版　362
精神分析的精神療法　80
性的虐待　95
世界の修復　152

摂食障害　64
セラピスト因子　85
選択的セロトニン再取り込み
　　阻害薬　108
羨望　33

[そ]

操作的　288

[た]

対象関係の理論　54
他者塑造的　84
男根－自己愛的　288

[ち]

知覚の歪み　83
知能　11
チャーマー　340
治癒　321
注意欠陥/多動性障害　64, 171, 286
注意のバイアス　83
長期追跡調査　348
調和性　23, 265
治療可能性　219, 347
治療的変化　82
治療不可能性と救済不可能性　375
沈着度　86

[て]

提案　274
ディスクロニア　266
ディスサイミア　78
ディスフォリア　84
手続き記憶　246

[と]

投影同一化　56
統合失調型　45
統合失調型パーソナリティ障害　77
統合失調感情障害　266
統合失調質パーソナリティ障害　77
統語的言語　265

特性　4, 5
トラウマ　95
トラウマ記憶　246
トラウマ体験　11

[な]

内省　7, 8
内省性　9, 347
内省能力　85
内的変化　164
内面を見る　164
ナルコティクス・アノニマス　46, 361

[に]

ニクラス・フランク　17
認知行動療法　81
認知様式　83, 85

[ね]

ネグレクト　95, 284

[の]

ノーマン・メイラー　14
脳の賦活系　396
脳の抑制系　395

[は]

パラドキシリカル　229
反社会性パーソナリティ障害　18, 39, 282
反射機能　10

[ひ]

被害者－転じて－加害者現象　404
低い不安耐性　88
ヒステリー性　40, 123
ヒステリー性パーソナリティ　79
ヒステロイド　77
否認　56
表現型模写　266

[ふ]

不安群　297
不安障害　64
フェノコピー　266
複合特性　22
複数の感情状態　9
「豚の野望」　152
物質乱用　233
フラッディング　91
フルオキセチン　91
分裂　55, 164, 179

[へ]

ペアレンタル・トレーニング　282
変化をもたらす解釈　24
弁証法的行動療法　81

[ほ]

包容　80
ほどよい母親　225

[ま]

マゾヒスティックな
　　パーソナリティ　58
慢性的な敵意　257

[み]

魅惑者　340

[め]

メンタライゼーション　9, 175
メンタライゼーションの欠陥　10
メンタル・ストラクチャー　54

[も]

妄想的　288
モデリング　274

[ゆ]

勇気の欠如　162
夢の機能の停止　95
夢バリア　95
夢分析　95

[よ]

養育放棄　95, 284
用心深さ　228
抑うつパーソナリティ　78
抑うつ－マゾヒスティック特性　84
抑うつ－マゾヒスティック
　　パーソナリティ　78
抑うつ－マゾヒスティック
　　パーソナリティ障害　77

[り]

離人症　181
利他主義　31
律速因子　319

[れ]

廉直　35
廉直性　38

● 監訳者・訳者略歴 ●

井上 果子（いのうえ　かこ）
東京都生まれ。
横浜国立大学教育人間科学部教授。臨床心理士。
1992年　横浜国立大学教育学部講師，助教授を経て現職。
著書に『境界例と自己愛の障害 －理解と治療に向けて－』（共著，サイエンス社，1998），『子どもの心理臨床 関係性を育む』（共編著，建帛社，2005），『こころの臨床 a la carte』第26巻3号特集「精神療法と心理療法」（共編，星和書店，2007），『思春期・青年期の臨床心理学』（共編著，培風館，2008），など。

田村 和子（たむら　かずこ）
新潟県生まれ。
横浜国立大学教育学研究科修士課程修了。帝京平成大学千葉キャンパス臨床心理センターカウンセラー。臨床心理士。

黒澤 麻美（くろさわ　あさみ）
東京都生まれ。
1989年に慶應義塾大学文学部卒業。1990年より英国オックスフォード大学留学（～1993年）。1991年に慶應義塾大学大学院文学研究科修士課程修了。帰国後，複数の大学で英語教師として勤務。2005年より北里大学一般教育部専任講師。訳書に『境界性人格障害＝BPD実践ワークブック』（共訳，星和書店，2006），『認知行動療法を始める人のために』（共訳，星和書店，2007），『ACTを実践する』（共訳，星和書店，2009）がある。

著者略歴

マイケル H. ストーン（Michael H. Stone, M.D.）
1933年　アメリカ合衆国ニューヨーク州生まれ。
Cornell Universityで古典文学を専攻した後，Cornell Medical Schoolにて精神医学を専攻。卒業後Memorial Cancer Hospitalで研究員として4年間勤務。その後もColumbia University College of Physicians and Surgeonsにて精神分析のトレーニングを継続。精神科施設や近年では司法領域での活動を広げながら，精神科医や精神分析家として個人開業。
これまで教育，特に精神科医や司法専門医の指導，およびパーソナリティ障害の研究に専念。30カ国以上で招聘を受け，講演や発表を行っている。

パーソナリティ障害　治る人，治らない人

2010年7月17日　初版第1刷発行

著　者	マイケル・H・ストーン
監訳者	井上果子
訳　者	井上果子　田村和子　黒澤麻美
発行者	石澤雄司
発行所	㈱星和書店

　　　　東京都杉並区上高井戸1-2-5　〒168-0074
　　　　電話　03（3329）0031（営業）／03（3329）0033（編集）
　　　　FAX　03（5374）7186
　　　　http://www.seiwa-pb.co.jp

©2010　星和書店　　Printed in Japan　　ISBN978-4-7911-0742-1

境界性パーソナリティ障害
サバイバル・ガイド
BPDとともに生きるうえで
知っておくべきこと

A.L.チャップマン、
K.L.グラッツ 著
荒井秀樹 監訳
本多篤、岩渕愛、他訳

四六判
384p
2,400円

境界性パーソナリティ障害
最新ガイド
—治療スタッフと家族のために—

J.G.ガンダーソン、
P.D.ホフマン 編
林 直樹、
佐藤美奈子 訳

四六判
328p
2,600円

パーソナリティ障害

マスターソン 著
佐藤美奈子、
成田善弘 訳

A5判
412p
3,800円

パーソナリティ障害の
精神療法
マスターソン、トルピン、
シフネオスの激論

マスターソン、他著
成田善弘、
村瀬聡美 訳

A5判
296p
4,600円

青年期境界例の精神療法
その治療効果と時間的経過

マスターソン 著
作田勉、他訳

A5判
368p
3,800円

発行：星和書店　http://www.seiwa-pb.co.jp　価格は本体(税別)です